U0263925

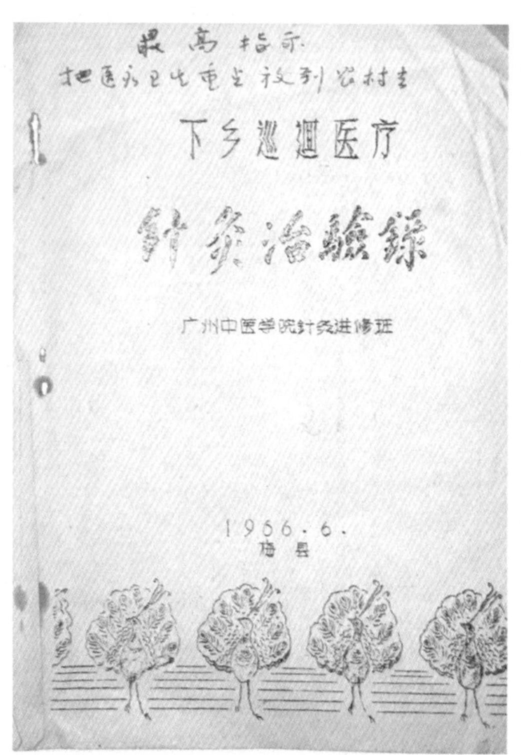

司徒铃编《针灸治验录》

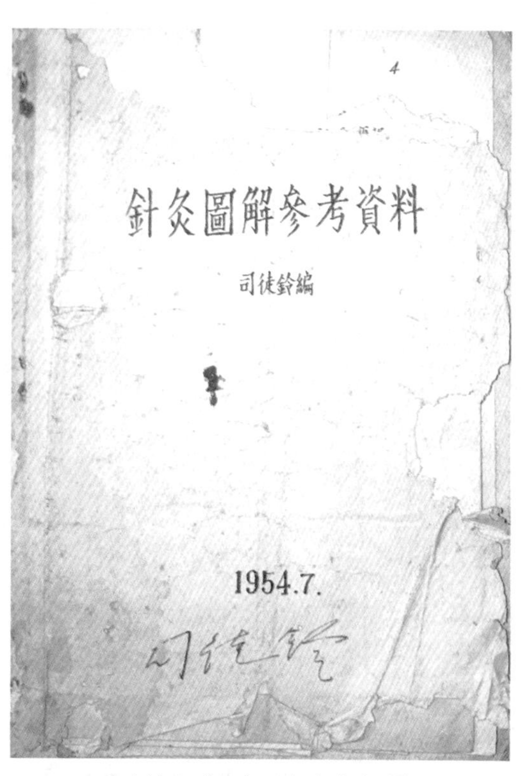

司徒铃编《针灸图解参考资料》

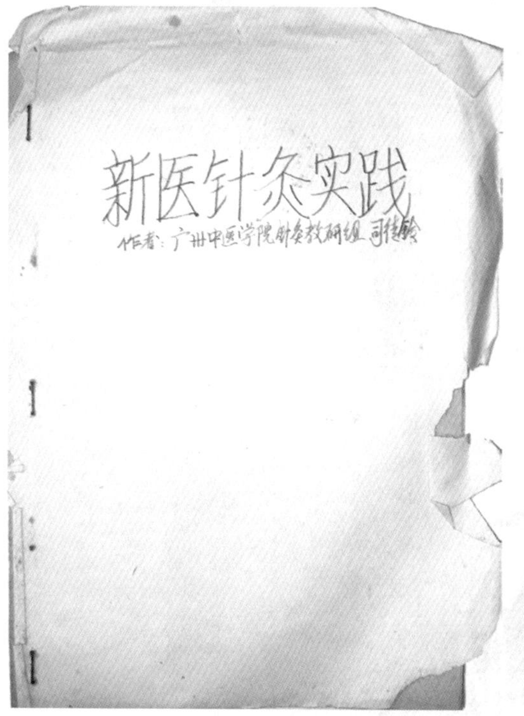

司徒铃编《新医针灸实践》

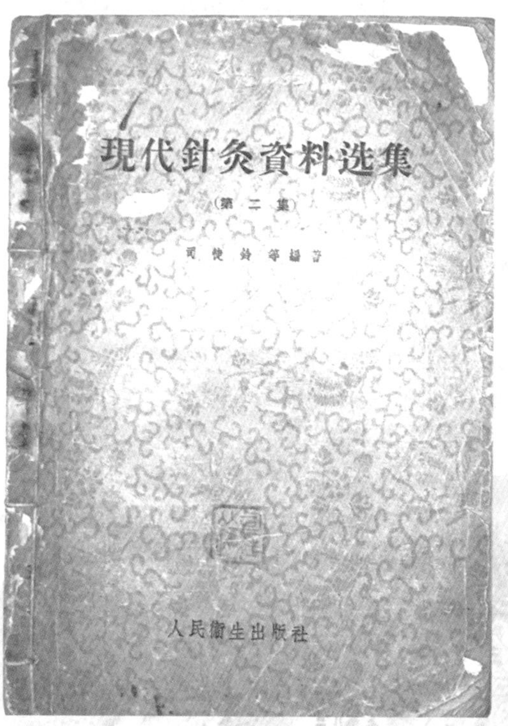

司徒铃等编著《现代针灸资料选集》（人民卫生出版社）

司徒铃编《广东开平国医学社讲义》中部分页面①

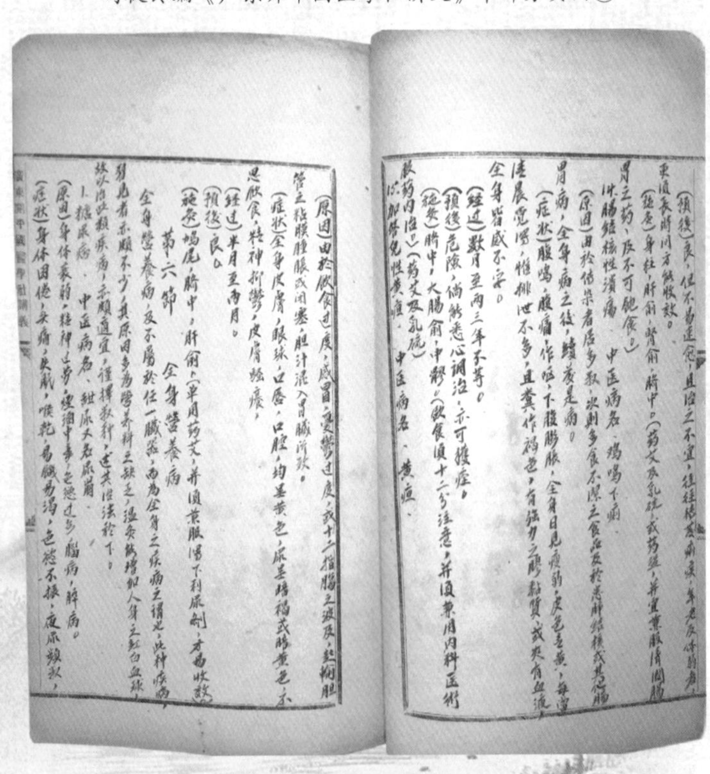

司徒铃编《广东开平国医学社讲义》中部分页面②

司徒铃编《针灸秘集》中部分页面①

司徒铃编《针灸秘集》中部分页面②

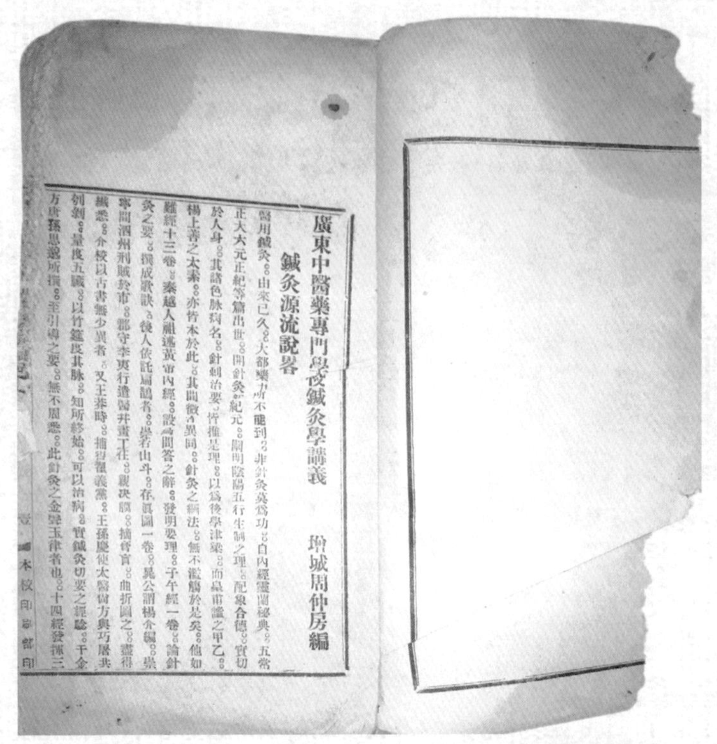

廣東中醫藥專門學校鍼灸學講義　　瑲城周仲房編

鍼灸源流說畧

醫用鍼灸。由來已久。大都藥力所不能到。非針灸莫爲功。自內經靈樞秘典。五常正大大元正紀等篇出世。開針灸紀元。闡明陰陽五行生制之理。配象合德。實切於人身。其諸色脉病名。針刺治要。皆推是理。以爲後學津梁。而皇甫謐之甲乙。楊上善之太素。亦皆本於此。其間微有異同。針灸之綱法。無不濫觴於是矣。他如難經十三卷。秦越人祖述黃帝內經。設爲問答之辭。發明要理。子午經一卷。論針灸之要。撰成歌訣。後人依託扁鵲者。鼎若山斗。存眞圖一卷。晁公謂楊介編。崇寧間泗州刑賊於市。郡守李夷行遣醫并畫工往。親決膜。摘膏肓。曲折圖之。盡得纖悉。介校以古書無少異者。又王莽時。捕得翟義黨。王孫慶使太醫尚方與巧屠共刳剝。量度五臟。以竹筵度其脉。知所終始。可以治病。實鍼灸切要之經驗。千金方唐孫思邈所撰。至引導之要。無不周悉。此針灸之金科玉律者也。十四經發揮三

本校印務部印

司徒铃学习资料——《广东中医药专门学校针灸学讲义》（周仲房编）

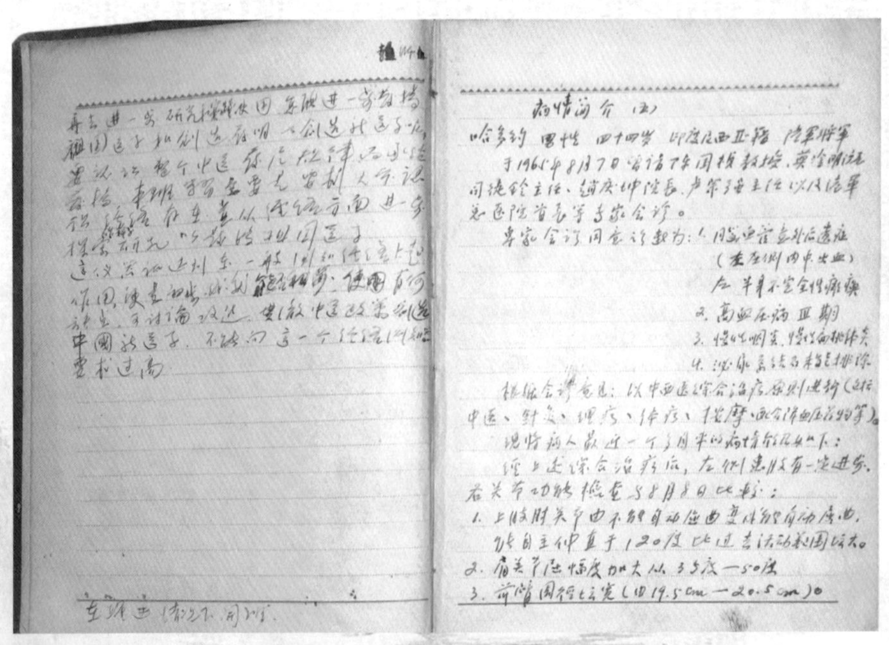

司徒铃读书笔记

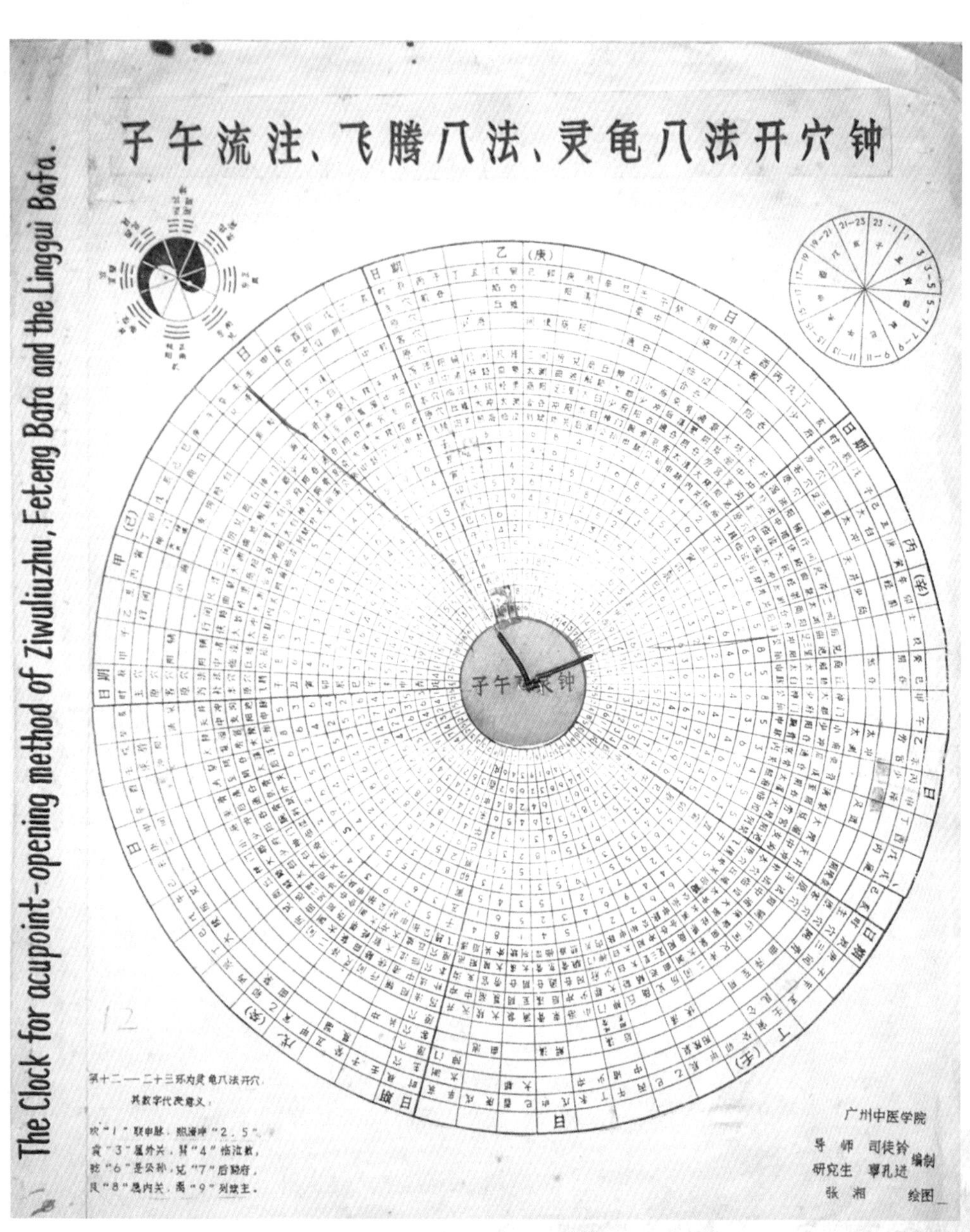

司徒铃指导研究生覃孔进制作"子午流注、飞腾八法、灵龟八法开穴钟"

九针十二原针術彰

BEING CLEAR OF THE ACUPUNCTURE TECHNIQUE DESCRIBED IN THE CHAPTER OF "NINE FORMS OF NEEDLES & TWELVE SOURCE POINTS"

广州中医学院　司徒铃

SITULING

GUANGZHOU COLLEGE OF TRADITIONAL CHINESE MEDICINE

国际会议讲稿封面

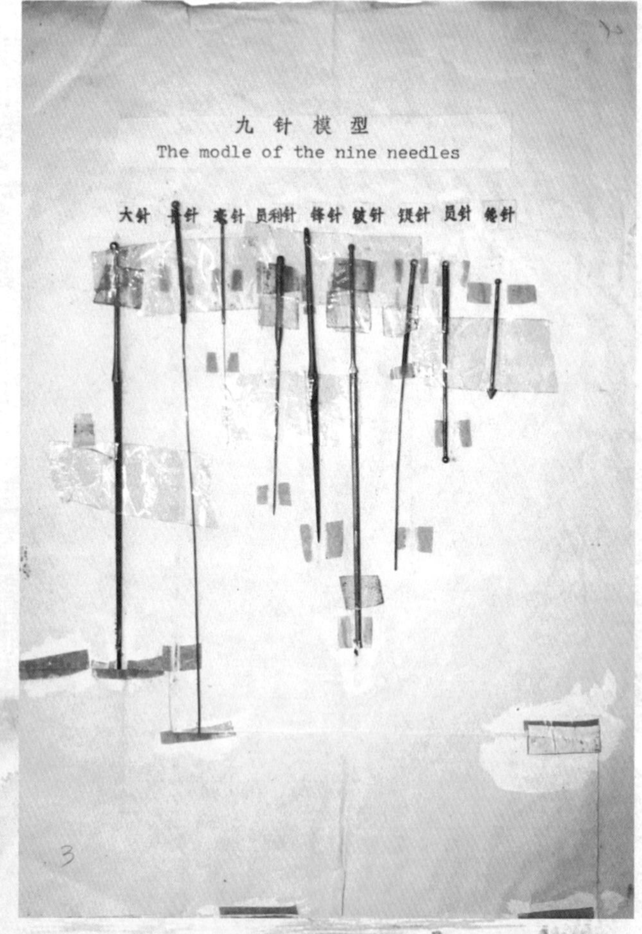

司徒铃制作的九针模型

荣誉证书

司徒铃 同志：

为感谢您任卫生部科学委员会专题委员会委员期间做出的贡献，特予表彰

中华人民共和国卫生部

一九八七年十月一日

卫生部表彰荣誉证书

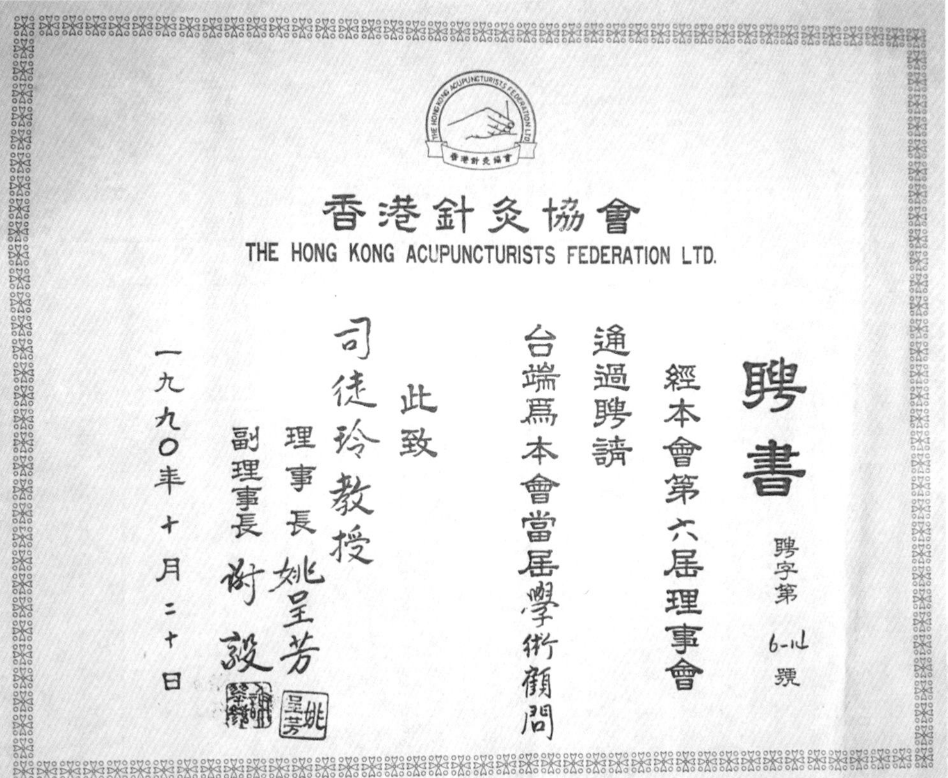

香港針灸協會

THE HONG KONG ACUPUNCTURISTS FEDERATION LTD.

聘書

聘字第 6-14 號

經本會第六居理事會通過聘請台端爲本會當居學術顧問

此致

司徒玲教授

理事長 姚呈芳

副理事長 謝毅

一九九〇年十月二十日

香港针灸协会学术顾问聘书

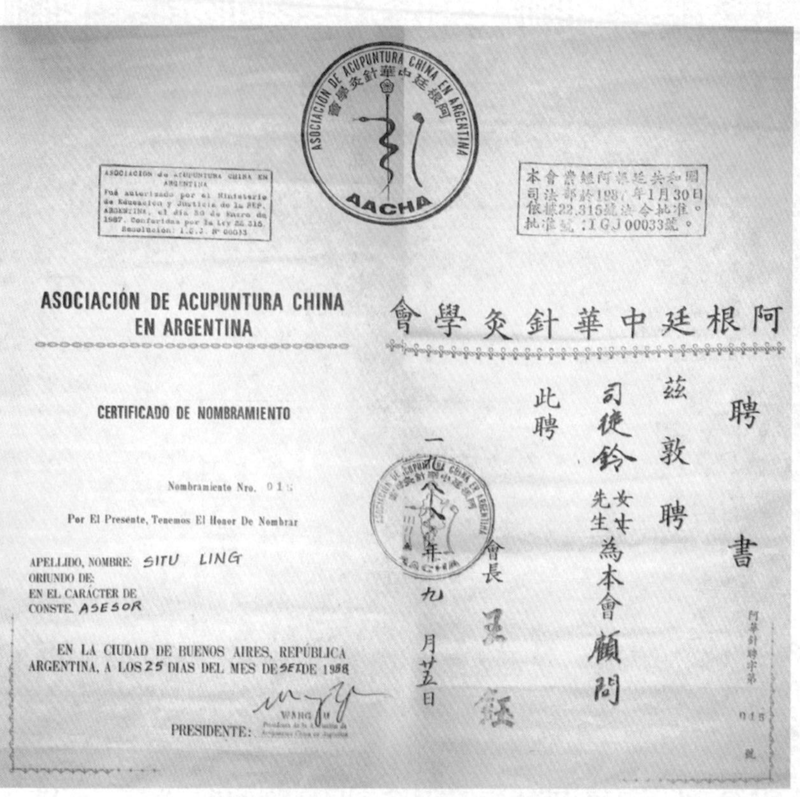

ASOCIACIÓN DE ACUPUNTURA CHINA EN ARGENTINA
Fué autorizado por el Ministerio de Educación y Justicia de la REP. ARGENTINA, el día 30 de Enero de 1987. Conferidos por la Ley 22.315
Resolución: I.G.J. Nº 00033

ASOCIACIÓN DE ACUPUNTURA CHINA EN ARGENTINA
阿根廷中華針灸學會
AACHA

本會業經阿根廷共和國司法部於1987年1月30日依據22.315號法令批准。批准號：IGJ 00033號。

ASOCIACIÓN DE ACUPUNTURA CHINA EN ARGENTINA

阿根廷中華針灸學會

CERTIFICADO DE NOMBRAMIENTO

Nombramiento Nro. 015

Por El Presente, Tenemos El Honor De Nombrar

APELLIDO, NOMBRE: SITU LING
ORIUNDO DE:
EN EL CARÁCTER DE
CONSTE. ASESOR

EN LA CIUDAD DE BUENOS AIRES, REPÚBLICA ARGENTINA, A LOS 25 DIAS DEL MES DE SET DE 1986

PRESIDENTE:

聘書

茲敦聘

司徒鈴先生女士為本會顧問

此聘

會長

一九八六年九月廿五日

阿華針聘字第015號

阿根廷中华针灸学会顾问聘书

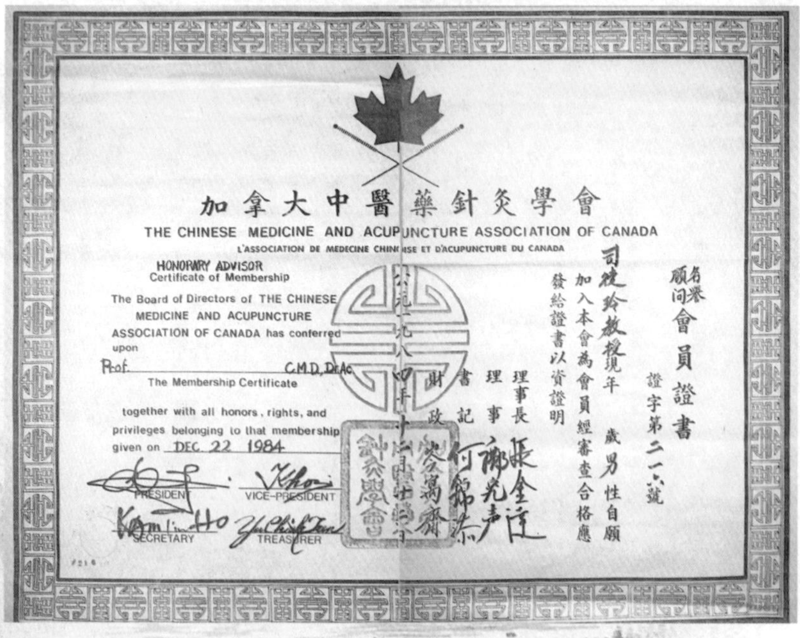

加拿大中醫藥針灸學會

THE CHINESE MEDICINE AND ACUPUNCTURE ASSOCIATION OF CANADA

L'ASSOCIATION DE MEDECINE CHINOISE ET D'ACUPUNCTURE DU CANADA

HONORARY ADVISOR
Certificate of Membership

The Board of Directors of THE CHINESE MEDICINE AND ACUPUNCTURE ASSOCIATION OF CANADA has conferred upon
Prof. C.M.D, Dr.Ac.
The Membership Certificate
together with all honors, rights, and privileges belonging to that membership given on DEC 22 1984

PRESIDENT VICE-PRESIDENT
SECRETARY TREASURER

名譽顧問會員證書
證字第二一六號

司徒鈴教授現年 歲 男 性 自願加入本會為會員經審查合格應發給證書以資證明

理事長
理事
書記
財政

一九八四年十二月廿二日

加拿大中医药针灸学会名誉顾问会员证书

"十三五"国家重点图书
出版规划项目

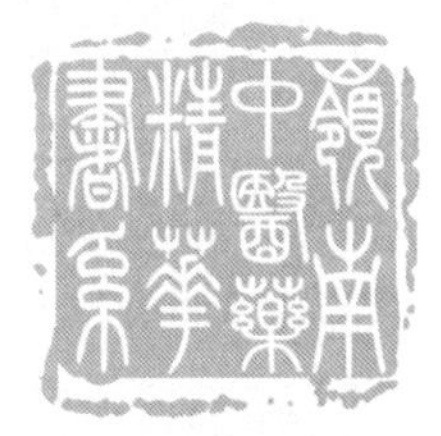

岭南中医药精华书系

邓铁涛 禤国维 周岱翰 韦贵康 总主编

岭南名老中医临床经验传承系列

刘小斌 主编

司徒铃
学术精华与临床应用

符文彬 主编

SPM 南方出版传媒
广东科技出版社 | 全国优秀出版社
· 广 州 ·

图书在版编目（CIP）数据

司徒铃学术精华与临床应用 / 符文彬主编. —广州：广东科技出版社，2021.12
（岭南中医药精华书系 · 岭南名老中医临床经验传承系列）
ISBN 978-7-5359-7826-4

Ⅰ. ①司…　Ⅱ. ①符…　Ⅲ. ①针灸疗法—中医临床—经验—中国—现代　Ⅳ. ①R246

中国版本图书馆CIP数据核字（2022）第039288号

司徒铃学术精华与临床应用
Situ Ling Xueshu Jinghua yu Linchuang Yingyong

出 版 人：严奉强
责任编辑：黎青青
封面设计：林少娟
排版设计：友间文化
责任校对：李云柯
责任印制：彭海波
出版发行：广东科技出版社
地　　址：（广州市环市东路水荫路11号　邮政编码：510075）
销售热线：020-37607413
http://www.gdstp.com.cn
E-mail：gdkjbw@nfcb.com.cn
经　　销：广东新华发行集团股份有限公司
印　　刷：广州市彩源印刷有限公司
地　　址：（广州市黄埔区百合三路8号　邮政编码：510700）
规　　格：787mm×1 092mm　1/16　印张22.25　插页4　字数445千
版　　次：2021年12月第1版
　　　　　2021年12月第1次印刷
定　　价：168.00元

“岭南中医药精华书系”编委会

“岭南中医药精华书系”
出版工作委员会

《司徒铃学术精华与临床应用》编委会

主　编： 符文彬

副主编： 吴　倩　张继福　蒋　丽　罗　丁

编　委： 马　瑞　孔翊翌　王　聪　张继福
陈　裕　段　权　赵蒨琦　徐书君
符文彬　司徒康　司徒芳　司徒杏嫦
董嘉怡　吴　倩　宁百乐　蒋　丽
罗　丁　林楚华　黄　彬　陈震益
李旻颖　陈　玲　周俊合　杨卓霖
安　琪　王舢泽　袁　锋　梁雪松

主编介绍

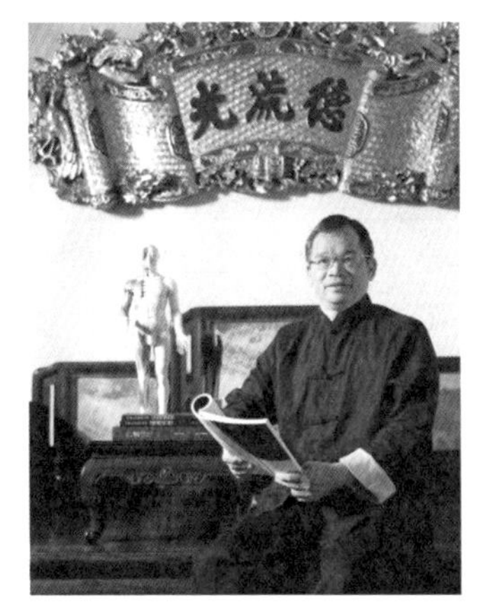

符文彬，男，1963年生，医学博士，主任医师，博士生导师，博士后合作导师，二级正高，广东省医学领军人才，广东省人民政府授予“广东省名中医”称号，国家中医针灸临床医学研究中心专家指导委员会委员，“十一五”“十二五”国家重点针灸专科和国家针刺类技术协作组组长。广东省中医院针灸治疗抑郁相关病症创新研究团队负责人，广东省中医院针灸大科主任、学科带头人，广东省针灸学会会长，广东省科协医药学会联合体主席团第一届副主席，全国针灸标准化技术委员会委员，中国针灸学会理事会常务理事，中国针灸学会睡眠健康管理专业委员会主任委员，中国针灸学会临床分会、针推结合专业委员会和皮内针专业委员会副主任委员，世界中医药学会联合会中医手法专业委员会副会长，教育部高等学校中医学类专业核心课程《针灸治疗学》课程联盟副理事长，香港针灸学会第五、第六、第七届顾问，香港医管局2011—2012年度特聘访问专家。

曾任《中国老年学杂志》副主编、国家中医药管理局《中医医疗技术手册》（2013普及版）针刺类技术执行副主编和《中华医学百科全书》（针灸卷）编委；兼任《中华针灸电子杂志》副总编辑，《中国针灸》《上海针灸杂志》《广州中医药大学学报》《湖南中医药大学学报》《世界中西医结合》等杂志编委；*Nature and Science of Sleep*、*Cells*、*International Journal of Molecular Sciences*、*Journal of Pain Research*、*Trials*、*Frontiers in*

Psychiatry、*Molecular Immunology*、*Journal of Affective Disorders*、*Complementary Therapies in Medicine*、*Acupuncture in Medicine*、*Journal of Acupuncture and Meridian Studies*、*Journal of Neuroimmune Pharmacology*、《中华中医药杂志》《中国针灸》《上海针灸杂志》等杂志特约审稿人。

主编国家卫生健康委员会"十三五"规划教材、全国中医住院医师规范化培训教材《针灸学》，广州中医药大学特色教材《临床针灸学》《针灸临床特色技术》；全国中医药行业高等教育"十二五""十三五""十四五"国家级规划教材《针灸治疗学》、卫生部高级卫生专业技术资格考试指导用书《针灸推拿学高级教程·针灸学》、国家卫生和计划生育委员会"十二五"规划教材及全国高等医药教材建设研究会规划教材（中医、中西医结合住院医师规范化培训教材）《针灸推拿学》、上海中医药大学"十三五"研究生创新规划教材《灸法学》副主编。

国家和教育部、广东省、四川省、广西省、浙江省、江苏省、河北省等科技项目和科学技术进步奖评审专家，海南省中医院和三亚市中医院首席专家，浙江中医药大学第三临床医学院"浙江省重中之重学科"（针灸推拿学）、深圳宝安区人民医院、中山市中医院客座教授或学术顾问；广东省和广州市中西医结合医院全国名老中医学术经验继承人指导老师，广东省和广州市、中山市、清远市、高州市"优秀中医临床人才研修项目"指导老师。已在海南省中医院、广州市中西医结合医院、深圳宝安中医院（集团）、江门五邑中医院、惠州市第三人民医院等12家医院设立"符文彬教授名医工作室或工作团队"，深圳市和东莞市政府引进高层次医学团队"广东省中医院符文彬教授针灸学团队"负责人，"广东省中医药领军人才、广东省名医符文彬教授学术思想"已在云浮市中医院、深圳宝安中医院（集团）和梅州市中医院成立传承基地，2020年1月广东省中医药局批准成立“符文彬广东省名中医传承工作室”，2020年4月广州中医药大学成立“符文彬教授教学名师工作室”。已培养博士后7人、博士59人、硕士96人，结业师带徒31人。

从事针灸临床、教学、科研工作35年，传承大师精髓，精研医理典籍，创新提出郁病的病机为“脑（心）神失调，肝失疏泄”，突出脑与肝在郁病发病中的重要地位；为解决临床疑难病症及疾病的难点，在传承石氏醒脑开窍的基础上，创新性提出针灸从“心胆论治”理论；提出帕金森病、多系统萎缩、小脑共济失调等疑难脑病的病机主要是阳虚为本、痰浊（瘀）阻滞为标，创新“从阳论治疑难脑病”理论，重用灸法以温阳化痰；倡导“整合针灸学”，提出“一针二灸三巩固”的针灸阶梯临床治疗模式，促进针灸学与其他学科的融合。对针灸治疗疑难脑病、痛症及抑郁相关病症（包睡眠障碍）临床和理论研究有较深的造诣。曾受邀到美国、以色列、泰国、新加坡、马来西亚、印度尼西亚、波多黎各、越南、日本、斯里兰卡、智利、秘鲁、肯尼亚等30多国进行讲学和医疗指导。

以第一或通讯作者在*Pian*、*Frontiers in Psychiatry*、*Psychophysiology*、*European Journal of Pain*、*Acupuncture in Medicine*、*Parkinsonism and Related Disorders*、*Endocrine*、*Evidence-Based Complementary and Alternative Medicine*、*Complementary Therapies in Medicine*、*Trials*、《中国针灸》和《针刺研究》等学术刊物发表论文286篇（其中SCI 36篇）；著有《针灸奇法治病术》《司徒铃针灸医论医案选》、主编《符文彬针灸医道精微》《针灸临床特色疗法》《岭南传统天灸疗法》《针灸临床特色技术教程》《岭南传统天灸大全》《岭南天灸疗法精要》

《汉英针灸治疗手册》等著作11本。曾担任2009针灸治疗痛症国际学术研讨会（香港）学术委员会主席，2012及2016国际针灸学术研讨会（广州）大会主席，2017第三届加拿大中医针灸国际学术研讨会大会共同主席（多伦多），2018、2019、2020深圳宝安国际针灸学术研讨会大会主席。2008年被评为"第二届全国百名杰出青年中医"，2009年被评为第十二届"新南方教学奖励基金"优秀教师，2010年被《广州日报》评为"传承广州文化100双手的妙手"，2011年评为中华中医药学会"科技之星"，2012—2017年4次被《中华中医药杂志》社和全国中医药博士生优秀论文评选办公室评为"全国中医博士生优秀论文指导老师"，2013年11月被广东省中医院评为建院80周年"杰出贡献奖"人物，2014年和2016年被广州中医药大学评为"优秀研究生导师"，2015年9月被中共广东省委教育工作委员会、广东省教育厅等部门评为"南粤优秀教师"，2016年4月被评为第二届"羊城好医生"。主持省部级教育研究课题7项，校级课题9项；获省部级教学成果二等奖1项，校级特等奖、一等奖、二等奖、三等奖各1项。是广东省级和广州市级非物质文化遗产"岭南传统天灸疗法"代表性传承人。

主持国家"十一五"科技支撑计划"针灸诊疗方案和评价研究"重点项目"不同针灸方法治疗颈椎病颈痛优化方案的临床研究"（2006BAI12B04-1）1项，国家自然科学基金项目"cAMP-CREB-BDNF受体后信号转导通路在针刺干预抑郁症模型大鼠的作用研究""基于胶质细胞介导谷氨基酸循环的针刺抗抑郁机理研究""M1-Ach受体调控SSS-GABA能中间神经元在针刺抗抑郁中的作用机制研究"和"基于前额叶M1-Ach受体调控谷氨酸/γ-氨基丁酸平衡介导突触可塑性探讨针刺快速抗抑郁的机制"4项，"十一五"国家科技支撑计划外治项目"冬病夏治穴位敷贴技术操作规范研究”（2008BAI53B061）子课题1项，“十二五”国家科技支撑计划“电针治疗严重性便秘有效性和安全性多中心随机对照试验”“针灸治疗围绝经期轻中度抑郁障碍的有效性和安全性多中心随机对照试验”（2012BA124B01）等子课题4项；主持国家中医药循证能力建设项目1项，国际合作项目“针灸治疗慢性颈痛的临床研究”1项，国家标准“腹针疗法技术操作规范”1项，岭南中医药现代化重点专项“‘疏肝调神’整合针灸治疗中度抑郁障碍的临床及认知神经机制研究”1项。“从心肾论治颈椎病颈痛针灸优化方案的临床研究”“针刺治疗抑郁症失眠的临床研究”“疏肝调神针法标本论治抑郁性失眠的效应规律研究”等省部级课题26项、厅局级课题5项、校级8项、院级5项、横向项目7项；是国家重点基础研究发展计划973项目（2010CB530503）“经脉体表特异性联系的生物学机制及针刺手法量效关系的研究（合谷穴区和面口部感觉传入信息在猕猴颈髓、丘脑和皮层的汇集研究）”主要成员（排名第三）。近10年获各级研究经费4 964万元人民币。

“针刺治疗缺血性中风的理论创新与临床应用”获2019国家科技进步二等奖，“‘疏肝调神’针灸治疗抑郁障碍的机制和推广应用”获2019年广东省科技进步二等奖和2018广东省优秀科技成果，“‘疏肝调神’针刺治疗抑郁障碍的机制研究”获2018年中国针灸学会科技进步奖二等奖，“针灸治疗颈椎病颈痛的临床研究与推广应用”获2020年中国针灸学会科学技术奖二等奖和2021年广东省科技进步二等奖，“针刺治疗慢性便秘高质量临床证据与效应机制”获2021年中国中西医结合学会科学技术奖二等奖，“不同针灸方法治疗颈椎病的临床研究及疗效评价”获2006年首届中国针灸学会科技进步奖二等奖，“针刺调肝法治疗抑郁性神经症的规范化研究”获2008年中国针灸学会科技进步奖二等奖和2009年广东省科技进步奖三等奖，“针刺治疗缺血性中风的临床与基础研究”获教育部2013年度科学技术进步奖一等奖。并获2005年中华中医学会科技进步奖二等奖和中华中医药学会学术著作奖优秀奖各1项、广州中医药大学科技进步奖6项；获得国家实用新型专利7项，国家发明专利3项；其研究成果“岭南传统天灸技术治疗哮喘、过敏性鼻炎、痛症”“疏肝调神法技术治疗抑郁、精神压抑”“心胆论治针灸术”和“精灸技术”4项技术被纳入国家中医诊疗技术推广项目；“符氏精灸”入选广东省中医院首批以人才名义命名诊疗项目。

序

岭南中医又被称为“岭南医学”，是中医的学术流派之一。

岭南，首先是地理概念。《汉语大词典》谓：“指五岭以南的地区，即广东、广西一带。”而对“五岭”则解释说：“大庾岭、越城岭、骑田岭、萌渚岭、都庞岭的总称，位于江西、湖南、广东、广西四省之间，是长江与珠江流域的分水岭。”这样岭南的方位就很清晰了。

岭南这片土地上的许多文化都自成特色，过去就有“岭南派”一词，《汉语大词典》解释为“现代中国画流派之一”。这说明最早被认为自成一派的，首先见于画坛。不过随着岭南文化的发展，有越来越多领域都呈现出鲜明的特色。所以，后来人们将画学上的“岭南派”加上“画”字，称其为“岭南画派”，而其他领域方面的“岭南派”则有岭南琴派、岭南园林、岭南音乐……

岭南医学则是医学上的派别，主要指岭南地区的中医。“岭南医学”这一名称虽然出自现代，但它是对岭南中医发展的历史文化特色的总结，可以说其内涵是源远流长的。

从中国文化发源来看，中国文化的主流发源于中原一带。岭南文化源于中原文化，随着征战的军士、民族的迁徙传入岭南地区。中医药学就是和传统文化一道，从中原传入岭南的，并在岭南地区与当地的民俗相结合，形成了有本地特色的医学流派。

晋唐时期，岭南的中医学就已经体现出自身的特色。例如对地方性流行病研究有突出的成果。晋代有葛洪、支法存、仰道人等活跃于广东，记载了对蛊毒、沙虱热（恙虫病）、疟疾、丝虫、姜片虫等流行病的认识与治疗方药。唐代开始有《岭南脚气论》等多种以岭南为名的方书，后来宋代郑樵在《通志》中为唐以前医药文献划分门类，就专门划出一类叫“岭南方”，计有

《岭南急要方》三卷，《南中四时摄生论》一卷，《南行方》三卷，《治岭南众疾经效方》一卷，《广南摄生方》三卷，共五部十一卷。在《诸病源候论》《千金要方》《外台秘要》等综合医书中也多有关于岭南疾病的记载。由此可见，当时研究岭南的疾病与治疗已经发展成中医药学科的一个分支。

如果说唐以前的岭南医学偏于研究地方性疾病，那么在宋元明清时期，岭南医学则开始向两个方面全面发展。一是对地方性的疾病研究更加深入，二是开始进而探讨疾病背后的体质因素，指出岭南地理气候环境对人群体质的特定影响。重要标志是元代医家释继洪所撰《岭南卫生方》，集宋元医家治疗瘴病经验之大成，对主要指疟疾的瘴病在证治规律方面有更深入的认识。到了明清时期，中医的各个学派都传入岭南，岭南医药学家对河间、丹溪、伤寒、温病等流派理论在岭南的适用性进行了多方探讨，还系统地发掘整理了岭南草药的应用经验，将其充实到中药宝库之中。

清中期以后，随着十三行贸易的兴盛，广东经济愈来愈发达。医学方面随之人才辈出，儋州罗汝兰著《鼠疫汇编》，丰富了对急性传染病的诊治经验；晚清伤寒名家陈伯坛名扬海内外，著作《读过伤寒论》《读过金匮》为世所重；岭南骨伤世家梁氏、管氏等注重总结学术经验，撰写了多种讲义。同时岭南地区在对外开放交流中，得风气之先，引种牛痘的先驱邱熺，一门三代中西医汇通的陈定泰家族，以及“中西汇通四大家”之一的朱沛文等，均有较重要的学术影响。

到了现代，岭南的医药学家更加注意总结地方医药特色。邓铁涛教授在1986年中华医学会广东分会广东医史分会成立大会上，作了题为《略谈岭南医学之特点》的学术报告，提出了岭南医学的三个特点：①重视岭南地区的多发疾病；②重视岭南地区特产的药材和民间经验；③重视吸收新知。并提出这些特点是与岭南的地理、人文、环境密切关联的。随后，岭南中医各科的理论与临床研究不断发展。2006年广东省启动中医药强省建设，我省中医药界与出版界通力合作，组织编撰并出版了“岭南中医药文库”系列丛书，较全面地总结了岭南名医、名院、名科、名药等成就与贡献，产生了巨大反响。“岭南医学”这一名称，在国内中医学术界得到广泛认同。

岭南医学有何特色？其实，问题的答案就在“岭南”二字之中。关于学术流派，有不同的定义。所谓流，是支流；派，意味着派生。一般认为流派的形成以师承名家为起点，然后源流相继，派生支系，如此不绝。这其实是指以某一杰出人物为中心的单点播散式。而岭南医学，是整个岭南地区中医药群体共同探索的成果，呈现出多线式传播的特点。在岭南医学这一大的学术流派当中，有许多世家流派、专科流派，各有传承。像潮汕地区的“大娘巾”蔡氏女科，有400多年历史，至今已14代。佛山梁财信所创的梁氏伤科，传承至第6代。内科方面有国家大师邓铁涛的邓氏内科流派，针灸有现代“靳三针”流派，皮肤科有国医大师禤国维的岭南皮肤病流派，妇科还有罗元恺的罗氏妇科等，均享誉全国。

以上这些学科与流派是纵向式的线性传播，它们又共同置身于岭南地域环境之中，面对着同在岭南气候与风俗下生活的人群。中医自古以来就注意地理环境、气候与人的体质对疾病和医药的影响，提出了“因时制宜、因地制宜、因人制宜”的原则。唐代《千金要方》指出：“凡用药，皆随土地所宜，江南岭表，其地暑湿，其人肌肤薄脆，腠理开疏，用药轻省，关中河北，土地刚燥，其人皮肤坚硬，腠理闭塞，用药重复。”因此在岭南中医各科的学术中，都存在人群特有性质、地区多发病证与常用地产药材等方面的特色内涵。这些如同横向的纬线，将纵向的各个学科与流派贯穿织成“岭南医学”这一幅大画卷。

由此可见，要想深入地阐明“岭南医学”，需要中医理论与临床紧密合作，各个专科专病各自深入总结，才能为宏观上的规律总结提供具体支撑。自“岭南中医药文库”出版以来，岭南中医药界在理论探讨与临床总结方面又取得了不少新进展。为了进一步总结发展中的岭南医学，我们又策划了“岭南中医药精华书系”，采用开放式系列架构，首批书目规划为80个品种，分为名医卷、世家卷、技法卷、名药卷、名方卷、典籍卷、民族医药卷和港澳卷八大系列：

名医卷：旨在对广东、广西和海南三省区获“国医大师”称号及获批建设“全国名老中医传承工作室”的中医专家，以及部分省级名老中医的学术经验进行总结，成规模展示岭南当代名医的群体水平。

世家卷：以族群记录方式挖掘和整理岭南传承四代以上、特色鲜明，且有代表性传承人的中医世家的传承文化和研究成果，展示世家的临床秘验精华，具有存亡接续的重要意义，填补岭南中医药和文化研究中以往忽视的空白。

技法卷：系统展示入选国家级、省级和市级非物质文化遗产名录的中医药技法项目，以及入选国家中医药管理局“中医适宜技术推广项目”的岭南中医绝技绝学，突出展现岭南中医药技术水平亮点和中医药文化传承成果。

名药卷：系统总结岭南传统“十大广药”“四大南药”的历史源流、品种分类、性状鉴别、规范化生产技术、临床功效和古今医家应用经验等，全方位展现名药的文化内涵和实用价值，树立岭南优质中药的品牌形象。

名方卷：着眼于名方传世，注重名方临床实用价值，汇集有确证来源的历代岭南经典名方，同时注重对近现代岭南著名医家名方的搜集和整理。全系列以疾病系统为纲，首次对岭南古今名方的组成、功效、方解和临床应用进行系统展示。

典籍卷：遴选岭南古医籍中在全国影响较大、流传广远的品种，精选古籍善本、孤本，采用校注加研究集成的方式出版，是首次对岭南珍本古医籍的系统整理和挖掘，力求系统展示原味的岭南中医诊疗方法和理论，对丰富中医药从业者治疗手段、提高诊疗水平具有良好的借鉴作用。

民族医药卷：几千年来，岭南各族人民在共同创造具有地域特色的岭南文化的同时，也丰富和发展出具有本民族特色的医药文化，现已有不少民族医药技法列入岭南地区省、市级非物质文化遗产。本系列对岭南地区瑶族、壮族、黎族、侗族、苗族、京族等各民族医药进行梳理，填补岭南传统医药研究空白。

港澳卷：港澳地区南北交流，中西汇聚，其中医药屡得风气之先，一方面继承着鲜明的岭南中医特点，另一方面又表现出广纳中原和西方医学新知的交融特性，尤其是近代以来活跃着一代代特色鲜明的名医和世家名门，本项目首次将目光聚焦港澳中医药，以点带面展示港澳中医药临床和研究水平。

本丛书的策划，是在更大范围和更深层次上对岭南传统医药学术的一次新总结。相信本丛书的出版，将使岭南医学这一富有特色的我国地域中医学术流派的理论内涵更加充实，在理论和临床上进一步发扬光大。

邓铁涛

（国医大师，广州中医药大学终身教授，博士生导师）

2018年10月

前　言

司徒铃教授是全国著名针灸专家，是现代岭南针灸的奠基人，亦是岭南针灸的代表人物。他从医、从教、科研62年，先后任职于广东中医院和广州中医学院，是针灸教育界的一代宗师、针灸临床大师。其医术精湛，医德高尚，一生活人无数，声名海内外。广东省针灸学科之所以在国内外享有较高知名度，是与司徒铃教授及其前辈的努力分不开的。我们对他老人家一生为发展针灸事业，勤勤恳恳，鞠躬尽瘁，深表敬意。

2019年10月，习近平总书记对中医药工作作出重要指示，强调要遵循中医药发展规律，传承精华，守正创新，加快推进中医药现代化、产业化。同年10月20日，《中共中央 国务院关于促进中医药传承创新发展的意见》颁布实施。在促进中医药传承与开放创新发展中指出：挖掘和传承中医药宝库中的精华精髓，加快推进活态传承，完善学术传承制度，加强名老中医学术经验、老药工传统技艺传承，实现数字化、影像化记录。

为了传承创新发展中医药的目标任务，传承大师精髓，进一步整理司徒铃教授的学术思想和临床经验，编撰出版《司徒铃学术精华与临床应用》。我们深信，该书的出版对针灸学科的临床指导将起到积极的作用，必将为传承和发展针灸事业起到推动作用。司徒铃教授留下的针灸遗产太丰富了，要全面客观地整理他的临床经验和反映大师的学术思想还存在一定距离，不足之处，恳请同道指正。

本书编撰出版得到广州中医药大学老师的关心，感谢司徒芳、司徒康、司徒杏嫦等司徒家族给我们的帮助，感谢广东科技出版社的支持。

符文彬

2021年11月25日于羊城

目　录

第一章 医家小传

第一节　司徒铃教授生平

一、立志学医，渐入医门

司徒铃，1914年7月11日出生于广州，祖籍广东省开平县赤坎镇上股乡书楼村。其祖父、父亲均是商人。1921—1925年在广州市第34初级小学读书，1925—1928年在市立第55高级小学读书，毕业后因父亲的商店歇业，经济困难没有条件升中学，只好在家自修半年。1929—1931年在广州市粤雅国文补习学校读书，想一边读书一边找工作，但因年纪太小无法找到工作。适逢其父亲患有水肿病久治不愈，其间由于随其家父到过十几位医生处求医，目睹中医针灸治疗的神奇，渐渐对中医针灸学有所兴趣，立志学医，为劳苦大众服务。虽未读过初中，加上家里贫穷，求伯父借几块银圆去报名考试，经过努力，于1931年9月考上了广东中医专科学校，学制5年。在校读书勤奋刻苦，博览经典，成绩优秀，连续5年均排在全校第一，获得免收学费奖励。1936年8月毕业后留在附属广东中医院任住院医师，当时其另有诊所开业，因其医术超群，活人无数，颇受患者欢迎。

1937年8月因日寇侵华，广州沦陷，医院被占，司徒铃教授被迫带家人回开平赤坎做开业医生。1939年和张素平结婚，育有7个儿女，全家都是靠他诊所业务收入维持生活。在家乡开诊所共8年，其间1942年3—7月，业余时间帮其堂兄司徒慧在广东省地政局开平第二区临时办事处抄资料。抗战胜利后，1946年司徒铃教授迁回广州复业。1947年5月代表开平县中医师公会参加广东省中医师公会成立大会并被推选为该会理事。他的胞弟司徒彤1947年参加中国共产党，1948年底至1949年底在广州东北郊人民游击队工作，进行武装斗争。部队生活和医药有困难时，司徒铃教授为他们捐钱捐药，游击队员病了也常常到他的诊所医治或到医院诊治。1948—1949年，他参加了广东中西医研究社主办的医学进修班学习，全班共20余人，集体交费请老师上课，白天上班，每晚7—10时上课。同学中张景述、何信泉、梁士、杨流仙、杜明昭、杜蔚文、梁乃津、邓铁涛、黄耀燊、罗次梅、胡济生等均为国内外著名的中医专家。因为临床疗效好，患者多，有时患者煎药或携带不方便，他们共同商量研究中药剂型改革，便于在中医药行业推广应用，服务社会。于是共同集资开设广州星群中药提炼厂，该厂是现在广州星群制药厂的前身，在各自诊所和广东中医院推广炼制中药。1951年6月，司徒铃教授又与陈鉅昌等7位中医师共同集资开设百龄中药店并附设中医联合诊所，由司徒铃和陈鉅昌负责，大家轮值诊病，使用提炼中药。因工作繁忙，而且每天下午和晚上都要参加广州市中医进修班深造，司徒铃把星群中药提炼厂和百龄中药店的所持股份和所得利润转为其父司徒俊勋所有，由其父亲参与中药提炼厂和药店的管理工作。

二、医教相谐，创新求进

1948年9月至1950年3月，司徒铃教授在广东中医院做住院医师，兼任医务主任工作和负责广东中医专科学校针灸教学工作。1951年7月至1952年5月在广州市中医进修班结业后，响应政府关于推广应用针灸疗法的指示，6月成立针灸推广中心，负责在广东省推广针灸工作。1952年12月前往汉口参加中南针灸师资训练班全脱产学习半年，老师均为全国针灸名家。这次学习使他不仅提高了针灸学的知识水平，还吸取了现代科学知识，为继承和发扬祖国针灸医术打下坚实基础。由于他树立了济世救人、全心全意为人民服务的信念，把有限的精力放在广东中医院针灸事业上，结业后结束私人诊所，把所有时间均用于广东中医专科学校针灸教学研究工作和广东中医院针灸临床研究工作。1953年6月后，全职在医院和专科学校工作。由于工作积极，被评为华南直属机关1954年第一届优良工作者，1956年和1958年分别被评为先进工作者。

20世纪60年代中期，司徒铃教授响应毛主席“把医疗卫生工作的重点放到农村去”的号召，组织针灸医疗队奔赴本省各地农村巡回医疗开展工作。据资料统计，他带领的医疗组1966年5月至6月共40天在梅县为贫下中农诊治，治疗患者18 237人次，治疗病种26种，除痛症、瘫痪、子宫脱垂外，还包括胆道蛔虫和胆结石引起的胆绞痛、阑尾炎、毒蛇咬伤、晕厥、癫痫发作、流感、流行性结膜炎等急性病、传染病。因疗效显著，深受当地老百姓欢迎。

1970年7月广东省卫生厅根据周恩来总理的指示成立“广东省针麻协作小组”，临床组组长由广东省人民医院麻醉科陈志明主任担任，理论组组长由陈培熹教授担任，成员有司徒铃、张尚礼、谭树嘉、李福金、陈志衡、陈再智等。1971年8月12日应邀访华的埃塞俄比亚海尔·塞拉一世，在周恩来总理、李先念副总理的陪同下参观了中山二院针刺麻醉手术。

1952—1962年司徒铃教授历任广东省中医院针灸科主任，1956—1984年历任广州中医学院针灸教研室主任，1981年被聘为中华人民共和国卫生部医学科学委员会针灸针麻专题委员，1986年被国务院学位委员会批准为广州中医学院针灸医学和临床医学博士研究生导师，担任国家中医药管理局重大中医药科技成果1986年度评审委员。司徒铃教授曾任广东省第四届、第五届政协委员，广东省针灸学会主任委员，中华全国中医学会广东分会顾问，中国针灸学会理事，中国针灸专家讲师团、中国针灸国际水平考试委员会、加拿大中医药针灸学会、阿根廷针灸学会、中国香港针灸学会顾问等职。多次应邀前往日本、泰国、印度尼西亚等地讲学与交流医疗经验，声名海内外。

司徒铃教授医术精湛，是广州中医学院（现广州中医药大学）针灸学的奠基人，针灸治疗中风、各种痛症疗效显著。1980年应邀前往泰国抢救中风危重病获得好评。由于他在教学、医疗和科研中成绩卓著，1978年被广东省人民政府授予“广东省名老中医”称号；1986年被广东省人民政府授予“教书育人，桃李芬芳”称号；1987年被中华人民共和国卫生部授予荣誉证书；1990年被国家教育委员会授予荣誉证书。为表彰司徒铃教授对我国高等教育事业做出的突出贡献，中华人民共和国国务院决定从1990年7月起发给政府特殊津贴并颁发证书。

司徒铃教授1958年创制了教学和临床使用的“电光针灸模型”，获卫生部银质奖章和奖状；1960年对艾灸进行改革，创制外涂艾绒流浸膏进行电热艾灸方法；1978年创制了针挑疗法仪；1981年主持录制的“针灸补泻手法”

电视录像片，解决了古典针法难学难懂的难题，获卫生部医学教育电化教学电视片奖。他发表学术论文30多篇，代表作有《针灸补泻手法的临床研究》《背俞穴特异性的临床运用》《子午流注取穴法治疗417例痛症疗效观察》《循经取穴针灸处方原则》《经络脏腑辨证在针灸治疗上的应用》等。他是高等中医院校针灸专业教材《针法灸法学》副主编，《针灸学辞典》审编委员会委员，编著《现代针灸资料选集》（第二集）。

三、救死扶伤，蜚声羊城

《羊城晚报》港澳、海外版增刊第二十期（1987年春）刊登“针灸大师——司徒铃：提起广州中医学院针灸学博士研究生导师司徒铃教授的针灸妙术，可谓久负盛名”。1980年7月，在泰国经商的一位88岁高龄的华侨谢先生，突然中风晕厥，在当地著名医院抢救1个月，还一直昏迷不醒。谢先生的子女通过国内亲友，请司徒铃教授前往诊治。8月28日司徒铃教授携一名助手到泰国后，按照“回阳救逆，扶元固脱”的原则，运用循经远近配穴方法治疗。经治疗1个月，谢先生便清醒过来，并逐渐康复。一年后，谢先生特派夫人回国，向司徒铃教授致谢。

司徒铃教授用针灸治疗腹痛、胃脘痛、经痛、肾绞痛、咽喉痛、牙痛、腰腿痛等急痛症，更有“针到痛失”之效。从1983年6月开始，他利用晚间休息时间，每周五晚上带领研究生到附属医院急诊室参加急救工作，半年多的时间里治疗一系列急诊常见痛症患者417例。患者不需打针服药，只用针刺艾灸，效果显著，总有效率达93%以上。

一位中年患者甘某，一天下午上腹部剧痛持续4.5h，伴有恶心、呕吐。当晚7时30分，他被6位工友从三元里某工厂抬来急诊时，大汗淋漓，面色铁青，四肢厥冷，神志不清。司徒铃教授诊断为感受寒邪、因气机不通所致的胃脘痛，认为可用“针引阳气、扶正祛邪”方法治疗，使患者阳气宣通，寒邪除，痛即止。于是，他活用传统子午流注辨证逢时开穴法，选取穴与病相宜的“束骨”和“冲阳”穴（胃经之原穴）行针治疗。当天壬戌时在患者足背开“束骨”穴，并取返本还原开胃经的原穴“冲阳”穴。约10min后，患者腹痛开始减轻。再经泻法行针20min，腹痛便完全消失。经检查腹部无压痛，脉搏也转平缓。患者可下地行走，抬患者前来就诊的6位工友见状，感慨地对医生说："要不是亲眼看见，我们根本不相信针灸治病能如此神速见效！"

广州中医学院一位老师为了验证司徒铃教授的针效，采用一种心电脉象仪，在司徒铃教授针灸治疗患者的同时进行观察，一共观察了12例。结果发现，针刺后，脉象仪描记出来的患者脉象图有显著改善。司徒铃教授手中银针的神效，经现代科学验证，更加令人信服！

1965年11月29日，柬中友协主席兰·涅特先生致函我国驻柬埔寨大使陈叔亮同志，感谢他本人在广州治病期间，得到省市领导的关怀及广东省杰出的陈国桢和司徒铃医生的照顾，称赞他们不惜时间，十分热情地给予最细致、最专心的治疗，每天针灸使他的身体显著好转。20世纪60年代初，印度尼西亚中国友好协会也来信感谢陈国桢和司徒铃医生为该国领导人治病取得显著疗效。

第二节　司徒铃教授年谱大事

1936年9月

广东中医专科学校毕业（5年制）后，留校担任广东中医院住院医师，兼医务主任。

1948年9月

广东中医专科学校担任针灸教师。

1953年

广东中医院改为国有医院，名为广东省中医实验医院（该院是广东中医专科学校附属医院，也是广东省中医院的前身）。响应政府推广针灸的号召，创办针灸科，开设广东省第一所针灸临床教学基地，由司徒铃、庞中彦2位医师主诊，司徒铃任主任一直到1966年。

在中南卫生部主办"中南针灸师资班"学习。

1954年

被评为华南直属机关第一届优良工作者。

1956—1984年

担任广州中医学院针灸教研室主任。

1958年

由他创制教学和临床使用的"电光针灸经穴模型"，开创经络腧穴电化教学的新路子，获卫生部银质奖章和奖状。

1959年12月

司徒铃等编著《现代针灸资料选集》由人民卫生出版社出版。

1960年

对艾绒进行改革，创制外涂艾绒流浸膏进行电热方法。

1965年8—9月

司徒铃运用针灸治疗一位专程到广东治病的印度尼西亚陆军将军苏哈托

的脑出血后遗左瘫痪，效果显著。

1965年11月29日

柬中友协主席兰·涅特先生致函我国驻柬埔寨大使陈叔亮同志感谢信，信中感谢他本人在广州治病期间，得到广东省省长、广州市市长等领导的关怀。广东省杰出的陈国桢医生和司徒铃医生，他们十分热情地给兰·涅特先生最细致、专心的治疗，每天针灸，使其身体显著好转。

1966年5—6月

响应党中央“把医疗卫生工作的重点放到农村去”，40天的时间里，在梅县带队为贫下中农诊治患者18 237人次，涉及病种26种，除痛症、瘫痪、子宫脱垂外，还包括胆道蛔虫，胆结石引起的胆绞痛、阑尾炎、毒蛇咬伤、晕厥、癫痫发作、流感、流行性结膜炎等急性病和传染病。

1970年7月

广东省卫生厅根据周恩来总理的指示成立“广东省针麻协作小组”，陈志明主任任临床组组长，陈培熹教授任理论组组长，小组成员有司徒铃、张尚礼、谭树嘉、李福金、陈志衡、陈再智等。

1977年12月

任广东省政协第四届委员会委员。

1978年

创制了针挑疗法仪。

升任广州中医学院副教授。

1978年12月

广东针灸奠基人司徒铃教授被广东省政府授予“广东省名老中医”称号。

1978—1986年

历任中国针灸学会理事。

1979—1985年

历任广东省针灸学会主任委员。

1980年8月

运用“回阳救逆，扶元固脱”的针灸方法成功抢救中风昏迷的88岁泰国商人谢先生。

1981年

任中华人民共和国卫生部医学科学委员会针灸针麻专题委员会委员。

主持录制“针灸补泻手法”电视录像片，解决古典针法难学难懂的难题，获卫生部医学教育局优秀电视片奖。

1983年4月

任广东省政协第五届委员会委员。

1983年5月

晋升为广州中医学院教授。

1983年

指导研究生辜孔进研制成功“子午流注、飞腾八法、灵龟八法开穴钟”。

1984年12月

被加拿大中医药针灸学会聘任为名誉顾问。

1985年6月

担任全国高等院校教材《针法灸法学》副主编。

1986年

被国务院学位委员会批准为广州中医学院针灸学医学和临床医学博士生导师。

担任国家中医药管理局重大中医药科技成果1986年度评审委员会委员。

1986年9月

广东省人民政府为表彰司徒铃教授从事教学工作25年，为社会主义教育事业做出贡献，特发“教书育人，桃李芬芳”证书。

1987年9月

被阿根廷中华针灸学会聘任为学会顾问。

1987年10月

为感谢司徒铃教授任卫生部科学委员会专题委员会委员期间做出的贡献，授予他“中华人民共和国卫生部荣誉证书”。

1988年1月

应日本健源研究会武藏山针灸院邀请到日本为期十天访问指导。

1988年

入选由日本谷口书店出版的《现代中国针灸、按摩、气功100名人》。

1990年10月

被香港针灸协会聘任为学术顾问。

1990年12月

中华人民共和国国家教育委员会为表彰司徒铃教授从事高校科技工作40年，成绩显著，授予荣誉证书。

1991年

入选《中国近代针灸名人刺法荟萃》。

第二章 司徒铃教授学术思想

第一节　注重经络脏腑辨证

经络是人体气血运行的通路，人体每一个脏腑都有它所属的一条经脉，而且有一定的循行路径，每一经又分布着一定数目的腧穴，腧穴是人体经络、脏腑之气输注于体表的部位，因此对腧穴进行针刺或艾灸，就可发挥相应经脉的作用，以调节脏腑、气血的功能，发挥机体内在的抗病能力，达到防治疾病的目的。

一、经络理论基础源于针灸医疗实践

我国古代劳动人民在与疾病长期斗争中总结了针灸医疗实践经验，特别是针刺腧穴实践的体会，有如下几点认识：一是观察针刺四肢各部腧穴的针刺感应向一定方向传导的路径，发现从“点”到“线”的经络传导现象，因而认识“经络”是客观存在的；二是观察到针刺各经腧穴能治疗相应脏腑的疾病，并发现经络还能把内脏的病变，反映到体表的相应经穴或某一特定部位出现压痛、过敏等病理反应。因而认识了经络与脏腑的关系，从而创立了“十二经脉者，内属于脏腑，外络于肢节”的理论；三是通过归纳主治作用基本相同的腧穴，整理成分布于特定经脉、具有一定数目的一组腧穴。并总结了从点到线、从局部到整体的认识，以及各条经脉之间复杂的内在有机联系，由此形成“十四经腧穴的经穴体系”。该经穴体系是指导针灸治疗实践的重要组成部分。

二、经络理论指导针灸治疗实践

针灸治疗以辨证施治为原则，首先必须明确诊断，辨别其患病部位，属于哪一经，哪一脏腑，在表还是在里；其属性是寒证或是热证，虚证或是实证等。在辨证的基础上，确立治则和治法。依据针灸施治的原则，以确定治疗是用针还是用灸，当用补法还是泻法。并正确选取具有相应主治作用的经穴，组成循经远道配穴，或循经远近配穴的处方，进行治疗，才能取得预期的治疗效果。

关于以经络理论指导针灸施治的原则，在《灵枢》就已有较具体的论述，《灵枢·经脉》叙述了十二经脉每经的循行分布，从起点到终点，每经都络属一脏一腑，以及每经的“是动病”和“所生病”的具体症状；每经的虚实病证所出现的脉象，以及针对出现的脉象、出现在各经的病变，应采取的治疗原则。在十二经脉中，每经都指出“为此诸病，盛则泻之，虚则补之，热则疾之，寒则留之，陷下则灸之，不盛不虚，以经取之”等，其实质就是循经取穴与针灸补泻相结合的方法。这个针灸施治的原则，是前人的经验总结，对指导针灸治疗实践具有重要现实意义。《灵枢·九针十二原》指出“五脏有疾当取之十二原”，并与针刺补虚泻实的技术操作相提并论。实际就是以经络理论指导针灸治疗实践的具体措施。

关于指导临床取穴方面，《灵枢·顺气一日分为四时》说：“五脏有五变，五变有五输。”这里指出了可选用五输穴治疗五脏不同的病变，并说明治疗各经新感病初发病期，以循经远取五输穴为主穴的方法。《素问·缪刺论》说：“邪客于足厥阴之络，令人卒疝暴痛，刺足大趾爪甲上与肉交者（大敦穴）各一痏，男子立已，女子有顷已，左取右，右取左”，这就是一种循经远道取穴治疗的方法，是以“经络所通，主治所及”为客观依据的。临床实践证明治疗各经新感病、初发病期、疼痛性疾患，运用循经远道取穴（以五输穴为代表但不限于五输穴）进行针灸治疗，是一种以经络理论指导针灸治疗的基本方法。

背俞穴是内脏与体表联系的部位，具有反应内脏病变和治疗相应内脏病变的相对特异性能，《灵枢·背腧》指出选取五脏背俞穴治疗相应内脏病变，是一种病位近部取穴治疗的方法。临床试验证明治疗各脏腑有关功能性疾病，选取具有相应主治作用的背俞穴治疗具有一定的疗效，一般取背俞穴配循经远道穴组成远近配穴处方进行针灸补泻治疗。这也是一种以经络理论指导针灸治疗的基本方法。

三、经络脏腑辨证针灸治疗举要

针灸治病，必须按照辨证施治的原则，运用经络、脏腑、八纲辨证，对疾病的各种临床表现进行分析，以作出临床诊断，并分清标本缓急，抓住其主要矛盾，确定治则和治法。然后按照针灸施治的原则，对证选穴，组成循经远道配穴或循经远近配穴的针灸治疗处方，进行治疗，才能更好地调动人体内在的抗病因素，取得较好的治疗效果。

由于手三阴经从胸（脏）走手的经脉循行起止和经穴的主治功能，临床上治疗胸部脏器（有关心肺）的疾病，就可以选取手三阴经所属的穴位为主穴，这就是根据“经络所通，主治所及”的原则，循经取穴治疗。

治疗外感咳嗽可取肺经的络穴列缺，配合谷、大椎，以宣肺通阳解表，使肺气宣降的功能复常，咳嗽自可减退。

治疗寒证哮喘，可选取病位近部的肺俞、膻中、天突，用灸法以温肺散寒，同时取太渊以宣肺降气，丰隆豁痰为辅，针刺时应掌握留针，候其得气，然后反复行针，给予适当刺激量，促使其达到喘平气顺，气至而有效，气调而止，乃出针。并嘱患者晚间自灸一次防其受寒而复发。

治疗虚劳久咳之症，应着重温灸肺俞、膏肓俞，以温养肺气，促使其气行津布，则不再停痰致咳。补足三里是强壮身体的治疗方法。

治疗中暑后暑厥昏迷之症，可以取心包经之曲泽，用泻法刺浮络出血，以泻心包之邪热而醒神，配合刺委中浮络出血，以共同开泻暑热之邪。轻症亦可有依据穴位的特异性单刺心包经之井穴中冲出血而取得显效的；高热昏迷暑厥重症，可根据“病在脏，取之井”的方法，取十二井或十宣穴刺出血，以泻热开闭醒神，这是“凉开法”在临床上的应用。

治疗风湿性心脏病、心动过速、心前区痛的“心痛心悸”症，可根据“五脏有疾，当取之十二原”的方法，取心包经的原穴大陵或络穴内关，郄穴郄门，用泻法刺之，可以通络活血镇痛宁心。病位近部穴心俞、厥阴俞，可随症适当选用。

治疗虚劳心悸、虚烦惊悸不安之症，用补法刺心经的络穴通里，可补益心气、调整血行，以宁心治悸，配足三里以扶正宁心。

治疗虚劳失眠，可取心经之腧穴神门，配肾经的腧穴太溪，用以调整心肾之经气相交，俾其水火既济，阴阳协调，则心神得以安宁，睡眠自可复常。

手少阴心经之穴位，常用于治疗有关“心藏神”的疾病，能调节神经功能趋于协调，以达宁心安神的作用。

手厥阴心包经之穴位，常用于祛邪泻热、宣通血脉痹阻而镇痛宁心，上述两经腧穴，由于它所内连的脏器各异，所以，两经所属穴位、主治病证不同。有对比才能鉴别，从经穴疗效对比说明各经腧穴各具主治本经“所生病”的相对特异性能。

手三阳经都是从手走头，联系头面部器官的。所以，治疗头部器官的疾病时，就可以选取手三阳经所属的穴位为主穴。如手阳明大肠经之经脉起于食指之末端，沿手臂外侧前线上颈贯颊，入下齿中，还出挟口交人中，至对侧鼻旁为止，所以，治疗阳明火邪牙痛，可取大肠经之原穴合谷为主穴，用泻法刺之，以泻阳明之火邪而泄热镇痛。

手少阳三焦经，起于第四手指端，沿手臂外侧中线循肩上项系耳后，入耳中，出走耳前至目内眦，所以，治疗感冒并发听觉障碍的暴聋证，可取三焦经的络穴外关和三焦经耳区的翳风、耳门为主穴，以疏通少阳经气的闭阻，促使其听觉得以复常。这是循经远近配穴的方法。

古代针灸医务工作者，在针灸治疗实践中，提出“合治内腑”的理论，用以指导针灸治疗六腑病时，可在膝关节以下足三阳经穴中，取六腑的下合穴治疗。所以临床上治疗急性单纯性阑尾炎肠痈，可取大肠下合穴上巨虚（新穴阑尾穴就是相当于上巨虚穴区的压痛点之处），配大肠之募穴天枢，用泻法刺之以清泻肠中之壅热。

治疗尿闭可取三焦经之下合穴委阳，通调三焦之气，以发挥三焦决渎水道的作用，配膀胱之募穴中极，用以促进排尿功能之复常。

治疗寒湿泄泻（寒性消化不良泄泻），可针刺小肠之下合穴下巨虚，同时灸小肠募穴关元和八会穴之腑会中脘，以温中散寒，促使小肠的消化吸收和分别清浊的功能复常，以达到利小便而止泻的作用。

足三阳经都是从头走足可以联系躯干整体，所以有关全身性游走性的病症，可选取相应的足三阳经所属穴位为主穴。

治疗丹毒，根据足阳明胃经“是主血所生病”的法则，对“赤游丹”可取足阳明胃经之内庭、足三里，手阳明之曲池、合谷为主穴，以清泻阳明经风火血毒。并根据“盛则泻之”“宛陈则除之”的法则，用三棱针散刺阿是穴，以泻血中郁遏之郁热。

治疗游走性多关节痛，可根据足少阳胆经“是主骨（骨关节）所生病”的法则，取本经之风市为主穴。

治疗重感冒，起病急暴高热，剧烈头痛，腰痛，全身筋骨关节酸痛，眼痛，结膜充血，咽喉部充血疼痛，鼻咽喉有发热感，大量鼻水流出，可根据“暴病者，取之太阳”的方法，并根据足太阳膀胱经之井穴至阴和合穴委中为主穴。用泻法刺之，以开泻太阳之邪。配以普通感冒常用穴位风池、大椎、曲池、合谷，以共奏解表退热的作用。

治疗膀胱湿热，可取膀胱经之郄穴金门为主穴，配膀胱之募穴中极和脾经之三阴交以清泄膀胱的湿热而通利小便。

治疗胆绞痛，可取胆经之合穴阳陵泉为主穴，配肝经的原穴太冲，用泻法刺之，以疏利肝胆之气，而解痉镇痛。胆俞可泄胆腑郁热，常配合使用。

根据足三阴经都是从足走腹，循经联系腹部内脏的经脉循行走沚，故而治疗腹部内脏（肝、脾、肾）的疾病，就可以对症选用相应的经穴治疗。

治疗中风闭证，可取肝经之原穴太冲为主穴以平肝熄风，制止肝阳妄动，配胃经的合穴足三里和手阳明大肠经的合穴曲池（阳明经是气血俱多之经）用泻法刺之以降其逆气，和血熄风。临床试验证明：刺太冲、足三里、曲池穴具有降压的作用。如针刺后血压已见下降，但仍昏迷不醒者，可并用“凉开法”速刺十宣穴出血以泄热开闭，刺人中以开窍醒神。

治疗胁痛，可取肝经之荥穴行间，配相表里经的合穴阳陵泉，以疏泄肝胆经郁逆之气为主。支沟为三焦经的经穴，可用之以行气宽胁，共同发挥消除胁痛的作用。

治疗头顶痛，可根据肝经与督脉会于巅顶，取肝经之原穴太冲为主穴，涌泉是肾经的井穴，通过足少阴之经别以通达巅顶及脑部，共同发挥平肝潜阳镇痛的作用，即“顶心头痛眼不开，涌泉下针足康泰”。

治疗阴证水肿，可灸肾俞、脾俞、三焦俞，以温阳行气，激发肾脏泌尿功能，取肾经的郄穴水泉同时配气海、三阴交，以共同发挥温阳行气、利水消肿的作用。关键在于对阴证宜掌握多灸的治疗原则才能取效。

治疗肾气不足遗尿，可艾灸肾俞、关元，温补肾气、固摄下元为主，并用补法针刺肾经之腧穴太溪或三阴交，以共同发挥补肾气、振奋膀胱、制约排尿功能的作用。

奇经八脉交错循行于十二经之间，沟通联系着十二经脉，对十二经气血有积蓄和渗灌调节作用。因而对症选取相应的八脉交会穴会起到独特而有效的治疗作用。

治疗寒疝，可取任脉经的关元、气海针刺并灸之，以温经散寒，配三阴交穴可通调任脉之气。由于足三阴经在下部都和任脉交会，临床上对寒疝的初发病，亦可单独灸肝经之井穴大敦，获得良好疗效。

治疗湿热带下，可取任脉经之气海配阴陵泉、三阴交，以通调任脉、清利湿热。带脉穴有止带作用，故取以配合治疗。

治疗小儿惊风、高热昏迷抽搐、角弓反张“脊强反折”重症，可选刺督脉经的络穴长强和风府、百会、人中，用以通经解痉、开窍醒神；配十宣、合谷、太冲、涌泉，以泻热熄风、缓解抽搐轻症。针刺合谷、太冲、涌泉三穴可治肝经风火引发的小儿高热抽搐有显效。

治疗阳气虚脱，可根据“督脉生病治督脉，治在骨上，甚者下营”的方法，取督脉经的百会穴，用灸法，并重灸在下的神阙、气海、关元，用以回阳固脱。在这个基础上，针刺水沟、足三里，能通行阳气以醒神。

四、司徒铃教授注重脏腑经脉辨证

司徒铃教授在针灸临证中，每按辨证施治原则。先通过四诊，运用经络、脏腑、八纲辨证，分析病情，确定病属何经、何脏腑，并辨明疾病的性质，属寒热虚实哪一类，以作出诊断，并分清标本缓急，抓住主要矛盾，确定治则。然后依照治则，结合腧穴主治作用，进行临床取穴配合，组成处方，依针灸性能（盛则泻之，虚则补之，热则疾之，寒则留之，陷下则灸之，宛陈则除之），决定用针还是用灸或针灸并用，当补还是当泻，往往能取得预期治疗效果。他根据《灵枢·经脉》所述十二经脉各经“是动病”“所生病”的虚实证候，归纳认为“是动病”是该经受某种刺激因素的干扰，造成了经气变动而产生一系列证候，这些证候，不但表现有经脉所过的病变，而且还有经气变动而波及所属脏腑产生的病证，治疗上多选本经五输穴，以调整气机逆顺。而“所生病”是出于各种因素影响，形成了经脉脏腑的阴阳虚实偏盛而产生的证候群，它与“是动病”有本质的区别，治疗除选用本经腧穴外，还需结合其他配穴法，如俞募配穴法、子母经取穴法及表里配穴法等。例如其治喘证，若外感而致者，常取肺经五输穴治之。若肺脏本身寒热虚实偏盛所致，临床上偏热者刺少商、商阳出血，偏寒者灸风门、肺俞，偏气虚者补足三里以培土生金；痰阻者加俞府、丰隆。另外还可根据手阳明“络肺”，手少阴“从心系却上肺”，肾经“入肺中”，肾主纳气，肝经“上注肺”，脾为生痰之源，适当选取合谷、内关、太溪、太冲、太白、脾俞、肾俞、中脘等穴治疗。又中风闭证，因肝阳妄动，风邪直中脏腑所致。司徒铃教授常取肝经原穴太冲以平肝熄风，制止肝阳妄动，依“治风先治血”“足阳明胃经是主血所生病者”的方法，取手足阳明（多气多血）的合谷、曲池、足三里，用泻法刺之，以降其逆气，和血熄风。他认为针刺太冲、足三里、曲池，用泻法有降压作用。如针刺后血压下降，仍昏迷不醒者，可按“病在脏取之于井”，速刺十二井穴以泻热开闭，刺人中开窍醒神。

五、病案选介

【病案一】

杨某，男，32岁，医务人员。1958年7月5日初诊。

患者今天自觉咽喉部疼痛，尤以吞咽时疼痛明显，口鼻觉有微热，舌苔薄白，脉略数，查咽部有轻度红肿充血，体温正常。

中医诊断：喉痹。

西医诊断：急性咽喉炎。

治则：清肺热，利咽喉。

取穴：少商（双）。

治疗经过：经用泻法针刺两侧少商穴出血之后，患者反映吞咽正常，咽喉疼痛消失。

按：喉连气管，肺系通于喉，本病因肺热而致咽喉疼痛，但由于是新感病初发病期，只是初见咽喉痛而未引起发热，未见肺热过盛的表现，所以依据“不盛不虚，以经取之”的原则，选取肺经井穴少商以泻热止痛、利咽喉治之而获效。

【病案二】

黄某，男，36岁，教师。1974年6月15日就诊。

患者今天在乘火车旅途中，出现头晕、头痛、胸闷、恶心、思睡、神志不清、面红、脉数。

诊断：先兆中暑。

治则：通络泻热，开窍醒神。

取穴：中冲，内关。

治疗经过：开始先用泻法针刺内关，针后患者自觉胸闷减轻，因而不愿意接受第二个穴位。观察5min后，患者仍然思睡，神志不清，因而即用短的毫针刺中冲穴出血泻之，经针刺两侧中冲穴后，患者立即清醒过来，约过10min后，患者神志已恢复正常，并能谈笑自如，继续观察2h，精神活泼痊愈。

按：《灵枢·经脉》说“心主手厥阴心包络之脉……是主脉所生病者”。《灵枢·本输》说“夏刺诸俞孙络肌肉皮肤之上”。本病因暑邪侵犯心包经，而致出现胸闷，恶心，神志不清，先兆中暑之症。中冲是心包经之井穴，依据“心藏神”“病在藏，取之井”的方法，刺中冲穴以振奋心主之功能以开窍醒神。中冲穴在手指末梢部孙络分布之处，故刺之可达通络泻热、开窍醒神之作用。临床实践证明，心包络腧穴具有主治本经“所生病”的相对特异性能。

【病案三】

患者，男，41岁，外国友人。1974年2月28日来我院参观时初诊。

今晨睡醒后，忽然感觉颈项部连左肩胛区牵强疼痛，活动受限，不能向右向后转动回顾。检查：枕后下方左侧颈部有明显压痛区，舌苔薄白，脉弦紧。

诊断：落枕。

治则：祛风散寒，疏经通络。

取穴：后溪，列缺。

治疗经过：按照“刺寒清者，如人不欲行”“寒则留之”的原则，在进针后，候其得气，然后进行“得气动而伸之”的泻针手法，针刺后溪和列缺，配合边针刺边摇动颈部，观察约15min，达到气至而有效，颈项部已无痛并能向右、向后转动，脉象已平缓乃出针。出针后，患者立即站起来把脖子向前后左右转动几下，给围观的外宾（20多人）看，表示确有显著的疗效，第二天该外宾在出境途中，对我国的翻译同志说：“昨日我的脖子经针灸治疗后，一直没有再痛过，确实已治好了。”

按：依据《灵枢·邪气脏腑病形》中“荥输治外经”循经远道取穴法，选取太阳经的输穴后溪为主穴。并根据《千金方》中“头项如有痛，后溪并列缺”的循经远道配穴法，选取对头项痛有相应主治作用（“头项寻列缺”）的列缺穴为辅穴组成处方，俾其共同发挥通畅经气、祛风散寒、舒经通络的治疗作用，这种病属于寒邪外侵经络而引发的新感病初发病期疼痛的疾患，临床上可用这个循经远道配穴方法治疗收效。

【病案四】

仲某，男，16岁，中学生。1976年8月13日初诊。

患者于两天前晚上发现口角向右歪斜，漱口饮水时，水从右侧口角流出，吃东西时，食物藏在左侧颊内，左侧鼻唇沟变浅，额纹消失，左眼闭合不全，不能做皱眉和吹口哨动作，左侧口角下垂，左侧面肌活动失灵，余未见特殊。舌苔薄白，脉缓。

中医诊断：口眼歪斜。

西医诊断：左侧周围性面神经麻痹。

治则：温通经络，活血散寒。

取穴：地仓透颊车（左），翳风（左），合谷（右）；灸外地仓（左）（地仓穴外开2横指）、阳白（左）。

治疗经过：用中刺激手法针刺地仓透颊车及翳风，用补法刺合谷，针刺时觉有针感循经传导气至病所，然后直接灸外地仓和阳白。并给患者带艾条回家悬灸患侧外地仓、阳白和大椎两旁，以及下颈夹脊区域处，注意不要烧伤皮肤。第一次复诊时面瘫症状已有改善。以后再按原方针灸3次（隔天1次），症状完全消失而告临床治愈。一个半月随访，没有复发。

按：本病多属阳明经络受寒邪侵袭引起的，患者左侧口角下垂，左侧鼻唇沟变浅，这些都是阳明经经气下陷的一种表现。根据“陷下则灸之”的施治原则，在病位近部穴，应采用艾灸温通经络、活血散寒的治法为主。为了做好配合治疗工作，可指导患者掌握艾条灸技术，回去自灸。临床观察，对这类疾病，应针灸并施，早灸、多灸就能获得较好的疗效。

【病案五】

陈女士，女，45岁，干部。1967年1月30日初诊。

患者有胃痛史，由于进食后不久，出现上腹部隐痛，今晨吃早餐后约0.5h，上腹部剧烈疼痛，从上午至下午历时8h反复疼痛不已，经用多种方法治疗未见收效，仍然反复剧痛，而转来针灸治疗。症见面色萎黄，腹软微胀，喜热怕冷，按压之痛稍缓解，舌淡苔白，脉弦细迟。

诊断：胃脘痛（脾胃虚寒）。

治则：温中散寒，理气和胃。

取穴：足三里（双），内关（双），中脘，脾俞（双）。

治疗经过：用泻法针刺足三里、内关、中脘之后，胃脘痛暂时缓解，约过20min，疼痛又复发，后配刺耳穴之胃、交感穴，痛仍不止，随即究其病因，本病属脾胃虚寒之证，因而确定了以艾灸为主、针灸并用的方法。遂用绿豆大的艾炷直接灸中脘、足三里、脾俞后，胃脘痛减退，同时给予一侧足三里留针1h，疼痛已完全消失，脉象已转为平缓，乃出针，出针后继续观察了数小时，没有复发而告临床治愈。

按：足三里是胃经的合穴，"合治内腑"，所以足三里是主治胃病的常用穴；中脘为胃之募穴，是胃病常用的病位近部穴；内关是心包经之络穴，络通三焦，三焦是主气所生病，故内关有理气宽中（中焦）缓痛的作用，三穴相配是治疗胃脘痛有较好疗效的配方。对于实证的胃脘痛，往往用泻法针刺便奏良效，但对脾胃虚寒型的胃脘痛，针刺上述穴位则效果不好。因为单用针刺没有起到温中散寒缓痛之功，必须加艾灸才能获效。因此体会到《灵枢·官能》中"针所不为，灸之所宜"是具有重要现实意义的。

【病案六】

叶女士，女，30岁，医务人员。1976年9月18日初诊。

患者平素体质较弱，今天上午于所在地区人民会场站队参加开会时，自觉头晕眼花，恶心作呕，继而昏倒不省人事，当时站在身旁的两个医务工作同志扶住她，并就近到可以平卧的长凳上，施行针灸以作应急处理。症见面色苍白，唇淡白，四肢冷，汗出，脉细虚数。

诊断：晕厥。

治则：温行气血，通阳醒脑。

取穴：水沟，内关，印堂，足三里。

治疗经过：经用补法针刺水沟、内关二穴，并用麦粒大的艾炷灸印堂2壮后，患者立即清醒过来，休息一会儿，就可步行归队，再参加开会，但站立不足15min患者又再次昏倒，按照上述方法针灸，患者又迅速清醒过来。但患者自觉精神疲乏，肢体无力，难以举步行动。立即用艾炷直接灸双侧足三里各5壮后，患者即觉有神、有气、有力，能自己站起来，并能步行约1km，返回卫生院。

按：刺水沟可以通阳醒脑，配内关行气血以宁心，灸印堂可以温行气血而苏厥；用补法灸足三里温通，阳明行气于三阳，及阳明主润宗经，束筋骨而利机关的作用，故能促进其运动功能的恢复，而达健步行约1km路的显著疗效。

第二节　擅用循经取穴

司徒铃教授以“经络所过，主治所及”为客观依据，擅用循经取穴治病。他认为循经取穴是在脏腑经络理论指导下进行的，包括循本经取穴、循他经取穴、循多经取穴。循本经取穴有循经取穴法、循经远取五输穴法。循他经取穴是由于经络相互沟通成联系的整体，当某一脏腑经脉发病，相互累及他经他脏腑，治疗不限用本经穴，而常配合有关经穴治疗。常用方法有：①相表里经取穴，②子母经取穴，③俞募配穴，④要经取穴。循多经取穴是针对某种疾病本身属于多经病变，如《素问·阴阳别论》所述：“三阳三阴发病，为偏枯痿易，四肢不举。”司徒铃教授在治疗中风半身不遂（属风中经络），取手足阳明经穴为主，辅以太阳、少阳经穴。

一、循经取穴的基本方法

循经取穴是在脏腑经络理论指导下，进行针灸临床治疗的重要环节，能否掌握好这个环节，与提高针灸疗效关系密切。经络理论认为“十二经脉者，内属于脏腑，外络于肢节”，经络是人体运行气血的通道，每一条经脉通道都络属于相应的脏腑，在体表则按一定的部位循行，并分布着一定数目的腧穴，这些腧穴就是人体经络脏腑之气所输注于体表的部位。由于十二经脉并非各经孤立存在的，而是由大大小小的络脉及其他经脉的别络部分，将其互相沟通，形成了各条经脉之间、脏腑与脏腑之间的复杂的内在有机的联系，所以当某一经脉脏腑发病时，极易累及他经他脏。因此，在临床上往往不限于使用本经穴位，而常常结合有关之经取穴治疗，所以循经取穴的基本方法，包括循本经取穴、循他经取穴及循多经取穴。

根据“手三阴经从胸（脏）走手”的经脉循行起止和腧穴的主治作用，治疗胸部内脏（心、肺、心包）的疾病，就可对症选取相应的经穴治疗。如临床上治疗先兆中暑，取手厥阴心包经的井穴中冲为主。

治疗小儿肺热喘咳，取手太阴、阳明经的井穴为主。

由于手三阳经都是从手走头、循经联系头部器官的。所以治疗头部器官的疾病，就可以对症选取相应的经穴治疗。如临床上治疗落枕取手太阳经的腧穴后溪为主。治疗口眼歪斜（周围性面瘫）取手阳明经的原穴合谷，配患病器官近部的地仓穴为主。治疗胃脘痛，依据“合治内腑”的理论（见《灵枢·邪气脏腑病形》），取足阳明胃经之下合穴足三里，配脏器近部胃之募穴中脘为主。

由于足三阳经都是从头走足、循经联系躯干整体的，因而周身游走性的病症，就可以对症选取足三阳经相应的经穴治疗。如临床上治疗“赤游丹”——丹毒，取足阳明经之荥穴内庭、合穴足三里为主；治疗游走性多关节痛，取足少阳经之风市穴为主；治疗重感冒周身疼痛、腰背痛，取足太阳经之委中穴为主。

由于足三阴经都是从足走腹、循经联系腹部内脏的，所以治疗腹部内脏（肝、脾、肾）的疾病，就可以对症选取相应的经穴治疗。如临床上治疗肝气郁结胁痛，取足厥阴肝经之荥穴行间为主。治疗肾气不足遗尿，取足少阴肾经之原穴太溪配脏器近部的肾俞穴为主。治久痢脾虚，取足太阴脾经之合穴阴陵泉为主。

由于督脉有统督诸阳经的作用，循行于背部正中线，循脊里入属于脑，因而临床上治疗晕厥症，因暂时性脑缺血、缺氧所引起昏倒不省人事者，可选取督脉经水沟、印堂穴为主。

由于任脉有统任诸阴经的作用，行于腹部正中线，因而临床上治疗疝气之症，可选取任脉的关元、气海穴为主。

二、循经取穴的针灸治疗处方原则

针灸治疗处方原则是通过辨证分经进行循经取穴，结合腧穴的特殊作用，选配具有相应主治作用的穴位。并对证拟定应采用针刺或艾灸，宜用补法还是泻法，以共同组成循经取穴针灸治疗的处方。

第三节　善用背俞疗痼疾

背俞穴是五脏六腑之气输注于背部的特定穴，是内脏与体表联系的部位，它具有反映内脏疾病和治疗相应内脏疾病的特异性。《灵枢·背腧》首载了心俞、肺俞、肝俞、脾俞、肾俞和膈俞的具体定位和穴名，并提出了“欲得而验之，按其处，应在中而痛解，乃其俞也”的取穴标准和“灸之则可，刺之则不可”的刺灸方法。而《素问·气府论》记有“六腑之俞各穴”，但未列出穴名。直至《脉经》才明确提出了五脏俞加大肠俞、膀胱俞、胆俞、小肠俞、胃俞这10个背部穴的名称和位置。以后《针灸甲乙经》补充了三焦俞，《千金方》补充了厥阴俞而使五脏六腑背俞完善。在背俞应用上，《难经·六十七难》提出“阴病行阳，故令俞在阳”，《素问·阴阳应象大论》指出“阴病治阳”，《素问·咳论》载有“邪在肺，则病皮肤痛，寒热，上气喘，汗出，咳动肩背。取之膺中外腧，背三节五脏之旁（肺俞），以手疾按之，快然，乃刺之”。这是内脏有疾可反映到背俞和背俞可治疗相应内脏疾病的案证。司徒铃教授根据文献记载，认为背俞穴除五脏六腑的背俞外还应包括膈俞，并且在运用背俞穴治病的方法上，发展了《内经》中“背俞穴只灸不可刺”的观点，提出除灸背俞穴外，还可针刺背俞穴、针挑背俞穴、点刺背俞穴、背俞穴拔罐和背俞穴埋针、背俞穴穴位注射等多种治疗方法，体现了司徒铃教授师古而不泥古的学术思想。

由于背俞穴是脏腑经气输注之所，具有调整五脏六腑功能的作用，而背俞穴位于膀胱经第一侧线上，故司徒铃教授认为“足太阳膀胱经是人体经络之枢纽”。根据《灵枢·本脏》中“视其外应，以知内脏，则知所病矣”的观点，经过几十年临床观察，发现当脏腑有疾时，在相应的背俞穴处可出现阳性反应区、点或阳性反应物，通过观察背俞穴处的皮下组织有无隆起、凹陷、松弛和肤温、肤色的改变等反应现象，可以此分析推断属于何经的病变与疾病的性质等。如诊察肝胃不和型胃脘痛的患者，可看见肝俞、脾俞处出现指甲大小、淡暗红色的阳性反应区，并在这个阳性区中出现有灰白色粟粒样小点，稍突出于皮面，以及圆形略带光泽、压之不褪色的阳性点，同时用手指按压第9、第11胸椎旁近肝俞、脾俞处，患者有一种特殊的感觉传导至胃脘区，并觉疼痛有所减轻的阳性反应现象。又如脾胃虚寒型胃脘痛者，可发现脾俞穴处略为下陷，弹力差，皮温低，并见有方块形暗灰蓝色的阳性反应区，并且用艾炷灸脾俞时比其他背俞穴耐热。此外，司徒铃教授通过观察验证了心俞、肝俞、脾俞、肺俞、肾俞等各具有主治相应内脏相关疾病的特异性能。如心俞能治疗心血管疾病、神志病，又可治疗与心有关的面部疾病（如面瘫、痤疮等）、语言障碍、脱发等；肝俞能治疗肝病、气机升降失调（如呃逆、噎嗝、奔豚气、哮喘等）、目疾、筋脉挛急等疾病；脾俞治疗消化道疾病、痔疮、血液病（如血小板减少性紫癜、白细胞减少症、贫血等）、水液代谢障碍（如水肿、流涎）；肺俞能治疗哮喘、咳嗽、荨麻疹、痤疮、虚人感冒、变应性鼻炎等；肾俞可治疗肾炎、水肿、腰痛、阳痿、不育、不孕、耳聋、耳鸣、骨关节退行性病变、白发、脱发等。另外，还用胃俞治疗胃痛、狂证、鼻炎，膈俞治疗血液病、久病、呃逆、哮喘，三焦俞治疗风湿、水肿、盆腔炎，大肠俞治疗痔疮、便秘、坐骨神经痛，小肠俞治疗尿床、口腔炎、口臭，膀胱俞治疗小便异常、前列腺炎、坐骨神经痛，厥阴俞治疗癫狂痫、痴呆，胆俞治疗胆结石、胆囊炎、偏头痛、耳鸣、膝关节增生、皮肤瘙痒等。司徒铃教授善用以背俞穴为主，在辨证基础上，共同组方治疗顽固性疾病，效如桴鼓。

一、运用背俞治疗处方原则

临床上必须按照辨证施治的原则，运用经络脏腑八纲辨证，明确其病位属于哪一脏腑，哪一经脉，区分其属于寒热虚实哪一病变性质，以做出临床诊断，确定治则和治法，在病位近部选取对所治的病证有相应主治作用的背俞穴、点，以组成配穴处方。并适当确定治疗时是用针还是用灸，当用补法还是泻法，共同组成以刺灸背俞穴为主的治疗处方。

二、背俞穴特异性的临床研究

背俞穴是脏腑经络之气所输注的穴位，可以反应内脏疾病的同时，还可以进行治疗，如患者病变脏腑在相应的背俞穴处可出现阳性反应区、点和阳性反应物。肺俞、心俞、膈俞、肝俞、脾俞、肾俞都是分布于夹脊两侧的位置，夹脊穴就是在应用背俞穴治疗实践的基础上发展起来的。

《灵枢·背腧》在两千多年前已经总结了五脏背俞能够治疗相应内脏的疾病，并指出：艾灸背俞穴可以取得治疗相应内脏病证的效应。司徒铃教授认为运用背俞穴治疗的方法，是不断发展的，不仅仅局限于收效甚好的艾灸背俞穴这一疗法上，因而开展了灸背俞、穴位注射背俞、挑刺背俞、点刺背俞穴区皮部为主的治疗方法。治疗支气管哮喘、慢性喉炎，以刺灸肺俞穴为主；治疗虚劳心悸、心气不足，以刺灸心俞为主；治疗肾气不足、遗尿、腰肌劳损，腰痛，以刺灸肾俞为主；治疗肝病、胁痛、眼疾，以刺灸肝俞为主；治疗脾虚泄泻、脾胃虚寒、胃脘痛，以灸脾俞为主，均获得显著的疗效。

三、五脏俞加膈俞治疗中风后遗症、脱发

司徒铃教授认为中风乃由阴阳失调、脏腑失和、气血逆乱所致。根据《素问·风论》中“风中五脏六腑之俞，亦为脏腑之风，各入其门户所中，则为偏风”，《千金要方·卷八·诸风》中“风多从背五脏输入诸藏受病”的“肺中风，灸肺俞、膈俞、肝俞数十壮”“肝中风，灸肝俞百壮”“脾中风，灸脾俞百壮”“肾中风灸肾俞百壮”“心中风，灸心俞百壮”的论述，选用了能调和五脏功能之五脏俞（心俞、肝俞、脾俞、肺俞、肾俞之统称）和活血行血之膈俞，治疗中风后遗症的偏瘫、肢体麻木、痉挛、活动不灵、流涎、失语等，或针或灸，加强疗效，诚如尤在泾《金匮翼·中风统论》中治中风八法的灸背俞一法。

中医认为肾“其华在发”“心主血脉”，而发为血之余，肝主疏泄，脾主运化，是气血生化之源，肺主气。人体之发依靠气血精津之濡养，方能有

光泽、乌黑而不易脱落。若心、肝、脾、肺、肾某一脏虚损，或加上外在精神刺激，均可造成脏腑功能失调，导致肌肤血络失充或阻塞，发失血濡，逐渐脱落。故用五脏俞加膈俞治疗脱发体现了中医治病的整体观念。

【病案一】

罗某，男，53岁。1985年3月20日初诊。“蛛网膜下腔出血近半年”，遗留四肢活动不灵，不能走路，家人挟扶行走时向后倾倒，经中西医治疗进步不大，要求针灸治疗。查患者四肢肌力Ⅱ～Ⅲ级，肌张力偏高，心肺无异常，舌黯苔白，脉弦细。给予针刺五脏俞加膈俞6次后自己能行走自如，针刺12次后能上楼梯，慢跑步。

【病案二】

伍某，男，35岁，工人，经常头发脱落近1年，以至头顶发稀少，且干燥，眠可，夜尿1～2次，舌淡红苔白，脉细。经用某生发精及中药治疗3个月，时好时坏。1985年4月3日开始针刺肺俞（补）、肝俞（补）、脾俞（补）、心俞（补），艾灸膈俞、肾俞各5壮，半个月后发落减少，3个月后基本无脱发，头发变黑而有光泽，继调整治疗2个月而愈。

四、肺俞、膈俞主治哮喘和荨麻疹

司徒铃教授认为哮喘一证是以肺病变为主，与血瘀有关。正如陈无择《三因方·喘脉证治》所说“夫五脏皆有上气喘咳，但肺为五脏华盖，百脉取气于肺，喘动气，故以肺为主”，《医学入门》所谓“肺胀满，即痰瘀碍气，所以动作喘息”。根据叶天士《临证指南医案》所训“此证若得明理针灸之医，按穴灸治，尤易除根，然则难遇其人耳”，依王执中“因与人治哮喘，只缪肺俞，不缪他穴”“凡有喘与哮者，为按肺俞无不酸疼，皆为缪刺肺俞，令灸而愈”的论述，临床上选肺俞、膈俞理肺活血为主，配大椎、天突、鸠尾，或针加拔罐或艾灸或针挑治疗，疗效显著。

司徒铃教授根据中医“肺主皮毛”理论，选用肺俞、膈俞、大椎，以疏风活血为主治疗荨麻疹取效迅速。

【病案一】

袁某，女，30岁，1986年1月3日初诊。变应性鼻炎、哮喘反复发作3年，每于下半夜见喉头气有声，咳嗽，气促，痰多色白，每闻煤气即胸闷难受喘发、打喷嚏，经中西药治疗未能控制，舌淡黯苔白，脉细。给予针挑肺俞、膈俞、鸠尾、天突，每周1次，针挑1次后气喘发作减轻，8次控制，1年后随访诉无复发。

【病案二】

吴某，女，32岁，工人。周身瘙痒，抓之疹块融合近10年，于月经前后加剧，每晚需服氯苯那敏（扑尔敏）方能睡觉，病情反复发作，舌黯有瘀点，苔薄白，脉细，给予艾灸肺俞、膈俞鸠尾，每穴5壮，隔天1次，治疗18次后，周身瘙痒消失，但天气转变时有复发，再艾灸1个月，10年之疾，如石沉大海，不再发。

五、四花穴的妙用

四花穴即膈俞、胆俞，因临床上常配合一起使用而得名。四花穴首载于《崔氏别录》，后《医学入门》称之为崔氏四花穴，《针灸聚英》明确指出“四花穴乃膈俞、胆俞”，并引《难经》曰：“血会膈俞”“疏曰，血病治此，盖骨蒸劳热，血虚火旺，故以补之。胆者肝之府，藏血，故亦取俞是也”。《医学正传》指出：“骨蒸劳热，元气未脱者，灸崔氏四花穴。”由上所述，说明四花穴能治疗痨瘵、咳嗽、哮喘、虚弱羸瘦等疾病。司徒铃教授认为膈俞为八会穴之血会，属阴，有行血活血宽胸之功；胆俞为胆腑之气在背部输注之部位，《医学见能·诊法》有“胆者，肝之腑，属木。主升清降浊，疏利中土”，故胆俞具有疏利肝胆、升清降浊之功。胆俞属阳，膈俞属阴，一阳一阴，一气一血，相互制约，相互为用，调气和血，调整阴阳，相得益彰。临床上四花穴单用或配伍其他穴治疗疾病疗效较佳。四花穴可以治疗高血压、偏头痛、呃逆、失眠、噎嗝、周身痹痛等病证；配翳风可治疗久治不愈的面瘫，配鸠尾、长强治疗癫痫，配长强、风府医震颤麻痹综合征，配肺俞治久咳，配胃俞治瘀血型胃脘痛，配阳陵泉治肋间神经痛，配足三里疗虚劳，配脾俞治贫血、血液病，配膀胱俞治疗坐骨神经痛。司徒铃教授运用四花穴治多病体现了中医异病同治的观点。

【病案】

梁某，女，26岁，工人。1986年10月27日初诊，病有左偏头痛反复发作近8年，每于经前后即发，经常早起作闷，每次头痛难忍不能上班，须服止痛片方缓解，舌淡黯苔薄白，脉弦细。因久病入络气滞血瘀，给予艾炷灸四花穴，每穴5壮，每周治疗2次。治疗15次后，头痛发作减轻，无须服止痛片；治疗45次后无发作。随访2年偏头痛已治愈。

六、脾俞、膀胱俞治疗腰腿痛、前列腺炎

脾俞为脾脏之气转输、输注之所，具有健脾利湿行血之功。《千金方》载有“腰脊强急，腰疼不得俯仰，脾俞主之”；膀胱俞为膀胱之气转输、输注之部位，有宣调下焦气机、培补下元、约束膀胱、通利水道、祛风湿利腰脊之作用，《针灸甲乙经》言“腰脊痛强引背、少腹，俯仰难不得仰息，脚痿重，尻不举，溺赤，腰以下至足清不仁，不可以久坐，膀胱俞主之”，《循经考穴编》载有“腰腿疼痛，膀胱俞主之”。故司徒铃教授选取脾俞、膀胱俞，两穴相配，相辅相成，可加强健脾祛湿、利腰脊、调下元作用，治疗腰腿痛、前列腺炎效验。

前列腺炎是引起男性不育的主要原因之一，本病迁延难治，用针挑疗法有较好效果。

【病案一】

戚某，男，45岁，腰部疼痛并大腿后侧、小腿外侧放射痛近3个月，夜甚不得安睡，活动受限，有腰部扭伤史。查左直腿抬高试验45°阳性，右侧阴

性，腰下左旁及沿坐骨神经通路有多处压痛，舌边红苔薄白，脉弦数。给予针挑脾俞、膀胱俞，加针泻阳陵泉（左），第一次针灸治完后腰腿痛好转，当晚能安睡，每5天针挑1次，治疗4次诸症若失。

【病案二】

吴某，男，30岁，1987年7月10日初诊。病者结婚3年，夫妻同居，性生活正常不育，经外科检查诊为前列腺炎。经常小便淋漓，大便有白色黏液，无腰痛，胃纳可，舌淡红，苔白厚，脉滑。查精液常规，量2.8mL，活动率30%，超过1h不完全液化，异型精子10%。取穴以脾俞、膀胱俞为主，配合命门、中枢，每周针挑1次。治疗2个月后，临床症状消失，精子活动率升到60%，精液1h完全液化。继续治疗2个月，复查精液正常，后生一男孩。

除此之外，司徒铃教授常用脾俞、肾俞、大肠俞配合神阙艾灸治疗慢性结肠炎，三棱针点刺肺俞、膈俞加拔火罐治疗痤疮，针灸胃俞、膈俞治疗胃溃疡，针灸心俞、脾俞、膈俞治疗冠心病、高脂血症，针灸肝俞、膈俞治疗目翳，针灸肺俞、胃俞、肾俞医糖尿病等。

第四节 妙取五输起沉疴

五输穴是十二经穴中分布在四肢、肘、膝关节以下的五个特定穴，即井、荥、输、经、合五穴，简称五输穴。《灵枢·九针十二原》指出："经络十二，脉络十五，凡二十七气以上下，所出为井，所溜为荥，所注为输，所行为经，所入为合。二十七气所行，皆在五输也。"这是古人把人体经脉运行的情况用自然流水的运动作比喻，谓经脉之气运行，犹如水之流动，由小到大，由浅到深。《难经正义》注解："井，山谷中泉水之所出也。荥，小水尚未能流利者也。输，输泻之所注也。经，由输而经过之径也。合，水流而会合之处也。"《灵枢·本输》记载了五输穴名、部位和五输配五行（阴经井穴属木，阳经井穴属金），并指出了"凡刺之道，必通十二经脉之终始，络脉之所别处，五输之所留，六腑之所与合，四时之所出，五脏之所溜处"。

《灵枢·九针十二原》又指出"五脏有六腑，六腑有十二原，十二原出于四关，四关主治五脏"，说明用肘、膝关节以下的五输穴能治疗内脏疾病。而《灵枢·顺气一日分为四时》明确指出"病在脏者，取之井；病变于色者，取之荥；病时间时甚者，取之输；病变于音者，取之经；经满而血者，病在胃，及以饮食不节得病者，取之合"，以及五输应五季，即"冬刺井""春刺荥""夏刺俞""长夏刺经""秋刺合"。另《灵枢·本输》亦依"四时之序，气之所处，病之所舍，藏之所宣"来选取五输治病。《难经·六十八难》补充了五输穴治病时："井主心下满，荥主身热，输主体重节痛，经主喘咳寒热，合主逆气而泄。"这是五输结合五行的具体运用。因井属木，与肝相关，肝脉自足上行贯膈膜，散布胸胁，故有"心下满"取之；荥属火，与心相关，火为热病，所以"身热"可取荥治疗；输属土，与脾相关，脾主肌肉，四肢，故"体重节痛"可取输治疗；经穴属金，与肺相关，肺主皮毛，司呼吸，邪犯皮毛，开合失常，则恶寒发热，肺失宣降则喘咳，所以"喘咳寒热"可取经穴；合属水，与肾相关，肾主水，水积于下则气逆；水流于肠，则便泄，所以“逆气而泄”可取合以治疗。司徒铃教授认为五输的临床应用应辨清病证，根据脏腑经络关系灵活运用，此乃《难经正义》中“然内经辨病取穴之法，实不止此，不可执一说而不知变通也”之意。

此外《灵枢·邪气脏腑病形》指出了“荥输治外经，合治内腑”补“五脏应五输”之不足，而《灵枢·寿夭刚柔》根据阴阳内外与疾病关系来刺五输，“病在阴之阴者，刺阴之荥输，病在阳之阳者，刺阳之合，病在阳之阴者，刺阴之经”。《灵枢·官针》提出九针治病选用五输，“如病在脉，气少当补之者，取以鍉针于井荥分输”“病在五脏固居者，取以锋针，泻于井荥分输，取以四时”，还提出了“输刺”乃“刺诸经荥输脏俞也”的刺法。

《内经》不仅记载了五输穴名称，治疗规律，而且论及十二经五输穴的治疗实例。例如，《灵枢·邪气脏腑病形》指出胃痛取胃合穴足三里，胆病取阳陵泉，小腹偏肿而痛取膀胱经合穴。《灵枢·五邪》言邪在肝两胁中痛、寒中取行间以引胁下，补足三里以温胃，取耳间青脉以刺其掣；邪在脾胃皆调于三里；邪在肾取之涌泉、昆仑；邪在心调其输。《灵枢·热病》提出“热病、夹脐急痛，胸胁满，取涌泉与阴陵泉”“热病而汗且出，及脉顺可汗者，取之鱼际、太渊、大都、太白”“厥心痛，痛如以锥针刺其心，心痛甚者，脾心痛，取之然谷、太溪”。《灵枢·五乱》述及“气在心、肺、肠胃、头、手臂足等”的五输穴治疗。另外，《灵枢·癫狂》也有提到五输穴治疗精神病。其他实例不一一列举。

司徒铃教授在临证中，多选取本经五输穴治疗“是动病”，以调整经络气机逆乱。尤其妙用五输穴治疗急症、痛症，常有起沉疴之功。

一、井穴的运用

《灵枢·本藏》指出“五脏者，所以藏精神气魂魄者也”，古人以失形神知者为病在脏。依“病在脏取之井”“井主心下满”“十二井十宣能使气血流通”（《经穴性赋》），“井穴是十二经之枢”，故运用井穴抢救神志不清、不省人事的危重病人有显效。如高热昏迷暑厥重，取十二井刺出血，以泻热开闭醒神；十二井穴也用来抢救中风阳闭证不省人事。刺灸大敦治疗癫痫昏迷、小儿急慢惊风，灸刺涌泉、隐白疗血厥，关冲、少冲醒酒精中毒；少泽主鼻衄不止，点刺商阳、少商止肺炎喘咳，涌泉、至阴医巅顶头痛；至阴、窍阴祛坐骨神经痹痛，灸大敦除疝气之肿痛，灸至阴、隐白升眼睑下垂，灸至阴催产，崩漏灸隐白，灸刺大敦调月经过多，少商放血治疗急性扁桃体炎、腮腺炎，隐白灸刺治疗暴泄，十二井穴放血也疗疟疾寒热往来。司徒铃教授运用井穴救治急症、痛症，得心应手，从而证实了《标幽赋》所言“拯救之法妙用者针”，例如曾治朱某，因头痛剧烈而致晕厥，不省人事，诊为血厥实证，取少商（双）、中冲（双）、水沟均用泻法，针刺约15min即苏醒。按《素问·举痛论》所说：“寒气客于五脏，厥逆上泄，阴气竭，阳气未入，故卒然痛死不知，气复反则生矣。”故选少商、中冲、人中调气和血降逆开窍即能起死回生。

二、其他五输穴的运用

司徒铃教授除应用井穴治急痛之症，也采取其他五输穴医急症、痛症，亦获得显著的疗效。如取阳陵泉配太冲疏利肝胆行气止胆绞痛，足三里配曲池疗急性阑尾炎、急性胰腺炎而致腹痛，大陵、支沟止心绞痛，后溪治急性腰扭伤、落枕，委中配尺泽刺络放血治急性胃肠炎之呕泄，鱼际配太冲止支气管扩张导致的咯血，通里、经渠开暴喑不出声，侠溪、中渚止偏头痛。三叉神经痛取太冲、内庭、三间、足临泣；小儿发热抽搐用行间、鱼际和印堂；热病汗不出，大都更须经渠寻；尺泽、曲池、足三里，能医肩痛夜难忍；太冲与曲池，平肝潜阳可降压；风疹须用曲池、足三里和血海；脐周痛泻阴谷与行间；肋间神经痛取手足少阳之阳陵泉与支沟；反胃呕吐刺劳宫与足三里；行步艰难太冲、足三里、中封寻；大都、太渊与曲泉，眼痛难睁效如神；牙痛头痛与咽痛，先针二间，后足三里与太溪；神门、内庭定癫狂；太冲、神门醒癫痫、癔症之昏迷；商丘、曲池医痔疮疼痛；委中、曲泽止丹毒之皮痛；后溪、阳陵泉加束骨治坐骨神经痛；胃脘疼痛足三里、大都；牙痛常取三间、内庭与太阳；喘急取足三里与尺泽；商丘、足三里配曲池止腹泻；太冲、足三里与劳宫医呃逆不止。

司徒铃教授根据五输穴的特性，依“实则泻其子，虚则补其母”的原则，以及中医整体观点、辨证论治特色，灵活运用五输穴抢救危重患者和治疗痛症，常有立竿见影之效果。

【病案一】

梁先生，57岁，工人。1970年8月27日初诊。

患者昨晚起床小便时突然昏倒在地，牙关紧闭，两手握拳，不省人事已6h。面色潮红，血压210/116mmHg，左侧肢体瘫痪，舌质红，苔黄白腻，脉弦大有力。

诊断：中风（中经络）。

治则：平肝熄风，调气和血以醒神。

取穴：太冲（双），足三里（双），曲池（双）。

治疗经过：用泻法刺上述穴位，留针约0.5h，其间反复用泻法行针。出针后不久，血压下降为180/90mmHg，神志清醒，脉象亦较前好转。但左侧肢体瘫痪现象仍存在，于是选用肩髃（左）、曲池（左）、环跳（左）、阳陵泉（左）、足三里（左），用泻法刺之，并用梅花针点刺背部腧穴区及头眼区皮部，每天1次，针3次后，患者即能扶杖起床站立学行，再针3次后，即能自行扶杖前来针灸治疗。

按：中风昏迷不醒的当时，开窍通神是首先要处理的。患者由于肝阳上亢、风火相煽、气血上逆而致昏迷不醒，故取肝经输穴原穴太冲以平肝降火，曲池和足三里是阳明经的合穴，用以调和气血、降压熄风。三穴合用可奏通神开窍之功，使患者从昏迷中得以苏醒。神志清醒后，则可治疗其偏瘫肢体。阳明经是气血俱多之经，故取穴偏重阳明经穴，并可结合具体情况配用其他经穴，也可交替使用，灵活掌握。

【病案二】

李先生，18岁，工人。1980年5月10日急诊。

患者因左腹部阵发性疼痛2h余来急诊。患者当天中午吃萝卜牛腩等食物后，下午5时突然左上腹部疼痛，无恶心呕吐，无腹泻及向背部放射痛。查左上下腹均有压痛，无反跳痛，舌红，苔黄微腻，脉弦滑数。

诊断：腹痛（湿热型）。

治则：清热利湿止痛。

取穴：内庭（双）。

治疗经过：行泻法，左侧有触电感，右侧有痛痹，行针19min后腹痛消失，留针20min，腹部无压痛，乃出针，取得明显疗效。

第五节　精于针刺补泻手法

司徒铃教授的针刺补泻手法，主要继承《内经》《难经》的针刺补泻手法，强调运用毫针治病，须坚持辨证施治，注意针下辨气，在得气基础上，按补虚泻实的法则行针。要求达到补则实，泻则虚，气至而效。

一、入针法（进针法）

司徒铃教授认为“入针法”在针刺操作技术上是很重要的一部分，若不好好掌握，就会给患者带来不必要的痛苦。如持针术式不当，就难以入针；不顾患者的反应而主观强行入针，就易引起患者剧痛；刺激太猛，感觉过分强烈，可发生晕针、折针等。因此必须很好地掌握入针的方法。

（一）持针法

一般有3种：

（1）用手的拇、食二指指尖持住针柄。

（2）用手的拇、中二指指尖持住针柄。

（3）用手的拇、食、中三指指尖持住针柄，而食指略向下压，帮助进针。

（二）避开痛点

在入针时首先要避开痛点，免得患者疼痛。避开痛点的方法是先将针倾斜或直立地放在欲刺穴位的皮肤上，探触患者的痛觉，但探触的程度不应太重或太轻，太轻时则没有感觉，太重时针尖可能已经刺入皮肤，如此均达不到探触痛点的目的。主要是将针尖加以适当的力量压触皮肤，若患者感到疼痛，则稍微移开一点另行试探，直待患者不疼痛时再开始入针，这样做一般都能避开痛点，达到进针不痛的目的。

（三）入针的操作方法

入针的操作目的是要将针刺入真皮以下，常用的方法有3种。

1. 缓慢捻入法

这是一种用毫针刺入皮下的方法，最为常用，无论深浅部位均可使用。操作方法是：当针尖避开痛点以后，手指稍加压力，在用力均匀、捻转角度适宜、针体保持直立的原则下，轻轻地缓慢捻转，边捻边进，直到针尖部感到轻松，手指放开针柄，针能直立，才算完成了这个操作。入针时切忌急躁，以免针弯反而不易入针，甚至引起患者疼痛，捻入法的手势又有两种。

（1）用押手法。用押手的目的一方面是固定针体，另一方面是巩固被刺部位的皮肤。此法多用于年幼、体位不易固定和皮肤松弛的患者，对初学者也有一定的帮助。用押手法又分：①单指押手法，是用拇指或示指的指尖压住被刺的部位，另一手持针捻入的方法。②双指押手法，是将拇示二指尖端或示指及中指放平，押在穴位的皮肤上，另一手捻转入针的方法，此法将二指向外舒张拉紧皮肤，以免针动，并给该部有指压错觉可达成无痛进针。但用押手时一定要注意押手的消毒，在皮肤上还要避免移动穴位，因此一般捻转入针常有不用押手的。

（2）不用押手法。就是单手持针，捻转进入，必要时也可双手持两根针同时捻入。此法技术熟练者常用之。

2. 迅速浅刺法

这是一种用圆利针或短毫针入针的方法，入针时一手固定针刺部位的肢体，并用手指将该部皮肤绷紧，另一手持针用力迅速刺入一二分，此法多在小儿疾病或成人晕厥时用之。

3. 刺入捻进法

此法是以消毒棉球或纱布裹住针体的尖端，露出针尖约1分，将针尖迅速刺入真皮以下，此后再像捻转入针法持住针柄，慢慢向下边捻边进。此法适用于肌肉较厚的部位（如臀部的穴位），以及精神紧张、过敏怕痛的患者。

（四）入针困难的处理

一般患者用缓慢捻入法均能顺利入针，但对疼痛特别过敏的患者，往往不易避开痛点，此时可用刺入捻转法处理。

二、关于针刺补泻

我国传统的针灸疗法，是通过辨证而选取具有相应主治作用的经穴，运用适当的针刺、艾灸来完成的。《灵枢》是我国现存最早的经典著作。《灵枢・九针十二原》的首节提出："欲以微针，通其经脉，调其气血，营其逆顺出之入会"，初步阐明了毫针治病的原理。并以"小针之要"为纲，指出了运用毫针治病，必须坚持辨证施治，注意针下辨气，在得气的基础上，按补虚泻实的法则行针。要求达到补则实、泻则虚，气至而有效。

（一）得气与候气

得气，是进针后，在进针的部位产生经气已至的感觉，亦称"针感"，得气时患者可出现酸、胀、沉、重等感觉，部分患者可有不同程度的循经传导；而医者则会有针下沉紧如鱼吞钩饵之沉浮的感觉。在针刺过程中，如得气较慢或不得气，就可采取行针催气或留针候气的方法。《灵枢・九针十二原》指出"上守机"而提示了术者要注意针下气至的有机活动。同时还指出："刺之而气不至，无问其数（指呼吸定息的次数）"，提示了针刺候气的时间或长或短。《难经・七十六难》指出："当补之时，从卫取气；当泻之时，从营置气"，指出了补法与泻法候气的部位。

（二）针刺补泻的法则

《灵枢・官能》记载："用针之服，必有法则。"《灵枢・九针十二原》指出："刺之微在速迟。"这就显示了"徐而疾则实"的徐疾法则的实际意义。同时指出"逆而夺之，恶得无虚，追而济之，恶得无实"的明显对照而确立了迎随法则。同时又指出"排阳得针（即摇大其穴出针）邪气得泄”与“按而引针，外门已闭，中气乃实”的明显对照而确立了开阖法则。综观原文所载，实质是提示了针刺补泻是解决虚实两类不同性质病变的两种方法。一曰补法，一曰泻法，并指出补法的操作要求按照补性的法则（徐疾法则、迎随法则、开阖法则综合运用）行针。泻法的操作要求按照泻性的法则（疾徐、迎随、开阖综合运用）行针。

《灵枢·官能》指出：“泻必用员，切而转之，其气乃行，疾而徐出，邪气乃出，伸而迎之，遥大其穴，气出乃疾。补必用方，外引其皮，令当其门，左引其枢，右推其肤，微旋而徐推之，必端以正，安以静，坚心无解，欲微以留，气下乃疾出之，推其皮，盖其外门，真气乃存。”根据杨上善的解释：“员谓之规，法天而动，泻气者也；方谓之矩，法地而静，补气者也”，重点突出了以“泻必用员”为纲，指出泻法操作时，必须用“动”的行针方式，灵活捻转针身，促使其气行，以结合“疾而徐出”（泻性的徐疾法则）、“伸而迎之”（泻性的迎随法则）、“遥大其穴”（泻性的开阖法则）进行综合运用行针的全过程。综观原文，实质就是更具体地综述《灵枢·九针十二原》所指出的泻法操作是以泻性法则（徐疾、迎随、开阖综合运用）行针的。补法操作是以补性法则（徐疾、迎随、开阖综合运用）行针的全过程。从而充实了针刺补泻手法的内容。在《灵枢》的原文中，并没有提出疾徐补泻、迎随补泻、开阖补泻、呼吸补泻等名词。

《素问·离合真邪论》提出在泻法行针当中结合“吸则内针，候呼引针”。在补法行针当中结合“呼尽内针，候吸引针”的内容。《难经·七十八难》说：“补泻之法，非必呼吸，出内针也……得气、因推而内之是谓补，得气、动而伸之是谓泻。”就是运用“非必呼吸”的术语，以排除呼吸对补泻之法的不必要的混集。

《灵枢·四时气》有“补阴陵泉皆久留之，热行乃止”。这就指出了补法行针时可出现针下热的感应。但还未定为补性法则的范畴。由此可见《灵枢》立法严谨，且原则性很强。

《内经》针刺补泻的法则及其操作：

泻性的法则：①迎而夺之，恶得无虚。②疾而徐则虚。③必持内之，放而出之，排阳得针，邪气得泄。

泻法的操作：进针得气后，按照泻性的法则行针，可参阅“泻必用员”“动”的行针方式进行操作。如出现“宛陈”现象，则可使用“宛陈则除之”的法则，进行刺络放血的操作。

补性的法则：①随而济之，恶得无实。②徐而疾则实。③随之，随之意若妄之，若行若按，如蚊蝱（虻）止，如留如还，去如弦绝，令左属右，其气故止，外门已闭，中气乃实。

补法的操作：进针得气后，按照补性的法则行针（徐疾、迎随、开阖综合运用），可参阅“补必用方”的行针动态进行操作。

（三）补泻手法的操作

1. 补法的操作

准确取穴后，以左手拇指在穴位上沿经循按推引，促其气至。右手持针刺入，进针之后，在浅层（卫分）候气，出现针下沉紧，便可运用“得气、因推而内之”的手法，先浅后深地用隐力把针徐徐推进，约纳入1～2分，相当于“沉重如豆许”，一般就会有酸、胀之感觉。再慢慢纳入至一定深度为一度，患者可能出现热胀感和循经传导的感应。如在针刺过程中，出现针下松而不紧，就应把针提至浅层（卫分）候气。务令得气后，再依前法行针；针下热，乃去针，出针时，可揉按其穴位。

2. 泻法的操作

进针后，在（营分）候气，出现得气针下沉紧时，就可把针疾速插入一定深度，同时进行先深后浅地边捻针边提退，并可结合伸而迎之的操作，继而把针徐徐提退至浅层为一度，患者可出现酸、胀感和循经传导等针感。如遇针下轻松不紧，就可把针稍向下按，并留针，务令得气后，再依前法行针，反复行针多次。患者可出现凉感（部分患者不一定出现）。摇大其穴，出针勿按，令邪气得泄。

3. 平补平泻法的操作

即导气法，《灵枢·五乱》指出：“徐入徐出，谓之导气，补泻无形，谓之同精。”在进针“得气”的基础上，再运用徐入徐出、均匀提插捻针的手法。这种手法一般用于乱气之相逆而发生的病症，或虚实不太明显，或虚实兼有之病症。此法易于将针感送至病所。

4. 补泻兼施法的操作

有些病症，需要先补后泻或先泻后补，可依前述补泻操作《灵枢·经脉》指出：“陷下则灸之。”病属虚寒或经气下陷之证，每多结合灸法。主要采取艾炷灸3～7壮。阳虚甚者，可增加壮数或采用压灸法。久病瘀阻或有瘀热者，则采用锋针或挑刺出血。

（四）掌握有效的刺激量

司徒铃教授强调所谓有效的刺激量是指达到治病目的之刺激总量。针灸时要很好地掌握有效的刺激量。要判定针灸后的疗效，不但要观察症状是否已改善，还要诊其脉象：补法应使其脉象由原来的弱小变得充实有力，泻法则应使其脉象由原来的坚实变得和缓不坚。如果症状得以改善或消失而脉象仍处于原来病态的话，表示疾病仍未去净，也就是还未达到有效刺激量，应继续增加刺激量，才能使患者康复；相反地，如果脉象由病态转变为平和的话，虽然症状未完全消失或改善不大，也标志着疾病向好的方向转归，再适当增加刺激量，则有望症状消失而获痊愈。总地说来，有效刺激量的重要指标是临床症状的消失和病脉的消除。也正如《灵枢》中所云：“气至而有效，效之信，若风之吹云，明乎若见苍天”“所谓气至而有效，泻则益虚，虚者，脉大如其故而不坚也；坚如其故者，适虽言快，病未去也。补则益实，实者，脉大如其故而益坚也；夫如其故而不坚者，适虽言快，病未去也。故补则实，泻则虚，痛虽不随针，病必衰去”。

【病案一】

梁某，男，49岁，干部。1981年5月3日初诊。

患者腰连左腿剧痛3天，呈阵发性剧痛，稍动则痛增剧，不能起坐、站立和步行，近两夜剧痛至不能入睡，经针药治疗未效，而抬来我院急诊。经针灸科会诊，检查：腰椎部压痛（+++），直腿抬高试验阳性，X线片示腰1—腰5椎体肥大性改变，影像：根性坐骨神经痛急性发作。舌质淡红、苔黄白，脉弦略数。

诊断：腰腿痛（风寒湿邪，郁而化热，痹阻经络）。

治则：泻热通络除痹。

取穴：环跳（左），外关（左），足三里（左），昆仑（左），肾俞（双）。

治疗经过：用泻法针刺外关则有酸、胀感，循经向上和向下感传，针刺环跳穴时，有针感循经向下传至足背外侧及小趾次趾部，伴有凉感。针足三里穴时，有胀热感循经上传至髀关。并在腰2—腰4夹脊肾俞穴区拔火罐。经治疗腰腿痛已明显减退，2周后，已能自行步行，而告临床治愈。9个月随访未复发。

【病案二】

周某，女，43岁，服务员。1981年10月30日19时15分初诊。

患者今天下午突发哮喘，呼吸困难。经卫生所治疗，服止喘方药，未能控制，病情继续发展，由护士送来本院急诊，症见剧烈气喘，张口抬肩，不能平卧，痰多，咳嗽不停，冷汗出，喘咳哮鸣音响彻急诊室。

既往病史：患者有哮喘史2年余，反复发作；剧烈时每须急诊进行静脉滴注某药方能缓解。

检查：呈急性病容，双肺布满哮鸣音，心率108次/min，律整，呼吸40次/min，舌质淡，苔白，脉细滑略数。

诊断：哮喘（外邪引动内伏痰饮，阻塞气道，肺失肃降）。

治则：宣肺降气，除痰平喘。

取穴：列缺，大椎。

治疗经过：用泻法针刺大椎穴，针感向下传至第12胸椎部，上传至颈椎；针刺列缺穴时，针感循经上至胸膺部中府穴。用泻法行针10min后，开始喘减、冷汗止，持续行针0.5h后，喘症明显缓解，气已平顺，脉率86次/

min，呼吸30次/min，继留针15min后，患者喘平气顺，能讲话，精神好，脉率、呼吸已恢复正常。乃出针，未用其他药物，患者已能步行回家，整夜未发作，即时效佳。

【病案三】

吴某，女，40岁，医生。1981年9月28日上午8时初诊。

患者近几天来突发左肩关节及周围部疼痛，活动受限，局部肌热而未见红肿，初起病时，伴有身热恶寒等外感症候，舌淡红、苔薄黄，舌体有瘀点，脉弦滑。

诊断：肩痹（风寒湿邪，郁而化热，阻痹经络）。

治则：通络泻热除痹。

治疗经过：取左侧尺泽，右侧曲泽、曲池。先用三棱针点刺曲泽、尺泽的浮络出血（宛陈则除之）。继用透天凉手法刺右侧曲池穴，进针得气后，先深后浅，用六阴而三出三入。皆细细搓之，紧提慢按，寒至徐徐举针，行针时胀感从曲池循经上传至肩，下传至中指，并有吹风样凉感，出针后观察0.5h，仍有凉感，肩痛显著减退，即时效佳。1982年5月18日随访，症状全消，至今未复发。

司徒铃教授认为《灵枢·九针十二原》首节，以“小针之要”为纲，指出了运用毫针治病，必须坚持在辨证的基础上用针。并指出“上守机”提示了医者应注意针下气至的有机活动及针刺候气的部位和时间，说明应在得气的基础上行针补泻。指出了针刺补泻是解决虚实两类不同性质病变的方法，一曰补法，一曰泻法。《内经》补法的操作：要求按照“补性的法则”行针。补性的法则是“徐而疾则实”“追而济之，恶得无实”“外门已闭，中气乃实”的综合运用，并可参照《灵枢·官能》中“补必用方”的行针动态进行操作。泻法的操作：要求按照“泻性的法则”行针。泻性的法则是“疾而徐则虚”“迎而随之，恶得无虚”“排阳得针，邪气得泄”的综合运用，并可参照《灵枢·官能》中“泻必用员”的行针动态进行操作。《素闻·离合真邪论》提出在行针补泻中可结合呼吸时机，《难经·七十八难》说：

“补泻之法，非必呼吸，出内针也”，这就排除了呼吸对补泻之法的混集。《灵枢·终始》指出了气至而有效的主要指标是临床症状消失和病脉显著好转，以“脉证合参”为准则。后世“烧山火”手法治顽麻冷痹证是在《素问·长刺节论》所载“多发针而深之，以热为故”的刺法的基础上发展起来的。“烧山火”“透天凉”等手法，可随证选用。病案一用泻法针刺治疗实证腰腿痛；病案二用泻法针刺治疗哮喘发作；病案三先用泻法刺络，即用透天凉刺法加刺络治疗肌热肩痹，从而验证了针刺补泻手法，是具有临床实际意义的。

三、补泻手法在急诊中的运用

《灵枢》首篇指出：“凡用针者，虚则实之，满则泻之，宛陈则除之，邪盛则虚之。”《灵枢·经脉》亦指出：“盛则泻之，虚则补之，热则疾之，寒则留之，陷下则灸之，不盛不虚，以经取之。”这都要求我们在临床中除注意运用经络理论指导选穴配方外，还必须注意从神、色、形、脉等方面对患者进行辨证，视其虚实而运用不同的手法，这是提高针灸疗效的关键。

为了验证古人所提出的补泻手法的临床价值，从1981年10月至1982年8月曾对胃脘痛、腹痛、风疹、心悸、淋证、闪腰、外感发热、哮喘、头痛、泄泻、痛经等病症共111例患者进行治疗观察，强调先辨证、后循经取穴及定出虚补实泻的治则。在针刺治疗过程中，按《内经》的补泻法。凡行补泻手法，必须在得气的基础上进行。因此，不论行补法、泻法或补泻兼施，进针后，首先候气，待针下沉紧，有“如鱼吞钓饵之沉浮”的感觉方可行补泻。《灵枢·九针十二原》指出“上守机”，就是提示医者注意针下“气”的有机活动。“邪气之来也，紧而疾，谷气之来也，徐而和”，说明在临床上注意四诊辨证外，尚需注意结合针下气至的情况来行补泻。

之后密切观察患者，达到临床症状消失，病脉消除，出现脉证具显著好转为准则，乃出针。司徒铃教授认为这是可以提高针灸疗效的重要环节，易取得较满意的疗效。

第六节　司徒氏灸法疗百病

唐代医学家孙思邈精通《素问》《灵枢》，擅用针灸方药，活人甚众，除在他所著《千金方》详述针灸医学以外，还绘制了正人、背人、侧人三幅全身经穴彩色挂图，并首创针灸歌诀如“千金十要穴歌诀”等，用于传授后学。他同时提出了“为医知药而不知针，知针而不知灸，不足以为上医，必也药与针灸三者俱通，始可与言医已矣”。明代医家杨继洲编著《针灸大成》一书，其中在卷二杨继洲注解《标幽赋》云“拯救之法，妙用者针”一节，杨氏指出“劫病之功，莫捷于针灸”的豪言壮语，并语云：“一针、二灸、三服药。”又在杨继洲注解《通玄指要赋》云“必欲治病，莫如用针”一节，杨氏指出治病之法，有针灸，有药饵，然药饵或出于幽远之方，有时缺少，而且有新陈之不等，真伪之不同，其何以奏桴功，起沉疴也。唯精于针，可以随身带用，以备缓急，从而反映了他对“一针、二灸、三用药”的个人见解，这是十分难能可贵的。《针灸大成》卷十一杨继洲的32例医案中，其中单纯用针法治病者9例，用灸法治病者1例，用服药治病者4例，用针灸与服药并用治疗者6例，用针与灸并用治疗者12例，从阅读杨氏医案总的看来，他是忠实贯彻“一针、二灸、三服药”中医传统思想方法的医学家。为了继承中医传统思想疗法，积极发挥针灸治疗的优势，司徒铃教授随身携带针灸工具几十年，针灸并用于应急处理急重病症卓有成效，活人无数。

司徒铃教授在长期的临床实践中对灸法的运用形成自己的特色，从艾草选用、艾绒加工、艾灸方法、艾灸的适应证、禁忌证及注意事项等均有自己的见解和特点，称为司徒氏灸法。

一、原料选用

灸法是用一种燃烧的物体如艾绒等接近皮肤一定的部位，借着温热的刺激达到治病或增强体力作用的治疗方法。

灸料使用主要是艾绒，乃是将艾叶晒干捣碎，去掉渣滓而制成，艾绒越陈越好，古书上有“七年之病，求三年之艾”的记载，就是说应用陈艾来治旧病。好艾绒的特点为细软，呈淡黄色，内无杂质，干燥易燃，灸时烟少，热度虽高但火力温和，因此在用灸法时，尽可能选择质量较好的艾绒作为灸料。

二、艾绒加工

司徒铃教授非常重视艾绒加工，把粗糙的艾绒放在竹盆上用手反复推磨，不断筛选达到好艾绒的标准。

三、艾灸方法

司徒铃教授临床上主要用艾炷灸，其中，最有特色的灸法是压灸，有时用艾条灸和隔药灸。无瘢痕灸常用于痹证、寒证、痰证，选用背俞穴、募穴、五输穴及其他特定穴；瘢痕灸主要用于疑难病症，如哮喘、肿瘤等。

四、艾炷灸法标准

艾炷灸以壮计数，是以壮年人为标准的意思，一般来说，少则一至三壮，多至数十百壮。《医学入门》上说：“针灸穴治大同，但头面诸阳之会，胸膈二火之地，不宜多灸。背腹阴虚有火者，亦不宜灸，惟四肢穴最妙。凡上体及当骨处，针入浅而灸宜少；凡下体及肉浓处，针可入深灸多无害。”司徒铃教授认为，病有久新，体有强弱，部位有宜忌，先后多少，均要适合。如新病灸炷宜大宜多，逐渐而小而少；久病艾炷宜小宜少，逐渐增大增多；头面胸肋宜小宜少，腹部腰臀宜大宜多，四肢末梢可酌量减少至中等大小。此外，还须注意时令的寒暖与地区的燥湿等情况。至于艾炷的大小，小炷如麦粒、雀粪，大粒如箸头、毛枣核，这是古法的规定，但在特殊的情况下，如吐利失水，肢冷脉伏，或处穷乡僻壤，无法抢救，或将急剧衰脱，时不可待，与隔盐灸法，炷宜大且多，不计壮数，以阳回脉起为度。

五、适应证

司徒铃教授认为“古人谓当灸不灸，留邪以成痼疾；不当灸而灸，未免焦筋伤骨”确属至理名言。临床上，凡属急性实证具有高热的，确以针术为上；凡属慢性久病，阳气衰弱，如肺痨、痰饮、胃肠病、风寒湿者留而不去致成痿痹等症，则非灸不为功；但不宜以虚实寒热，把它绝对化起来。至于灸炷之大小，用量之多寡，都需在临床斟酌，勿太过或不及，要以适合病症为原则。

六、禁忌证

一般认为禁灸孔穴如下，大致与刺禁所载相同。

哑门、风府、天柱、承光、足临泣、头维、丝竹空、攒竹、睛明、素髎、口禾髎、迎香、颧髎、下关、人迎、天牖、天府、周荣、渊腋、乳中、鸠尾、腹哀、肩贞、阳池、中冲、少商、鱼际、经渠、地五会、腰阳关、脊中、隐白、漏谷、阴陵泉、条口、犊鼻、阴市、伏兔、髀关、申脉、委中、殷门、承扶、白环俞、心俞。

司徒铃教授认为以上四十五穴，与《黄帝内经》《针灸甲乙经》互有出入，虽未说明施灸有什么危害，但是古人之经验，当不可忽视，尤其如哑门、睛明、人迎等穴，确有不可灸的道理。但有些部位则不可拘泥，如少商灸治鼻衄，隐白灸治崩漏，心俞灸治肺痨、衰弱、羸瘦诸不足，确有奇效的事实。其他如颜面禁用大炷灸，因怕遗留瘢痕，有碍美观；至于经期胎产患者、孕妇等灸腹部穴位时要谨慎选用。

七、临床应用

1. 缺血性中风后遗症

直接灸：百会、哑门、肩井、支沟，每穴5～7壮。

2. 预防中风

直接灸：风池、足三里、悬钟，每穴3～5壮。

3. 面瘫

直接灸：风池、翳风、阳白、太阳、地仓、牵正、足三里、中脘，每穴

3～5壮。

4. 平衡障碍

直接灸：百会、风池、角孙、四花穴、中脘、命门，每穴5～7壮。

5. 血管性痴呆

直接灸：百会、心俞、肺俞、肾俞、中脘、关元、悬钟，每穴5壮；悬灸：神阙，每次10min。

6. 皮质动脉硬化性脑病

直接灸：风池、风府、心俞、肾俞、中脘、悬钟，每穴5壮；悬灸：神阙，每次10min。

7. 椎动脉型颈椎病

直接灸：风池、百劳、胆俞、肾俞、中脘、悬钟，每穴5壮；悬灸：神阙，每次10min。

8. 脑供血不足

直接灸：风池、完骨、百会、肺俞、肾俞、中脘、悬钟，每穴5壮；悬灸：神阙，每次10min。

9. 四肢乏力

直接灸：百会、百劳、肺俞、脾俞、中脘、关元、滑肉门、曲池、足三里，每穴5壮；悬灸：神阙，每次10min。

10. 失眠

直接灸：安眠、四花穴、肾俞、命门、涌泉，每穴5壮。

11. 嗜睡

直接灸：风池、胃俞、中脘、命门、关元、足三里、涌泉，每穴7壮；悬灸：神阙，每次10min。

12. 面肌痉挛

直接灸：风池、翳风、四花穴、中脘、涌泉，每穴3～5壮。

13. 健忘

直接灸：百会、肺俞、心俞、悬钟、中脘、命门、肾俞，每穴7壮；悬灸：神阙，每次10min。

14. 慢性疲劳

直接灸：风池、百劳、四花穴、关元、胃俞、中脘、足三里、涌泉，每穴7壮；悬灸：神阙，每次10min。

15. 郁证

直接灸：肺俞、四花穴、肝俞、中脘、关元、涌泉，每穴3～5壮；悬灸：神阙，每次10min。

16. 三叉神经痛

悬灸：神庭、百会、脑户、曲差、头维、丝竹空、听会、大迎，每穴5～10min。

17. 偏头痛

悬灸：头维、大迎、脑户、风池，每穴5～10min。

18. 紧张性头痛

直接灸：风池、四花穴、中脘、命门，每穴5～7壮。

19. 外展神经麻痹

直接灸：太阳、阳白、心俞、肝俞、中脘，每穴5壮；悬灸：神阙，每次10min。

20. 枕神经痛

直接灸：风池、心俞、胆俞、中脘、阳陵泉，每穴5壮；悬灸：神阙，每次10min。

21. 贫血

直接灸：鸠尾、神阙、大椎、大肠俞，每穴7壮。

22. 颞下颌关节紊乱综合征

悬灸：上关、下关、翳风、胆俞、胃俞，每穴5～10min。

23. 牙龈出血

悬灸或隔盐灸：神阙，悬灸15min，隔盐灸5壮。

24. 牙痛

直接灸：翳风、合谷、大杼，每穴3～5壮。

25. 颈痛

直接灸：风池、百劳、肩中俞、肾俞、中脘、悬钟，每穴5壮；悬灸：神阙，每次10min。

26. 肩痛

直接灸：百劳、大椎、肩三针、大肠俞、中脘，每穴7壮。

27. 肘关节痛

直接灸：大椎、心俞、肺俞、曲池、尺泽，每穴7壮。

28. 正中神经不完全损伤

直接灸：大椎、心俞、胆俞、肾俞、中脘、内关、小海，每穴5壮；悬灸：神阙，每次10min。

29. 腕管综合征

直接灸：心俞、胆俞、肾俞、中脘、大陵，每穴5壮；悬灸：神阙，每次10min。

30. 肋间神经痛

直接灸：大杼、肝俞、俞府、步廊，每穴5壮；悬灸：神阙，每次10min。

31. 坐骨神经痛

直接灸：环跳、大肠俞、足三里，每穴5壮；悬灸：神阙，每次10min。

32. 慢性腰肌劳损

直接灸：脾俞、膀胱俞、大横，每穴5壮；悬灸：神阙，每次10min。

33. 腰骶肌筋膜综合征

直接灸：脾俞、膀胱俞、水分、大横、腰阳关、腰眼，每穴5壮；悬灸：神阙，每次10min。

34. 膝骨性关节病

直接灸：脾俞、膀胱俞、水分、气海、膝眼、悬钟，每穴5壮；悬灸：神阙，每次10min。

35. 痛风性关节炎

直接灸：脾俞、膀胱俞、水分、大横、关元、肾俞，每穴5壮；悬灸：神阙，每次10min。

36. 类风湿性关节炎

直接灸：四花穴、脾俞、膀胱俞、水分、中脘、大横、曲池、足三里，每穴5壮；悬灸：神阙，每次10min。

37. 髌骨软化症

直接灸：肾俞、膀胱俞、胆俞、膝眼、关元，每穴5壮；悬灸：神阙，每次10min。

38. 骨质疏松症

直接灸：大杼、四花穴、心俞、肾俞、膀胱俞、水分、关元、腰阳关、悬钟、涌泉，每穴5壮；悬灸：神阙，每次10min。

39. 纤维肌痛综合征

直接灸：风池、四花穴、脾俞、膀胱俞、中脘、水分、大横、肝俞、章门，每穴5壮；悬灸：神阙，每次10min。

40. 癌痛

直接灸：心俞、膈俞、脾俞、肝俞、章门、水分、孔最、梁门，每穴5壮；悬灸：神阙，每次10min。

41. 产后身痛

直接灸：大杼、脾俞、肝俞、肾俞、大横、子宫、公孙，每穴5壮；悬灸：神阙，每次10min。

42. 背冷

直接灸：肺俞、督俞、肾俞、膻中，每穴5壮；悬灸：神阙，每次10min。

43. 腰重

直接灸：脾俞、膀胱俞、水分、带脉，每穴5壮；悬灸：神阙，每次10min。

44. 腰冷

直接灸：肾俞、膀胱俞、命门、关元，每穴7壮；悬灸：神阙，每次10min。

45. 体虚体弱

直接灸：肺俞、脾俞、肾俞、中脘、章法门，每穴5壮；悬灸：神阙，每次10min。

46. 手脚冷

直接灸：大椎、至阳、肺俞、肾俞、中脘、关元、涌泉、劳宫，每穴5壮；悬灸：神阙，每次10min。

47. 头重

直接灸：风池、百劳、肩中俞、肾俞、中脘、悬钟，每穴5壮；悬灸：神阙，每次10min。

48. 急性气管支气管炎

悬灸：哑门、风池、肺俞，每次15min。

49. 慢性支气管炎

直接灸：百劳、肺俞、中脘，每穴5～7壮；悬灸：足三里，每次10min。

50. 哮喘

直接灸：大椎、肺俞、天突、鸠尾、中脘，每穴5壮；悬灸：足三里，每次10min。

51. 颈淋巴结核

直接灸：大迎、风池、曲池、合谷，每穴5～7壮；悬灸：足三里，每次15min。

52. 过敏性鼻炎

直接灸：大椎、肺俞、天突、鸠尾、中脘，每穴5壮；悬灸：悬钟，每次10min。

53. 慢性胃炎

直接灸：胃俞、肝俞、肺俞，每穴5壮；悬灸：足三里，每次10min。

54. 功能性消化不良

直接灸：胃俞、肝俞，每穴5壮；悬灸：足三里，每次10min。

55. 慢性结肠炎

直接灸：脾俞、肝俞、小肠俞、关元、下巨虚，每穴5壮；悬灸：神阙，每次10min。

56. 神经性呕吐

直接灸：胃俞、肝俞、内关，每穴5壮；悬灸：足三里，每次10min。

57. 呃逆

直接灸：胃俞、肝俞、膻中、膈俞，每穴5壮；悬灸：神阙，每次10min。

58. 遗精

直接灸：关元、大肠俞、命门、足三里，每穴5壮；悬灸：神阙，每次10min。

59. 遗尿

直接灸：关元、肾俞、足三里，每穴5壮；悬灸：神阙，每次10min。

60. 阳痿

直接灸：肾俞、命门，每穴5壮；悬灸：神阙，每次10min。

61. 尿失禁

直接灸：百会、关元、肾俞、命门、膀胱俞、带脉，每穴5壮；悬灸：神阙，每次15min。

62. 前列腺肥大

直接灸：气海、关元、脾俞、命门、膀胱俞，每穴5壮；悬灸：神阙，每次10min。

63. 漏尿

直接灸：肝俞、关元、气海、太冲、膀胱俞，每穴5壮；悬灸：神阙，每次10min。

64. 尿频

直接灸：脾俞、膀胱俞、命门、肝俞、太冲，每穴3～5壮；悬灸：神阙，每次10min。

65. 性欲减退

直接灸：长强、关元、肾俞、命门、肝俞，每穴5壮；悬灸：神阙，每次10min。

66. 不育症

直接灸：脾俞、膀胱俞、肝俞、命门、水分、水道、中极，每穴5壮；悬灸：神阙，每次10min。

67. 月经不调

直接灸：肝俞、肾俞、脾俞、子宫、公孙，每穴5壮；悬灸：神阙，每次10min。

68. 痛经

直接灸：上髎及疼痛局部，每穴5壮；悬灸：神阙，每次10min。

69. 闭经

直接灸：命门、足三里，每穴5壮；悬灸：神阙，每次10min。

70. 崩漏

直接灸：肝俞、肾俞、脾俞、隐白，每穴5壮。

71. 不孕

直接灸：肝俞、肾俞、气海 、关元、子宫、公孙，每穴5壮；悬灸：神阙，每次10min。

72. 围绝经期综合征

直接灸：肝俞、肾俞、四花穴、章法门、公孙、涌泉，每穴3～5壮；悬灸：神阙，每次10min。

73. 产后缺乳

直接灸：肝俞、胃俞、中脘、天宗，每穴5壮；悬灸：足三里，每次10min。

74. 产后抑郁

直接灸：肝俞、肺俞、关元、子宫、公孙，每穴5壮；悬灸：膻中，每次10min。

75. 胎位不正

直接灸或悬灸：至阴，每穴3～5壮，每次悬灸5～10min。

76. 慢性盆腔炎

直接灸：脾俞、膀胱俞、次髎、章门、水分、水道，每穴5壮；悬灸：神阙，每次10min。

77. 肥胖症

直接灸：肝俞、痞根、水分、天枢、腹结、带脉、阴陵泉，每穴5壮；悬灸：神阙，每次10min。

78. 消渴病

直接灸：肾俞、脾俞、气海俞、关元、气海、关元、然谷，每穴3～5壮；悬灸：神阙，每次10min。

79. 汗证

直接灸：后溪、阴郄，每穴3～5壮。

80. 放化疗后不良反应

直接灸：肺俞、肾俞、脾俞、悬钟、大杼、足三里，每穴5壮；悬灸：神阙，每次10min。

81. 黄褐斑

直接灸：肝俞、胆俞、脾俞、内关、子宫，每穴5壮；悬灸：中脘，每次10min。

82. 乳癖

直接灸：肝俞、四花穴、膻中、痞根、子宫、公孙，每穴5壮；悬灸：神阙，每次10min。

83. 湿疹

直接灸：肝俞、肺俞、脾俞，每穴3～5壮；悬灸：神阙，每次10min。

84. 荨麻疹

直接灸：风门、心俞、胆俞、膈俞、曲池、血海，每穴5壮；悬灸：神阙，每次10min。

85. 小儿咳嗽

直接灸：定喘、肺俞、脾俞、天突、中脘，每穴3壮；悬灸：足三里，每次5min。

86. 小儿消化不良

直接灸：中脘、脾俞、足三里，每穴2～3壮；悬灸：神阙，每次3～5min。

87. 小儿腹泻

直接灸：水分、三焦俞，每穴2～3壮；悬灸：神阙，每次3～5min。

88. 小儿腹痛

直接灸：中脘、足三里，每穴2～3壮；悬灸：神阙，每次3～5min。

89. 小儿哮喘

直接灸：定喘、中脘、肺俞、足三里，每穴2～3壮；悬灸：神阙，每次3～5min。

90. 小儿体虚

直接灸：中脘、足三里，每穴2～3壮；悬灸：神阙，每次3～5min。

91. 小儿便秘

直接灸：天枢、腹结、上巨虚，每穴2～3壮；悬灸：神阙，每次3～5min。

92. 小儿呕吐

直接灸：中脘、足三里、内关，每穴2～3壮；悬灸：神阙，每次3～5min。

93. 小儿遗尿

直接灸：脾俞、肾俞、足三里，每穴2～3壮；悬灸：神阙，每次3～5min。

94. 小儿惊风

直接灸：胆俞、鬼眼，每穴1壮。

95. 小儿疳积

直接灸：中脘、足三里、天枢，每穴2～3壮；悬灸：神阙，每次3～5min。

96. 小儿脑性瘫痪

直接灸：风池、百会、百劳、肾俞、命门、中脘、关元、悬钟、曲池，每穴2～3壮；悬灸：神阙，每次3～5min。

97. 儿童多动综合征

直接灸：风府、四花穴、中脘、丘虚，每穴1～2壮；悬灸：涌泉，每次3～5min。

98. 儿童孤独症

直接灸：百会、心俞、中脘、肝俞、长强，每穴2～3壮；悬灸：神阙，每次3～5min。

99. 迎风流泪

直接灸：肝俞、风池、大小骨空，每穴3～5壮；悬灸：悬钟，每次10min。

100. 青盲

直接灸：足三里、光明、中脘、内关，每穴5壮；悬灸：悬钟，每次10min。

101. 耳鸣、耳聋

直接灸：听会、心俞、胆俞、肾俞、中脘、悬钟，每穴5壮；悬灸：神阙，每次10min。

102. 耳石症

直接灸：听会、风池、胆俞、肾俞、中脘、悬钟，每穴5壮；悬灸：神阙，每次10min。

103. 慢喉痹

直接灸：肺俞、胃俞、天突、中脘、照海，每穴5壮；悬灸：神阙，每次10min。

八、百会压灸法治疗眩晕

（一）穴位

百会。

（二）机制

眩晕一症，历代医家多有论述，病因有肝阳上亢、肾精不足、气血亏虚、痰浊中阻、瘀血内阻等。朱丹溪力倡“无痰不作眩”，因痰浊中阻、阻遏经络、清阳不升、清空之窍失其所养，所以头目眩晕。百会为手足三阳、督脉和足厥阴之会穴，具有升阳豁痰，降浊开窍的作用，是治疗眩晕的要穴。张登部等艾灸百会、天窗治疗中风偏瘫患者前后脑血流图分析发现，脑血流的若干指标均有显著变化，提示灸法有扩张脑血管，改善脑血管弹性、增加脑血流量的作用。周静玉等艾灸百会治疗眩晕症的临床和实验研究表明，艾灸百会能够扩张血管，增加脑部血流量，改善大脑的血液循环。因而，司徒铃教授认为通过压灸百会，能有效改善脑部的血液循环、改善脑供血，从而达到治疗眩晕的目的。

（三）操作方法

患者正坐或平卧，医者将患者百会头发向两侧分开（也可将局部一小撮头发剪掉），局部涂上万花油，置艾炷（约麦粒大）于穴位上并点燃之，待局部有灼热感时，医者用右手拇指将艾火压灭并停留片刻，使热力向内传。每次压灸3～5壮，每3～5天1次。

（四）适应证

颈椎病性眩晕、低血压、梅尼埃病、脑动脉硬化、经期眩晕、神经衰弱、鼻咽癌放疗后、外伤性颈性眩晕、脑震荡后遗症、不明原因等引起的眩晕，证属虚寒或气血虚衰者，均可用。

（五）注意事项

每次灸时艾炷要小如麦粒或绿豆大小，且每次灸时应在原来的灸疮上进行。灸后当天局部不能水洗。每次治疗完后要注意保护灸疮清洁。

【病案】

叶女士，47岁，教师。1992年9月24日初诊。

患者眩晕伴颈项疼痛2月余。于1992年7月始出现眩晕，伴颈项疼痛，头部转侧加剧，双手麻痹，胸翳，恶心，经多种方法治疗未见好转。检查：颈3—颈7两侧均有压痛，血压正常，舌淡黯苔白润，脉滑。X线片示“颈3—颈6均骨质增生”。

中医诊断：眩晕，痹证（痰浊中阻型）。

西医诊断：颈椎综合征。

治则：化痰降浊，通络止痛。

取穴：风池（双），丰隆（双），新设（双），百会。

治疗经过：开始针刺风池、新设、丰隆，行泻法，治疗3次颈项疼痛及手麻基本消失，但眩晕、胸翳、恶心未减。9月28日改用百会压灸，每次5壮，隔3天1次，共治疗3次，诸症消失，随访半年无复发。

九、善用背俞穴灸法疗痼疾

司徒铃教授在灸法上多遵循《灵枢·背腧》的观点，背俞穴多灸，常单独用灸法或针灸并用。曾治疗一位60岁女性患者，因慢性心功能不全出现胸闷气促并双下肢微肿，中医辨证为心阳不足，通过每周2次，直接灸双侧心俞、膈俞、肾俞各5壮，半年后症状明显改善。

十、化脓灸治疗疑难病

司徒铃教授治疗疑难病常用化脓灸。如化脓灸肺俞、中脘、膈俞等治疗哮喘，化脓灸四花穴治噎嗝、顽固性失眠，化脓灸三焦俞、脾俞、水分等治疗水肿、痛风，化脓灸肝俞、肾俞、脾俞等治疗肝功异常，化脓灸心俞、俞府治疗心律失常，化脓灸足三里、中脘、气海、悬钟、脾俞治疗放疗、化疗引起的贫血、白细胞减少，化脓灸四花穴、章门、中脘治疗腹部肿块等均取得较好疗效。

第七节　擅长子午流注针法

司徒铃教授认为皇甫谧是子午流注针法的倡导者。1700多年前，晋代皇甫谧把古代著名的三部经典著作，即《素问》《灵枢》《明堂孔穴针灸治要》作了一番整理，再结合他本人的临床经验编写成《针灸甲乙经》一书。原名《黄帝三部针灸甲乙经》，它是一部理论联系实际、有重大价值的针灸专书，一向被列为学医必读的古典医书之一。此后，唐代医署开始设立针灸科，并把它作为医者必修的教材。公元701年在日本法令《大宝律令》中，明确规定将《针灸甲乙经》等医书作为学习医学和针灸学的必修课目。公元1136年，朝鲜半岛当时的王朝正式规定以中国医书《针灸甲乙经》等作为学习医学针灸的必修课程。现在，国际针灸学会也把《针灸甲乙经》列为必读的参考书之一。足见皇甫谧的《针灸甲乙经》影响之深远，受到各国的重视。

在《针灸甲乙经》卷之一“精神五脏论第一”指出了用针治病时，观察患者精神活动和脏气虚实的重要性（“凡刺之法，必先本于神”）。在卷之一“五脏变腧第二”指出：“人有五脏，脏有五变，变有五腧，故五五二十五腧，以应五时。”并指出应时辨证取相应五输穴治疗的方法。在卷之一“气息周身五十营四时日分漏刻第九”，论述了“发省十二月，日省十二辰，子午为经，卯酉为纬，天一面七篇，周天四七二十八宿。房昴为纬，张虚为经，是故房至毕为阳，昴至心为阴，阳主昼，阴主夜，故卫气之行一日一夜五十周于身，昼日行于阳二十五周，夜行于阴亦二十五周，周于五脏。再说明卫气之在身世，上下往来无已，刺实者，刺其来也，刺虚者，刺其去也。谨候气之所在而刺之，是谓逢时，病在于三阳，必先候其气之加在于阳分的时机而刺之；病在于三阴，必先候其气之加在于阴分的时机而刺之。谨候其时，病可与期；关时反候，百病不除”。这就着重指出辨证择时选穴治疗的重要性。

《灵枢》把卫气运行的情况编入卷之十一“卫气行第七十六”。而《针灸甲乙经》则把《灵枢》阐述卫气运行的情况编排在卷之一，因而突出说明病在于三阳，必先候其气之在于阳分的时机而刺之；病在于三阴，必先候其气之在于阴分的时机而刺之。由此可见，皇甫谧是子午流注针法的倡导者，值得我们好好学习。

【病案】

李某，男，22岁，癸亥年季夏戊申之日戌时（1983年6月20日晚上7时到9时）初诊。因当天参加宴会，饮酒过多而出现胸腹满闷、呕吐食物、烦躁不宁。诊见面赤，唇舌红，神志欠清，呈急性面容，脉洪数。治则：平调胃气，泻火苏厥。治疗经过：运用子午流注纳甲法，取开穴“束骨”，开返本还原开穴“冲阳”，双侧用泻法刺之。进行针刺治疗时，患者大声暴躁地呼叫，施行泻法操作15min后，上述症状已消失，继续行针15min，脉象已转为平缓，乃出针，完全没有使用其他药物，患者便应针而愈。

按：本病因伤食醉酒而出现神志暴躁之阳证。病邪在于三阳之阳分，时逢癸亥年、季夏、戊申日、戌时，属阳日阳时，开足太阳经之输穴束骨，并当天返本还原足阳明胃经之原穴冲阳。“病与穴相宜”，便选取上述逢时的开穴，用泻法刺之。在针刺的实践中，通过针下辨气，迎其经气来盛之时机，运用疾入徐出，得气“动而伸之”的泻法以泻其盛之阳邪，以平为期。因而获得满意的疗效，从而体会皇甫谧重视人与自然统一的整体观。对《灵枢》中“天人相应”的理论有所发挥，强调辨证逢时、循经选取相应的五输穴针灸治疗的观点。所以，皇甫谧这一观点对子午流注针法理论基础的形成，起了最古老的倡导作用。希望进一步通过实践、认识，再实践，再认识的提高，在继承与发扬中医学的道路上大踏步前进。

司徒铃教授对时辰针法研究尤其深刻。他认为人体是一个统一的整体，人和自然也是一个统一的整体，这是中医的整体观。子午流注等逢时针灸法，就是中医学天人相应的整体观在针灸治疗学上的具体运用，每一个穴位既具有非特异性的一方面，又具有特异性的一方面。穴位的非特异性说明逢时开穴可以取效，穴位的特异性说明逢时加上辨证循经开穴则疗效更速。这好比行船既找到一条通往目的地的最捷航线，又顺风顺水，这样船的航行速度当然比一般情况快得多。这里穴位的特异性可比航线，逢时就好比顺风顺水。司徒铃教授认为逢时辨证循经取穴治疗痛证是科学的、合理的。

工欲善其事，必先利其器。司徒铃教授查阅了全国各地的子午流注推转盘及推算方法，但应用起来仍感到不方便，尤其是在急诊室，它不但要求迅速而准确地找到开穴，而且要求几种方法联合应用才行，这促使司徒铃教授编制一个简单快捷的应用工具，子午飞灵钟就是在这样的情况下应运而成。此钟的特点是在同一个图中，能迅速找到该时辰子午流注纳甲法、纳子法、飞腾八法和灵龟八法所开之穴位，故对针灸临床、科研、教学有很大意义。

一、制作方法

把子午流注纳甲法、子午流注纳子法、飞腾八法和灵龟八法四种方法所该开穴位，共同列于一个分为五等分的23环的圆盘之中，从外往内，各环的次序如下。

第1环为日期：即甲（己）、乙（庚）、丙（辛）、丁（壬）、戊（癸），它代表子午流注、飞腾八法来诊的日期的日干。

第2环代表时辰：始甲子终癸亥，它代表子午流注、飞腾八法来诊的时辰干支，同时也代表灵龟八法来诊之日的干支。灵龟八法来诊的时辰在5条分开线下段，可看作一支指针在钟式盘中，指对应开穴的代号，故称为“钟”。

第3～6环为子午流注纳甲法所开之穴，其中第3环为主穴，第4环为返本还原的原穴，甲乙丙丁戊等日用第3环和第4环。第5环为客穴，第6环为原穴。己庚辛壬癸等日用第5环和第6环。

若以甲、乙、丙、丁、戊等日所开之穴为主穴，则己、庚、辛、壬、癸所开之穴为客穴，反之，则后者为主穴，前者为客穴，临床主穴和客穴可以互用。

第7～11环为子午流注纳子法所开之穴，包括泻法、补法、本穴和原穴。

第12～23环为灵龟八法所开之穴，其数字代表意义，根据八法歌：坎“1”联申脉，照海坤“2、5”，震“3”属外关，巽“4”临泣数，乾“6”是公孙，兑“7”后溪府，艮“8”属内关，离“9”列缺主。

5条分开线上标着23环所代表的意义，顺序为日期的日干、时辰、主穴、原穴、客穴、原穴、泻法、补法、本穴、原穴、飞腾（飞腾八法）及灵龟八法来诊的12个时辰（图2–1）。

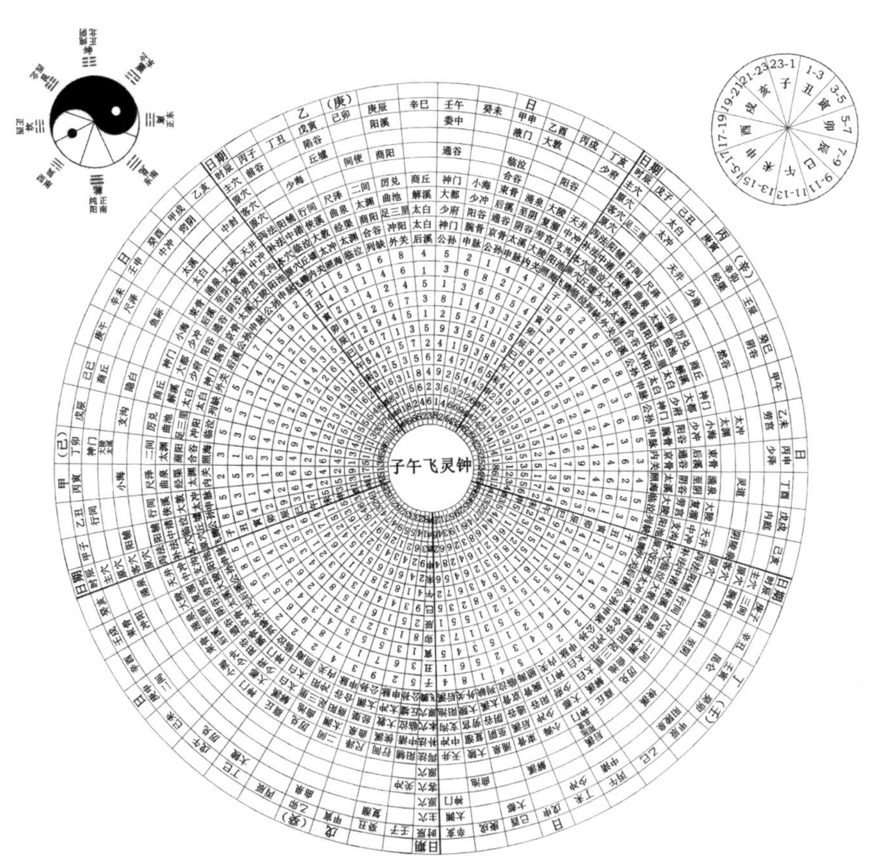

说明及使用

第1环：为日期，用于代表子午流注、飞腾八法来诊日期；

第2环：1. 用于代表子午流注、飞腾八法来诊的时辰；

2. 用于代表灵龟八法来诊的日期；

第3环：为子午流注纳甲法所开的主穴；

第4环：为子午流注纳甲法所开的原穴（其中甲乙丙丁戊日用第3、第4四环，主穴客穴可互用）。

第5环：为子午流注纳甲法所开的客穴；

第6环：为子午流注纳甲法所开的原穴（其中已庚辛壬癸日用第5、第6环）；

第7～10环：为子午流注纳子法所开的穴（包括泻法取穴、补法取穴、本穴、原穴）；

第11环：为飞腾八法所开的穴；

第12～23环：为灵龟八法开穴，其数字代表的意义见八法歌：坎“1”联申脉，照海坤“2”“5”，震“3”属外关，巽“4”临泣数，乾“6”是公孙，兑“7”后溪府，艮“8”系内关，离“9”列缺主。

举例：

1987年11月23日（查对为丙子日）下午3时15分（申时）来诊。

使用子午飞灵钟，应先在第一环日期之中找出丙日栏，并在第二环时辰之中找出申时，便可将本钟的长针摆在丙日申时这一栏。

1. 子午流注纳甲法开穴：对应第3环开少泽穴；

2. 子午流注纳子法：对应第7环开束骨穴（泻法）；对应第8环取后溪穴（补法）；对应第9环取通谷穴（本穴）；对应第10环取京骨穴（原穴）；

3. 飞腾八法开穴：对应第11环开内关；再把本钟的短针摆在“丙子”二字这一栏，（因第2环的干支是可用于代表灵龟八法来诊日期的。）当天的时辰可在分开线上找出。

4. 灵龟八法开穴：对应第20环“1”开申脉；

本时辰所开之穴，都已全部显示在本钟长针栏和短针栏所摆出处。临床上可依据辩证施治原则，随证选取“穴与病相宜”的按时开穴治疗。

图2–1　子午流注、飞腾八法和灵龟八法开穴钟

二、使用举例

求1984年11月9日下午1时30分子午流注纳甲法、纳子法、飞腾八法、灵龟八法该开何穴？

根据计算或者干支日历表得知1984年11月9日为丁未日，下午1时30分为未时，子午流注纳甲法在第1环找出丁日，在第2环找出未时，对应第3环开少冲穴。纳子法在同一行第7环开小海穴（泻法），补法在申时第8环开后溪穴。病属不虚不实或补泻时辰已过则在第9环开本穴阳谷，或第10环开原穴腕骨。飞腾八法则在同一行第11环开照海。灵龟八法则在第2环找出丁未日，在分开线上找出未时，对应为“2”，又为照海。

司徒铃教授运用子午流注针法是融辨证逢时、经络气血阴阳、病位浅深、补泻手法为一体，移疼住痛针如神，暴病沉疴应取效。

子午流注、飞腾八法、灵龟八法辨证逢时开穴治疗，对常见急诊痛证、暴发病、慢性病急性发作、新发病、脏腑功能失调而引起的痛证具有一定的疗效。临床上运用古典逢时开穴治疗，在针刺治疗过程中，密切观察所治疗的患者针刺补虚泻实的针感，出现气至病所，达到“刺之要，气至而有效”，针感较显著，不少患者出现飞经走气，气至病所，气至而有效，疼痛即时缓解。如患者于1984年6月15日上午8时15分来诊。当天是庚辰日，8时15分是辰时。子午流注纳甲法庚辰日辰时开商阳穴。子午流注纳子法辰时足三里补。子午流注纳子法辰时厉兑泻。子午流注纳子法辰时冲阳原穴。飞腾八法庚辰日辰时开外关穴。灵龟八法庚辰日辰时开照海穴。

司徒铃教授在运用子午流注取穴法治疗的过程中，强调必须掌握“穴与病相宜”的核心，是提高针灸疗效的关键。例如诊为风热阳邪所致的外感头痛，认为选取三阳经的五输穴，便是“穴与病相宜”的辨证逢时开穴治疗。按八法取穴方面，外感头痛每选用申脉、后溪或选用外关、足临泣。咽喉痛每选用列缺、照海，腹痛、胃脘痛每选用公孙、内关。例如某患者外感头痛于1984年6月15日上午8时来诊，按当天庚日辰时飞腾八法开外关穴，通过辨证认为选取外关（可配足临泣）是“穴与病相宜”，就是进行辨证逢时开穴治疗。在应用灵龟八法、飞腾八法中，我们在临床上是依照古法运用父母、男女、夫妻、主客相配取穴，公孙与内关相配，申脉与后溪相配，列缺与照海相配，外关与足临泣相配，显效较佳。《子午流注针经》认为此法相配可上接而下引，有接气通经、提高疾病治愈率的作用。在辨证逢时循经开穴治疗的同时，还着重运用《内经》中“盛则泻之，虚则补之，病浅刺浅，病深刺深”的技术操作。痛证多见属实之脉象，故对痛证以泻法为主，子午流注辨证逢时开穴治疗是中医学天人相应的整体观在针灸治疗学上的具体运用，是《内经》辨证逢时取十二经五输穴治疗的发展。

【病案一】

甘某，男，38岁，工人。1983年10月19日晚上7时35分急诊。

上腹部剧痛已持续4.5h。诊得面色青，汗出，四肢冷，伴有恶心，呕吐，吐出胃内容物，舌质淡红，苔白，脉沉弦。查体：腹部平软，上腹部有明显压痛，无反跳痛，肝脾未触及，心率70次/min，血压130/76mmHg。

辨证：胃脘痛（寒邪因气机不通）。

治则：祛寒邪，行气止痛。

治疗经过：来诊时为癸酉日、戌时。运用子午流注纳甲法“戊癸合日互用”的原则，开束骨穴，并取返本还原开胃经的原穴冲阳。选取束骨、冲阳二穴，便是“穴与病相宜”的辨证逢时开穴治疗。针刺治疗时，针感沿胃经上传至腹部，气至病所，10min后腹痛开始减轻，用泻法行针20min，腹痛已完全消失，经复查腹部已无压痛，脉转平缓，乃出针，遂应针获得止痛显效，而告临床治愈。

【病案二】

徐某，女，50岁，教师。1983年11月10日上午9时10分住院。

胃脘间歇性隐隐剧痛已半天，昨晚彻夜未眠，诸药未能缓解，诊得面色无华，语声低微，口唇淡白，舌质暗淡，苔白稍厚，脉虚弦。曾检查诊为胃窦炎合并胃黏膜脱垂症。

辨证：胃脘痛（中阳不足，触及寒邪，引发胃痛）。

治则：行气祛寒，和胃缓痛。

诊疗经过：诊疗时为壬寅日己巳时，按飞腾八法开申脉穴，取阳跷脉之交会穴申脉，用补法刺之，可以通行阳气，发挥扶正祛邪的作用。针刺治疗时，患者自觉有一股气，从下肢外侧直达上腹部，出现气至病所后，整个上腹部有温暖之感，3min后腹部疼痛缓解，10min后腹部疼痛已完全消失，脉转平缓，乃出针。应针而获显效。

【病案三】

李某，男，23岁，农民。1984年1月11日晚上7时15分急诊。

头痛，咽痛，恶寒发热，周身骨节疼痛已1天。检查：体温37.7℃，咽充血，面微赤，舌质淡红，苔微黄，脉浮数。

辨证：感冒头痛（风热阳邪）。

治则：疏散风热阳邪。

治疗经过：来诊时，为甲辰日，甲戌时，“甲日戌时胆窍阴”（见《子午流注逐日按时定穴歌》）。通过辨证本病是外感邪在阳分，选取足少阳经窍阴穴，便是“穴与病相宜”的辨证逢时开穴治疗，因而泻法针刺窍阴穴15min，头痛、咽痛等诸症均已消失，体温降为37.2℃，脉已平缓，乃出针，应针而获得显著的疗效。

根据《灵枢·卫气行》指出：“谨候其时，病可与期，失时反候者，百病不治。故曰：刺实者，刺其来也；刺虚者，刺其去也。此言气存亡之时，以候虚实而刺之。是故谨候气之所在而刺之，是谓逢时。病在于三阳，必候其气在于阳而刺之；病在三阴，必候其气在阴分而刺之。”认为辨证逢时循经取穴是运用子午流注针法、灵龟八法和飞腾八法的关键。即使用时辰针法既考虑逢时选穴，又考虑穴位治疗的相对特异性，使所开之穴位主治合乎病情，辨证又逢时，疗效相得益彰。司徒铃教授认为子午八法是在辨证循经取相应的五输穴和辨证取相应的八脉交会穴的基础上形成的，故辨证逢时循经开穴是其科学内容。临床证明辨证逢时开穴疗效比单纯逢时而不重视辨证或单纯辨证而不重视逢时的疗效为优，所以针灸临床应该做到“逢时不忘辨证，辨证注意逢时”。另外，通过临床实践表明，子午八法对新起病、暴发病、慢性病急性发作、脏腑功能失调等病疗效较佳。正如《子午流注针经》所云：“知本时之气开，说经络之流注，移疼住痛如有神，针下获效，暴疾沉疴至危笃，刺之勿误。”其中子午流注纳甲法最宜应用于病新发者，如逢时开曲池治高热，开束骨、冲阳治胃痉挛所致的腹痛和肾结石所致的肾绞痛，逢时开阳陵泉治胆囊炎、胆石症引起的胁痛，均可取到明显的效果。子午流注纳子法最宜于慢性病定时施治，如心肾不交所致的失眠、神经衰弱，可以戌时补复溜、泻大陵；各种类型心脏病所致的心悸，均可于午时针神门治之。灵龟八法最宜用于各种痛证，一般采取父母、夫妻、男女、主客相配，使接气通经疗效更佳，如公孙配内关治胃脘痛，外关配头临泣治少阳头痛等。飞腾八法对某些痛证，往往有一针见效之妙。

司徒铃教授在运用时辰针法治病过程中，总结了时辰针法10条规律。

（一）阳日阳时开阳经，阴日阴时开阴经的规律

《子午流注说难》中指出：“何谓流，阳日阳时阳穴，依相生次序，仍流在阳日阳时之谓也。何谓注，阳日阳时取穴不足，则转注而取阴日之阳时。反言之，阴日阴时取穴不足，则转注而取阳日之阴时，均谓之注，流与注不同。”“阳日流注至阴时，仍开阳穴；阴日流注到阳时，仍开阴穴。”总之，其精神实质就是“阳日阳经引气先行，阴日阴经引血先行”。

阳日是指甲丙戊庚壬等日，阳时是指子寅辰午申戌等时，如甲戌时开足窍阴，甲日为阳日，戌时为阳时，胆经为阳经，足窍阴为胆经之井穴，该日为胆引气行。阴日是指乙丁已辛癸等日，阴时指丑卯巳未酉亥等时，如乙日酉时开大敦，乙日为阴日，酉时为阴时，肝经为阴经，大敦为肝经之井穴，该日为肝引血行，余皆仿此。

【病案】

李某，女，24岁，工人。因右下腹持续性疼痛1h余，于1984年1月10日晚

上9时45分来急诊。

患者来诊的当天早上自觉畏寒，发热，脐周不适，继则右下腹部持续性疼痛，恶心欲呕，有里急后重之感，自述1981年曾患阑尾炎住院保守治疗。检查：体温37.3℃，神清，面色苍白，腹部不紧张，麦氏点压痛，反跳痛不明显，腰大肌试验阳性，肠鸣音正常，舌尖红苔少，脉弦。血常规：白细胞9×10^9/L，中性粒细胞百分比68%，淋巴细胞百分比20%。

辨证：腹痛（瘀滞型）。

治则：行气止痛。

治疗经过：用子午流注纳甲法取涌泉，双穴用泻法，有胀痛感，持针操作15min后汗出，右下腹部疼痛明显减轻，面色转红，能自行下床行走。随后给予大柴胡汤加味2剂，第三天来诊时告知自针灸后一直无疼痛，服2剂中药后，大便3次，为溏便，诸证消失，已照常上班。

（二）刚柔相济，阴阳相共

子午流注纳甲法运用这一规律，当值日经所开之穴，和之相合的经所开之穴为客穴，主客可以相配使用，也可以互用，称为夫妻相配或主客相配。甲己相合、乙庚相合、丙辛相合、丁壬相合、戊癸相合，这是根据天干配五行的理论提出来的，如甲日未时主穴为尺泽，己日未时客穴为鱼际，两者相互为用。若主穴闭可开客穴，如甲日亥时，主穴为闭穴，则客穴开中封；客穴闭，可开主穴，如己日丑时客穴为闭穴，可开行间。灵龟八法也运用这一规律，如开公孙穴同时也开内关，公孙为父，内关为母，称为父母相配；后溪为夫，申脉为妻，称为夫妻相配；临泣为男，外关为女，称为男女相配；列缺为主，照海为客，称为主客相配，概属刚柔相配，阴阳相贯。

上下相应配穴是根据八法的所属阴阳契合八卦属性，即一阴一阳“刚柔相济以相合”的原则，而采用上肢穴位配合下肢穴位的方法。左右对应配穴是根据九宫数字错综交会的道理，采用左右对应配穴的方法。

【病案】

葛某，男，20岁，工人。1983年8月16日晚上8时因上腹部疼痛3天，加重

1天急诊。

患者于3天前出现上腹部疼痛，拒按，嗳酸嗳气，来诊当天疼痛加重，小便色黄，痛甚时汗出，有3年胃脘部疼痛病史。检查：血压110/70mmHg；上腹部及脐周压痛，以上腹部明显。舌质红苔黄厚而干，脉弦略数。血常规：血红蛋白140g/L，红细胞4.59×10^9/L，白细胞7.35×10^9/L，中性粒百分比37%，淋巴细胞百分比28%。

辨证：胃脘痛（气滞实热证）。

治则：泻胃热，理气止痛。

治疗经过：来诊为丙子日，时辰为戌时，按灵龟八法开公孙（双），并取内关（双），为上下相配取穴，均用泻法，有胀麻感，行针操作30min，腹部疼痛完全消失，复查腹部无压痛，脉象由弦数已转缓。应针获安。

（三）逢时补母泻子

这一规律主要应用于子午流注纳子法，它是根据十二经所属五行，将各穴在井荥输经合中所相配的五行相互联系起来，从五行相生的规律中，构成母子的关系，并根据十二经配合十二时辰，按“虚则补其母，实则泻其子”的治疗原则，凡十二经脉中的阴阳失其平衡，在某经循行线路及其相连脏腑出现邪盛正衰的各种疾患时，都可以通过该经的子母穴，补虚泻实，恢复阴阳平衡。在运用时，泻其子宜在本经当旺之时，补其母宜在本经已过而渐衰的一个时辰施治。

【病案】

李某，女，24岁，工人。因头顶疼痛，精神疲倦2天而于1983年8月9日晚上7时50分来诊。

诊时症见身体瘦弱，头痛，以头顶疼痛较甚，下午低热，腰部酸痛，手心热，尿赤，无汗，舌尖红苔薄少，脉细数略弦。

辨证：头痛（内伤，肾阴虚头痛）。

治则：补肾水，泻心火。

治疗经过：晚上7时50分为戌时，按子午流注纳子法取大陵（双）行泻法，复溜（双）行补法。针大陵麻胀感向肘部传导，针复溜有胀感向小腿内侧传导，行针操作20min，头痛完全消失，精神转佳。

（四）逢时应用补虚泻实手法

有些逢时针法，本身就包含补泻之义在内，如纳子法，而有些则须根据病情施行一定的补泻手法。

【病案】

叶某，男，28岁，工人。1983年7月21日晚上8时来诊。

发热，头痛，咽喉痛，周身骨痛，无汗，舌质红苔白，脉弦。

辨证：外感头痛（风热之邪）。

治则：疏解风热表邪。

治疗经过：是日为庚戌日，其时戌时，按灵龟八法开足临泣，并取外关，为男女相配开穴，双侧行泻法，反复行针，当针退至天部时患者有全身发凉感，针15min后，头痛消失，针前体温38.1℃，针后体温降至37.3℃，诸症明显减退，精神转佳，脉象变缓。

（五）多种逢时开穴法综合应用

如戊日壬戌时纳甲法开束骨、冲阳，可配纳子法开穴大陵，二者均为逢时开穴。

【病案】

邓某，男，49岁，教师。因左腰部及小腹绞痛2h而于1983年9月2日晚上8时急诊。

患者下午6时许开始左腰部绞痛，继则出现小腹部绞痛，连及两少腹，有下坠之感。来诊时呈急性痛苦面容，弯腰按腹，坐卧不安，面色发青，眩晕欲倒，不能自持，小腹拒按，左肾区明显叩击痛，舌质红苔黄干，脉弦。

辨证：石淋。

治则：调气止痛。

治疗经过：是日为癸巳日，壬戌时，子午流注纳甲法为闭穴，戊癸相合，客闭开主，取戊日壬戌时开束骨，冲阳。戌时为心包经所旺之时，心包经属心系下络上、中、下三焦，故加用纳子法开穴大陵，行泻法，疼痛随即缓解。

（六）辨证逢时治疗

辨证逢时是运用子午流注针法、灵龟八法和飞腾八法的核心。在针灸时既考虑逢时选穴，又考虑穴位主治的相对特异性，使所开之穴位的主治合乎所患的疾病，辨证又逢时，相得益彰。

【病案】

黄某，女，35岁，农民。1984年4月12日上午11时来诊。

心悸气促4个月，伴有眩晕，纳少，全身疲乏无力，有腰痛及关节疼痛史。查体：面色萎黄无华，眼眶微黑，颈静脉怒张，心律整，心率84次/min，心界向左扩大，心尖区可闻及Ⅲ级收缩期杂音和Ⅱ级舒张期杂音，肝肋下2cm，双下肢无水肿，舌质淡红苔白，脉滑。超声心动图提示：二尖瓣狭窄，未排除轻度闭锁不全。

辨证：心悸（心气虚）。

西医诊断：风湿性心脏病，二尖瓣狭窄。心脏向左扩大，心功Ⅱ级。

治则：补益心气。

治疗经过：辨证逢时循经开穴是日为丙子日，其时为午时，为心经所旺之时，子午流注纳子法取原穴神门，行补法，局部有胀麻感，无传导，行针操作10min，患者气促减轻，乃出针。

（七）按时开穴加配穴

按时开穴加配穴治疗就是在气血流注按时开穴的基础上，根据病情，酌情选配其他与病情相适宜的腧穴治疗之，这样不但不影响流注针法的规律，反而增加治疗效果，但配穴不宜过多，否则互相干扰，反会使疗效减低。选配原则，皆可先取流注开穴，后配局部循经或经验证有效的腧穴针治之。

【病案一】

陈某，女，45岁，工人。1983年7月5日晚上8时因头痛眩晕间歇性发作，每次发作持续月余。就诊时按子午流注纳子法，该患者每天晚上7—9时来治疗，针复溜，用补法留针30min，后配灸百会，直接灸10壮，经3次治疗后眩晕头痛明显减轻，双下肢迈步较前有力。

【病案二】

李某，男，35岁，工人，因头顶胀痛2天而于1983年8月4日晚上9时5分就诊。

患者来诊的前一天头顶胀痛，有搏动感，恶心呕吐，甚则心胸部位也疼痛，呼吸时加甚，疼痛持续时间轻则3～4h，严重则二十几小时，伴有畏寒，但无发热，无耳鸣，有类似病史已3～4年，舌质淡红苔白厚，脉滑。

辨证：头痛（痰瘀内阻）。

治则：化痰活血，通络止痛。

治疗经过：是日为甲子日，其时为戌时，按子午流注纳子法宜开大陵，再配膈俞，大陵反向泻法，局部有麻胀感，15min后出针，灸膈俞（双）、中脘各3壮，经针灸后头部疼痛明显减轻。

按：《灵枢》云，心包“主脉所生病”。大陵为心包经之原穴，用泻法以心包经当旺之戌时疏通其脉气。血会膈俞，灸膈俞以温通血脉，使瘀滞得通，配中脘化痰健脾而头痛顿减，为证治合拍。

（八）根据病情定时开穴

病有虚实缓急，而腧穴又有其主治范围。如遇慢性疾病，按病开穴的腧穴，又与病情不相适应，此时为提高疗效，在不影响病情的原则下可以采用“定时治疗的方法”，选择流注经穴与病情相适的时间进行治疗。

【病案】

许某，男，32岁，教师。因失眠20余年而于1983年7月25日晚上7时30分来诊。

患者失眠约20年，迷离多梦，头顶疼痛，记忆力减退，面容憔悴，咽部疼痛，腰痛耳鸣，常常晚上只睡2～3h，严重时通宵达旦未能入睡，膻中部位可见如拇指大小的色素沉着（疾病反应区），舌尖红苔薄白，脉沉细。

辨证：不寐（心肾不交）。

治则：滋水济火。

治疗经过：子午流注纳子法定时开穴，心属火，心火盛宜泻其子，故选用心包经之俞土穴大陵，于心包经经气当旺之时行泻法，双穴同用。肾属水，虚则补其母，故于肾气已衰的戌时补其经金穴复溜，双侧行补法，每次留针30min，经6次治疗后患者睡眠转佳，每天能睡6～8h，咽部疼痛亦随之减退，出院后月余，曾来信告知未见反复。

（九）本原相合取穴

【病案】

马某，女，45岁，工人。因腹痛腹泻1天而于1983年10月19日上午8时40分就诊。

患者于10月18日晚，饮糖水后即觉腹部疼痛，继则腹泻4次，为稀溏便，喜按，且伴有脐周疼痛，舌质淡苔白，脉弦缓。

辨证：腹痛（虚寒型）。

治则：理气和胃。

治疗经过：上午8时40分为辰时，辰时为胃经所旺，应泻厉兑，但本症虚寒，故取胃经原穴冲阳（双）及本穴足三里（双），针左侧足三里针感向足底传导，针右侧足三里有酸胀感上下传导，针双侧冲阳有酸胀感，行针20min，腹痛完全消失，无压痛。第二天来诊时自述针灸后未服过任何药物，腹泻完全停止，腹部无疼痛，取得显著疗效。

（十）病浅刺浅，病深刺深

《灵枢·终始》云：“脉实者，深刺之，以泻其气，脉虚者，浅刺之，使精气无得出，以养其脉，独出其邪气，刺诸痛者，其脉皆实。”“病痛者阴也，痛而以手按之不得者阴也，深刺之，病在上者阳也，病在下者阴也，痒者阳也，浅刺之。”说明病邪深宜深刺，病浅宜浅刺。司徒铃教授认为，在应用逢时开穴治疗过程中，掌握好针刺的深浅，是提高针灸疗效的另一个重要环节。

【病案】

韦某，女，27岁，工人。因剑突下疼痛3h，于1983年10月26日晚上7时50分急诊。

患者当天下午4时开始剑突下疼痛，有上顶之感，恶心呕吐，皆为食物，伴有头部觉热，汗出，口淡，尿黄，上腹部拒按，舌质淡红，苔白，脉沉弦细。

辨证：胃脘痛（实寒）。

治则：散寒止痛。

治疗经过：是日为丁亥日庚戌时，按飞腾八法开双侧外关，用泻法，深刺之，双手有麻痹感，针10min后腹痛完全消失，剑突下无压痛。

按：证属实寒，宜深刺之，逢时开穴行泻法，效如桴鼓。如窦氏所说：“除疼痛如手拈”。

第八节　精于针灸特色技术

一、司徒氏针挑

司徒氏针挑是在人体特定部位或腧穴上，用特制的挑治针挑刺，挑断皮下的白色纤维样物或适当放少量血，用以治疗全身疾病的方法。它是传统针灸术的治疗方法之一。

《灵枢·官针》云“病在经络痼痹者，取以锋针”“病在五脏固居者，取以锋针”“半刺者，浅内而疾出针，无针伤肉，如拔毛状，以取皮气，此肺之应也”“刺络者，刺小络之血脉”。而“针挑”一词首见于晋代葛洪《肘后备急方·疗沙虱毒方条》：“针挑取虫子。”

宋代《桂海虞衡志》载有广西少数民族治疗疾病的简便疗法，言“草子，即寒热时疫，南中吏卒小民，不向病源，但头痛不佳，谓之草子，不服药，使之锥刺唇及舌尖出血，谓之挑草子”。清代郭右陶《痧胀玉衡》记有“一应刺法，不过针锋微微入内，不必深入”。后来针挑多用于疗疳积、挑痔、挑喘等，在民间广泛流传。

司徒氏针挑疗法是古代“锋针疗法”“半刺法”“刺络法”的综合发展。

（一）常用针挑用具

常用针挑用具为钩状挑治针（图2–2、图2–3）

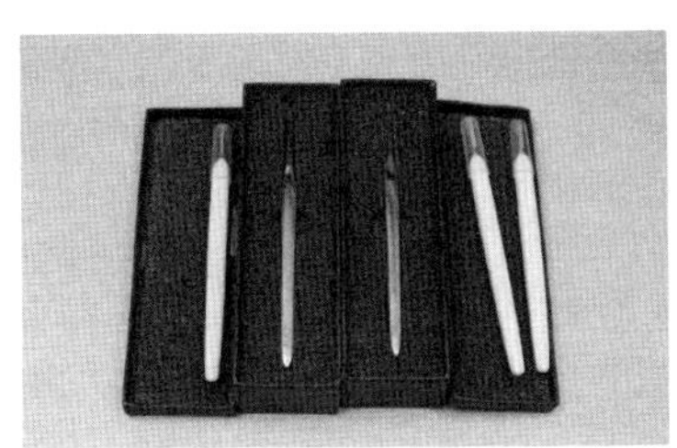
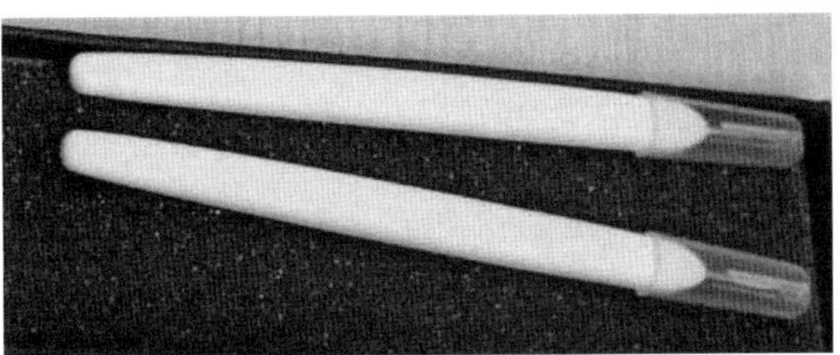

图2–2　钩状挑治针

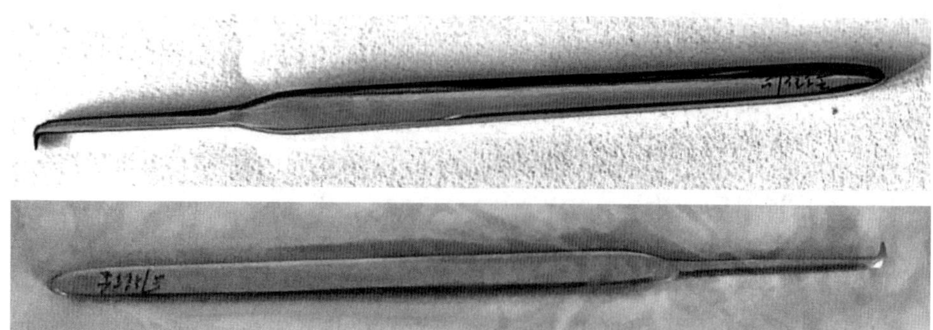

图2-3　一次性挑治针（白色）

（二）操作方法

针挑可选用三棱针或钩状针挑针。若选用三棱针，先选好针挑点（或腧穴），常规消毒后，用三棱针将表皮纵向挑破0.2～0.3cm，再深入皮下将皮下白色纤维样物挑起，做左右挑拨动作或将纤维样物挑断，然后再按上法进行第二针，重复动作直到把针挑点的皮下纤维组织完全挑断，最后进行消毒并盖上无菌纱块，胶布固定。若选用钩状挑治针，选好针挑点或穴位常规消毒后，再用1%～2%利多卡因于针挑点皮下注射呈皮丘状，每点注射0.05～0.1mL药物，然后用钩状挑治针针尖对准皮丘最高点横向挑破皮肤约2mm，再在伤口深部做旋转牵拉动做针挑，把皮下白色纤维样物挑断。按上法动作进行第二针，重复针挑动作5～10次，直到挑断所有皮下纤维样组织为止，再进行消毒，盖上消毒纱块，贴上胶布即可。一般每周针挑1～2次。

（三）治疗原理

《灵枢·九针十二原》有“满则泄之，宛陈则除之，邪胜则虚之”。中医认为，人之气血在脉管流行，顺流不息，如环无端，才能充养周身脏腑、皮肌肉筋骨，保持阴阳平衡，若气血流通不畅，瘀积于脉络，脏腑四肢百骸濡养不足，则产生多种多样的病理症状。针挑疗法是基于“宛陈则除之”法则，以通为用，以通为调理，在人体皮部经络针治点上针挑，挑断皮下纤维组织样物或适当放少量血，不但可以疏通经气，且可清除瘀滞，使气血流通，清除有害代谢物质，以保证经气流畅无阻，脏腑四肢百骸得以滋润而功能盛旺，疾病乃除。正如《灵枢·经脉》所说“脉道以通，血气乃行”。《素问·调经论》所言“五脏之道，皆出于经隧，以行血气，血气不和，百病乃变化而生”“神有余，则泻其小络之血出血，勿之深斥，无中其大经，神气乃平”，此之谓也。

（四）取穴原则及针挑部位

针挑取穴是以中医脏腑经络辨证为基础，根据不同的人，不同的病，不同证型，来选取穴位，一般选用背俞穴、华佗夹脊穴或痛点挑刺。如失眠证属心脾两虚者，可选用心俞、脾俞挑刺。呃逆属肝气犯胃者，挑肝俞、胃俞以疏肝理气和胃。

1. 以背俞穴为主针挑

背俞穴是脏腑经气输注于背部的腧穴。《灵枢·背腧》提出了背俞穴的穴名和部位，并提出了背俞定穴的客观指标是“按其处，应在中而痛解”的阳性反应现象，参考《难经》中“阴病行阳，阳病行阴”的论述，可知内脏有疾可反映到相应的背俞穴上，临床可观察背俞穴处的异常反应现象来分析推断某经某脏腑病的虚实，指导临床。也可以根据中医脏腑经络气血辨证来选取背俞穴。

2. 以华佗夹脊穴为主针挑

古人在长期临床实践中，发现华佗夹脊（胸1—腰5棘突左右旁开5分）治疗的适应证基本与背俞相似，所以也可以选取华佗夹脊穴为针挑点。一般来说，颈1—颈7夹脊穴主治头面颈项诸器官疾病，颈3—胸7夹脊穴主治胸腔内脏及上肢疾病，胸8—胸12夹脊穴主治上腹部内脏疾病，胸10—骶2夹脊穴主治腰部和下腹部内脏疾病，腰2—骶4夹脊穴主治肛门部和下肢部疾病。

3. “以痛为腧”做痛点针挑

正如《灵枢·经筋》所言“以痛为腧”，主要在痛点挑刺。

（五）功效

本法具有活血祛瘀，通经活络，消肿止痛，调整脏腑阴阳的作用。通过针挑使皮下纤维组织再生，相当于针刺和艾灸的综合作用。

（六）注意事项

（1）注意无菌操作。

（2）在针挑时，针尖应在原口部位挑，不要在创口上下挑，防止伤口愈合困难并留下瘢痕。

（3）针挑期间不吃刺激性食物，如大蒜、辣椒等。

（4）针挑也会出现晕针，要注意预防和处理。

（5）孕妇、严重心脏病、血液病、糖尿病者禁用。

（6）一般针挑每周1～2次。

（七）适应证

司徒氏针挑治疗范围较广，遍及内、外、妇、儿、五官各科疾病。

1. 呼吸系统病症

哮喘、久咳、慢性肺源性心脏病、支气管扩张（缓解期）、肺囊肿引起胸痛等。

2. 消化系统病症

胃十二指肠溃疡、消化不良、小儿疳积、慢性结肠炎、胃下垂、呃逆、噎嗝、呕吐、慢性肝炎、胆绞痛、慢性胆囊炎等。

3. 心血管系统病症

高血压、早期冠心病等。

4. 泌尿生殖系统病症

慢性前列腺炎、前列腺肥大、不育症、不孕症、月经不调、痛经、慢性盆腔炎、慢性睾丸炎、阳痿、性功能低下等。

5. 神经系统病症

中风偏瘫、癫痫、震颤麻痹综合征、神经衰弱、坐骨神经痛、肋间神经痛、血管神经性头痛、吉兰-巴雷综合征、肌营养不良、三叉神经痛、痴呆、更年期综合征、面神经炎等。

6. 代谢内分泌病症

甲状腺功能亢进症、甲状腺肿大等。

7. 运动系统性病症

风湿性关节炎、类风湿关节炎、肩周炎、颈椎病、腰椎退行性变、腰肌劳损、腰扭伤、肩周炎、网球肘、强直性脊柱炎等。

8. 五官病症

变应性鼻炎、慢性咽喉炎、睑腺炎、结膜炎、白内障、近视等。

9. 皮肤外科病症

痤疮、过敏性荨麻疹、牛皮癣、湿疹、痔疮等。

（八）临床应用

1. 中风后遗症——偏瘫

主穴：百劳，膈俞，肾俞。

配穴：上肢加大椎，下肢加腰阳关，失语加心俞，高血压加肝俞。

2. 偏头痛

主穴：四花穴，翳风。

配穴：发作期在太阳穴周围挑脉络充盈部，痰湿内阻加脾俞，肝阳上亢加肝俞。

3. 肩周炎

主穴：肩三针，大椎。

配穴：久痛加膈俞。

4. 颈椎病

主穴：大椎，新设（双），大杼（双）。

配穴：气滞血瘀加膈俞，手麻痹加肩外俞，肾虚加肾俞。

5. 肩胛周围痛

主穴：阿是穴，肩外俞，膈俞。

6. 腰痛

腰肌劳损：脾俞，膀胱俞。久病加肾俞。

腰扭伤：阿是穴，肾俞，委中。

腰椎肥大：腰2—骶2华佗夹脊穴加大椎。

7. 坐骨神经痛

主穴：大肠俞，秩边，委中。

配穴：足太阳型加膀胱俞，少阳型加胆俞。

8. 风湿性关节炎

主穴：肾俞，脾俞，膈俞。

配穴：手关节加大椎，膝关节加腰阳，风痹加风门，痛痹加肝俞，着痹加三焦俞。

9. 强直性脊柱炎

主穴：大椎，命门。

配穴：痛甚加四花穴，气血虚弱加脾俞、肾俞。

10. 胃脘痛

主穴：中脘，脾俞，胃俞。

配穴：气滞血瘀加膈俞，肝气犯胃加肝俞，久痛加天宗。

11. 膝关节增生

主穴：脾俞，膈俞，膀胱俞。

12. 癫痫

主穴：大椎，长强，鸠尾，肝俞。

配穴：发作频频加筋缩，久痛加膈俞。

13. 震颤麻痹综合征

主穴：四花穴。

配穴：长强，风池。

14. 面神经麻痹

主穴：翳风，大椎。

配穴：风邪阻络加风门，肝风内动加肝俞。

15. 神经衰弱

主穴：四花穴。

配穴：心脾两虚加心俞、脾俞，心肾不交加心俞、肾俞，肝郁加肝俞，气血不足加脾俞。

16. 肋间神经痛

主穴：阿是穴，肝俞，胆俞。

配穴：湿热型加三焦俞，痛甚加膈俞。

17. 围绝经期综合征

主穴：肝俞，肾俞，心俞。

配穴：多汗者加肺俞，潮热者加身柱，抑郁者加四花穴。

18. 哮喘

主穴：天突，鸠尾，大椎，肺俞。

配穴：痰多加脾俞、中脘，瘀血加膈俞，久病肾虚加肾俞，小儿哮喘挑四缝。

19. 久咳

主穴：天突，肺俞，大椎，中府。

20. 小儿疳积

主穴：四缝。

配穴：脾俞，胃俞。

21. 慢性结肠炎

主穴：脾俞，肾俞，天枢。

配穴：膈俞，大肠俞。

22. 胃下垂

主穴：中脘，胃俞，大椎。

配穴：梁门。

23. 呃逆

主穴：膈俞，胃俞。

配穴：肝气犯胃加肝俞，饮食伤胃加脾俞或中脘。

24. 胆绞痛

主穴：胆俞，局部阿是穴。

25. 高血压

主穴：四花穴。

配穴：肝阳上亢加肝俞，肾虚加肾俞，痰浊型加脾俞。

26. 前列腺炎

主穴：脾俞，膀胱俞。

配穴：中枢，命门。

27. 不孕症

主穴：肾俞，腰阳关。

配穴：膈俞，中枢，命门，脾俞。

28. 痛经

主穴：肝俞，膈俞。

配穴：次髎。

29. 月经不调

主穴：肝俞，脾俞，肾俞。

30. 甲状腺肿大

主穴：肝俞，胃俞，百劳。

配穴：局部穴，肩井。

31. 变应性鼻炎

主穴：大椎，肺俞，肾俞。

32. 痔疮

主穴：大肠俞，长强。

配穴：大椎，承山，会阳。

33. 慢性咽炎

主穴：天突，肺俞，肾俞。

34. 睑腺炎

主穴：太阳，脾俞。

35. 痤疮

主穴：肺俞，心俞。

配穴：大椎，膈俞，大肠俞。

36. 过敏性荨麻疹

主穴：肺俞，肾俞，膈俞。

【病案一】

陈某，男，52岁，工人。1977年8月26日初诊。

右肩痛1年。去年8月因劳动过度用力，出现右肩疼痛，晚上夜静时疼痛更甚，经多方治疗，未见好转而来诊。右肩胛冈上部有明显压痛点，肩部外展、后伸动作均受限制，右臂外展80° 就疼痛，不能上举摸头部，经X线片检查，颈椎未见明显X线征，舌质淡红，舌苔白，脉略弦。

辨证：肩凝症（肩关节周围炎）。

治则：通络逐痹，调畅气血。

取穴：右肩阿是穴处3个阳性点、颈5—胸2夹脊穴处2个阳性点。

治疗经过：用较强刺激手法，挑刺上述穴、点，反复牵拉旋动，每隔1天进行针挑1次，经针挑治疗3次后，肩痛显著减退，肩臂活动大有进步，经针挑治疗6次后，右肩疼痛完全恢复正常。3个月后随访，没有复发。

按：本病属经络痼痹的痛痹疾患，所以着重用病位局部邻近取穴法，于患侧肩胛区选取阿是穴为主，配选下颈部夹脊穴，用较强刺激手法挑刺，牵住皮下白色纤维组织，反复进行左右摇摆旋转牵拉动作，以触动所在部位的经络。挑完之后，还留有创口，创口存在着组织再生过程，在这一段时间里，留有一定的刺激作用，俾其有利于达成较持久的有效刺激量，这就可能具有类似针刺加艾炷灸综合治疗的作用。

【病案二】

孔某，女，25岁，教师。1970年8月23日初诊。

自述患慢性喉炎1年，时轻时重。近3个月来，喉内有压迫感，不能讲话，发音很困难，声音嘶哑，经多方治疗未见有效。两周前经某医院检查，发现右侧声带有大头针针帽样大小的声带小结节，诊断为慢性喉炎，声带小结节，并已约定日期往该院进行直接喉镜摘除手术，由于患者不愿意接受手术治疗而来诊。患者面色赤，唇红，舌质红，舌苔淡黄，脉滑略数。

辨证：热邪阻肺（声音嘶哑、慢性喉炎、声带小结节）。

治则：清肺泻火，通络散结。

取穴：肺俞，旁廉泉，大椎，百劳。

治疗经过：用较强刺激手法挑刺肺俞、大椎、旁廉泉、百劳处阳性点，每隔2天针挑1次。针挑4次后自觉症状明显减退，已能发音讲话唱歌。治疗2周后，往广州某医院复查结果：声带小结节已不见。继续治疗2周，先后按上述方法针挑8次，已告临床治愈。1个月后随访，患者讲话发音正常已能恢复教学工作。

按：喉连气管通于肺，发音与喉部声带有密切关系，本病属肺所生病之一种，也是属于五脏固居疾患的范围，临床上取肺俞以清肺理喉，配病位近部穴百劳、大椎以通络散节，促使结节消除。

【病案三】

穆某，女，60岁，工人家属。1977年9月2日初诊。

左半侧头部疼痛，反复发作已3天，有时出现爆破样剧痛，有时呈跳动样疼痛，剧痛时伴有胸闷不适，恶心欲吐。自述无恶寒发热、鼻塞、打喷嚏等症状，有肺气肿及慢性支气管炎病史，舌质淡黯，舌苔白，脉弦细。

辨证：偏头痛（偏头痛型血管神经性头痛）。

治疗经过：9月2日用泻法针刺风池、外关、太冲（双）等穴，头痛不减，仍反复发作，痛剧难忍，因而认为本病属久痛入络，是调节血管舒缩功能紊乱所致的偏头痛症，因而在9月3日复诊时改用针挑疗法，选取颈3—颈7夹脊穴处3个阳性点，并取左颞区太阳穴，左耳垂翳风穴处阳性点进行挑刺，挑刺后，约过20min，病员自述头痛症状已明显减轻，仿照上述方法于9月5日和9月7日各针挑1次后，症状完全消失，追踪至今未见复发。

按：选取患侧太阳穴，翳风穴和夹脊穴均属病位近部选点的方法，针挑上述有相应主治作用的穴、点，具有通络活血止痛，调整气血活动功能平衡的治疗作用。

【病案四】

余某，男，27岁，军人。1978年8月3日初诊。

患慢性喉炎已2年多，声音嘶哑，时轻时重，近半年来，每次发音讲话即觉喉内有压迫感，经用多种方法治疗，无明显效果，因而转用挑针、中草药治疗。现症见：声音嘶哑，自觉稍作发音讲话，喉内就有异物压迫感，发音障碍，严重影响工作。检查：右侧声带前1/3处，有绿豆大的息肉样变，基底较大，声带轻度充血，考虑手术摘除后，可能因瘢痕较大，还会影响发音活动。望诊面色微红，舌苔白微黄，舌质红，脉略数有力。

诊断：声音嘶哑（痰火郁结，脉络瘀阻）。

治则：宣肺通络，散瘀化结。

治疗经过：针挑肺俞、百劳、大椎周围疾病反应点，每次针挑2～3点，每周针挑1～2次。

中草药方：铁包金60g，穿破石18g，甘草9g，清水7碗煎至1.5碗，分2次服，当天服完，每天或隔天服1剂。

治疗经过：经针挑治疗5次后，首先声带充血消退，息肉样变组织变成半透明状，且体积缩小，声带颜色亦渐恢复正常，只留下小痕迹，变成结节状，大小如半粒芝麻，靠近声带边缘，继续每周针挑1次，再挑3次后，症状已消失，病得治愈。

按：声带居于气管之上口，为肺气出入必经的途径，对于痰火郁结，脉络瘀阻形成声带嘶哑，声带结节之症，皆与肺有密切关系，根据背俞取穴位，选取肺俞、百劳、大椎等穴及其周围疾病反应点，用针挑大泻法刺之，可以疏肺气，通经络，散瘀化结，从而达到治疗的目的。

二、深刺大椎，独特经验

大椎是主治热病、气喘、头项痛、虚劳等的常用穴。其穴出自《素问·气府论》，为督脉手足三阳之会。因其深部有脊髓，历代医书诸家言其可直或斜刺0.5～1寸，不可深刺。而司徒铃教授在针刺治疗哮喘过程中，进一步探讨了深刺大椎的方法，认为深刺大椎有升提阳气、强壮身体、止喘抗过敏作用。他深刺大椎达1.5～2.5寸，方法是：患者俯伏坐位，定位后常规消毒，用0.30mm×70mm长针，以45°轻轻捻转，沿第7颈椎棘突与第1胸椎棘突间隙刺入，针尖可偏左或偏右，依患者肥瘦缓缓把针推到1.5～2.5寸，得气后在深部留针，运针使针感上下左右传导，可配合刮针补泻后留针5～10min。在深刺大椎时勿用力太猛，亦不可反复提插。如果行针时患者有触电感，应将针上提少许，向外斜刺。出针时缓慢沿针刺方向上提。深刺大椎主要用以治疗哮喘、变应性鼻炎、痿证、颈椎病引起的手麻痹及一切虚寒病证。

三、火针技术的应用

火针疗法是将特制的针具用火烧红针体后，灼刺人体一定的腧穴或部位，从而达到防病治病目的的一种治疗方法。

火针疗法源远流长，《灵枢·官针》言“九曰焠刺，焠刺者，刺燔针则取痹也”。“燔针”即指火针；焠刺即用火烧针后去刺的火针疗法。《伤寒论》将火针称为“烧针”“温针”，对火针疗法的禁忌证和误治后的处理做了详细论述，共计十余条，如“太阳伤寒者，加温针必惊也”“火逆下之，因烧针烦躁者，桂枝甘草龙骨牡蛎汤主之”。晋代陈延之在《小品方》首次提出“火针”的名称，“附骨疽……若失时不消成脓者，用火针、膏、散”。还首次把火针疗法应用于眼科疾病：“取针烧令赤，烁着肤上，不过三烁缩也。”唐代孙思邈所著的《千金方》中记载：“外疖痈疽，针惟令极热。”这是火针疗法治疗热证的最早记载，进一步扩展了火针的适用范围，突破了寒证的局限，既用于内科黄疸、癫狂，又用于外科疮疡痈疽、瘰疬痰核和出血。还提出了火针的禁忌穴位：“巨阙、太仓，上下篇此一行有六穴，忌火针也。”宋代王执中所著《针灸资生经》将火针疗法创造性应用于内脏疾患的治疗中，是对火针疗法的一大贡献。书中记载了治疗心腹痛、哮喘、腰痛等病的经验。明代高武撰写的《针灸聚英》系统全面地论述了火针疗法，标志着火针疗法的成熟。高氏首先对火针的选材提出了要求：“世之制火针者，皆用马衔铁……此针惟是要久受火气，铁熟不生为工，莫如火炉中用废火筋制铁为佳也”“初制火针，必须一日一夜，不住手以麻油灯火频频醮烧，如是一日一夜，方可施用”。此书首次对火针的功效进行了探讨，总结了火针的引气与发散两大功效，开始建立火针治病的基本理论。可以说《针灸聚英》的问世，标志着火针疗法的成熟和完善。陈实功《外科正宗》记载了火针治疗瘰疬："治瘰疬、痰核，生于项间……将针烧红，用手指将核握起，用针当顶刺入四五分，核大者再针数孔亦妙。核内或痰或血随即流出，候尽以膏盖之。"这一方法治疗瘰疬，屡试不爽。

20世纪70年代，由于火针针具较粗，部分患者依从差，司徒铃教授妙用一般的不锈钢毫针（0.35mm × 25mm）代替较粗的钨丝合金的火针，得到患者的好评，使火针得到广泛推广，进一步推动了火针疗法的发展。除乳痈、腱鞘囊肿、类风湿关节炎、皮肤肿瘤等用较粗钨丝合金火针治疗外，其他疾病常用一般的毫针，一次性使用。如火针点刺颈部痛点、百劳、风池、肩外俞等治疗颈椎病、落枕引起的颈痛，点刺腰痛点、脾俞、膀胱俞、秩边、承山、大肠俞、腰眼、腰阳关等治疗腰扭伤、腰椎间盘突出症、腰肌劳损，点刺关节局部治疗关节扭伤肿痛，点刺膝眼、阴陵泉、膝阳关等治疗膝关节痛，点刺大椎、肩三针、风池、曲池治疗肩周炎，点刺局部阿是穴、膻中、天宗、四花穴（膈俞、胆俞）、胃俞治疗乳癖等。

四、巨刺与缪刺

司徒铃教授认为巨刺法是以左病刺右，右病刺左，上病下刺，下病取上为特点的一种交叉刺法。巨刺与缪刺均以经络病变为主，巨刺为刺经，缪刺为刺络。里邪犯经脉某部，脉道壅滞，经络痹阻，其上下左右经气就会失去平衡。由于经脉之气“阴阳相贯，如环无端”，十二经脉在人体内不仅会相交、循行，而且左右两侧同名经脉通过脏腑、督脉及任脉等横向连绕沟通，上下手足同名经脉则“同气相求”以纵行相接。故一旦邪犯经脉某部，脉道壅滞，经气受阻，其上下左右之经气就会失去平衡。此时，邪客于经，“左盛则右病，右盛则左病，亦有移易者，左病未已而右脉先病，如此者，必巨刺之”。《素问·缪刺论》又考十二经筋，几乎完全与经脉伴行，且通过十二经脉营运渗灌的血气而得到濡养，因此，巨刺法不仅运用于经脉某部的疼痛症，而且可治经筋某部的疼痛与活动障碍症。

经络学说中的根结标本理论，对于人体经气上下、内外的对应联系和作用原理进行了阐述。指出十二经气呈线状循行，面状扩散，而运行遍及全身，其中四肢肘膝以下（根与本）是经气生发之处，为经气之根本所在；头面躯干（结与标）则是经气聚结的部位。司徒铃教授认为，经络根结标本理论是从纵行方面进一步加深了对经气的认识，这对巨刺法的应用法则有着极其重要的指导意义。《素问·阴阳应象大论》云：“善用针者，从阴引阳，从阳引阴，以右治左，以左治右。”鉴于《内经》文字古奥，言简意赅，关于巨刺一项，又无专论，仅散见于诸篇之中，因此尤须博览详诵，前后互勘，才能曲畅旁通，臻于完善。综观《内经》本旨，对巨刺法“从阴引阳，从阳引阴”法则的运用，既要从横向方面“以左治右，以右治左”，亦应从纵行方面“以下治上，以上治下”方与经义不悖。是以《素问·离镇邪论》云：“气之盛衰，左右倾移，以上调下，以左调右。”《灵枢·官针》亦云：“远道刺者，病在上，取之下。”局限性疼痛与活动障碍，常是经脉与经筋局部病变的主症。其病机为经脉阻滞，气血不畅。若患者气滞邪阻较重，常规针灸治疗乏效，可行巨刺法，每获卓效。

第九节 善治危急重症和疑难病

在司徒铃教授的行医生涯中，尤其值得称道的是，他以针灸为手段，治愈的疾病种类覆盖内、外、妇、儿、伤各科，除了能治各种痹证、痿证之外，也善于将针灸用于危急重症的抢救和一些疑难杂症的治疗上。1980年7月，在泰国经商的一位88岁高龄的华侨谢先生，突然中风晕厥，在当地医院抢救1个月，仍然昏迷不醒。谢先生的子女通过国内亲友，请司徒铃教授前往诊治。8月28日司徒铃教授到泰国后，按照“回阳救逆，扶元固脱”的原则，运用循经远近配穴方法治疗。不出1个月，谢先生便清醒过来，并渐康复。1年后，他特意派夫人回国，向司徒铃教授致谢。

在他的医案中，用针灸为治疗方法成功地抢救了近20例昏迷厥证的患者，还有不少诸如暴泻无尿、急腹症（如肠套叠、蛔虫性肠梗阻）的患者被抢救成功的病案。

【病案一】

刘某，男，29岁，农民。

患者于4h前发病，发热、呕吐、腹泻、大便有黏液，随即神志昏迷、烦躁不安而抬来急诊入院。入院时血压测不到，体温38℃，血白细胞22×10^9/L，中性白细胞比例为87%，大便为黏液便，脓细胞（++），大便培养结果发现弗氏痢疾杆菌。曾用尼可刹米、肾上腺素注射及补液、吸氧等措施抢救1h仍未苏醒，乃请中医会诊。会诊见患者昏迷，不省人事，四肢厥冷，烦躁不宁，面色苍白，呼吸迫促，唇甲发绀，舌苔黄浊、舌质淡红，脉伏；血压60/0mmHg。

中医诊断：疫毒晕厥。

西医诊断：中毒型菌痢（极重型）。

治则：解毒开窍。

治疗经过：立刻针刺十宣出血，刺曲泽（双）、委中（双）浮络出血。刺后约10min，患者神志已完全清醒，脉象转为滑脉，血压110/70mmHg，病情好转。

【病案二】

潘某，男，1岁。1966年4月23日初诊。

发热腹泻1天余。病孩因发热、急性腹泻，大便每天10多次，呈水样便，于1966年4月22日送当地卫生院治疗。入院后经静脉滴注葡萄糖注射液、生理盐水及多种药物治疗后，小便不出。4月23日经中西医会诊后转来针灸科治疗。见病孩腹胀满，已近24h无小便，频频恶心呕吐，不能纳食，食下即吐，烦躁不宁，身热，面微赤，舌质红，苔黄腻，脉沉细数，指纹紫。

诊断：暴泻，尿闭。

治则：化湿解毒启闭。

治疗经过：立刻给予点刺中冲出血，用泻法针刺涌泉、阴陵泉、足三里、内关，并用梅花针叩刺腹部，以泄热利尿，调整胃肠功能。治疗后约15min，患儿烦躁不宁、恶心呕吐症状已明显减轻，喝开水后也无作呕，腹胀亦减；治疗1h，排出小便450mL，身热已退，当晚便能安睡。继续调治2天，临床治愈出院。

此外，一些顽疾、难治的慢性病，治疗成功的例子就更多。如诊治1例病毒性脑炎后遗症半年，症见神情呆滞、失语、听觉迟钝、不能坐稳、不能独自行走、左手活动不灵的病孩给予针挑夹脊穴（颈3—颈7），配梅花针叩刺头背、腰骶区、督脉和膀胱经所分布的皮肤及掌指皮肤，用耳针埋皮质下、肾、神门穴区，治疗3次后即能独自行走、手足活动正常、说笑如常人，随访3个月，小孩健康活泼，一切正常。又如，对一应征入伍体检时发现的“红绿色盲（先天性辨色力缺陷）”患者进行“养血活血、益睛明目”的治疗，针刺睛明、风池、瞳子髎、足三里、光明等穴（用补法），每周2次，共治疗20次后，未见明显改善，遂改用穴位注射疗法，以100mg维生素B_6与患者静脉血3mL混合分注于肝俞、膈俞、足三里，每穴1～1.5 mL，左右交替。治疗10次后，改取肝俞、肾俞、翳明穴，注射方法同前，再治10次，检查色觉恢复正常。翌年参军入伍。

司徒铃教授坚持用“脉证合参”以观察针刺补泻的效应，是基本符合中医传统理论的。并选用BYS-14型脉象仪描记脉图作为客观指标。

【病案一】

凌某，女，45岁。

患者诉全身瘙痒起风疹4天。4天前午餐吃咸鸭蛋，当晚感全身起风疹，伴畏寒、头晕、心烦胸闷，口淡，恶心，纳呆，小便黄，大便烂，每天2次，今天风疹增剧，奇痒难忍，特来急诊。查体：神志焦急，坐立不安，全身皮肤布满大小不等、形态不一、粉红色风团样扁平皮疹，大部分皮疹融合成片状，以面额及四肢颈部为甚。舌苔淡黄白。脉象浮洪数。

诊断：风疹（荨麻疹）。

辨证：阳明经风热夹湿热。

治则：泄散阳明经风热。

取穴：手足阳明经穴针，泻法。

治疗经过：针泻双曲池，针感传至手掌及上臂；针泻右足三里，痹感传至脚底及膝。针后5min，渐感奇痒减少，面部发红渐退，风疹团渐变小变平。0.5h后，瘙痒、风疹完全消退，皮肤颜色恢复正常，脉象明显趋平。

脉象图特征变化：主波幅下降，由12mm降为4mm，重搏波及降中峡上升与主波融合。

按语：食物中致敏源引起体内组胺、5-羟色胺、缓激肽等物质的释放，引起血管通透性增加，毛细血管扩张，血清蛋白和水分的渗出，真皮局限性、暂时水肿，皮肤风团形成，刺激末梢神经，引起瘙痒。由于皮肤毛细血管扩张，渗出，外周血管阻力减少，心搏加快，血流量增加，脉搏快，粗而浮起，起伏大，来盛去衰，如波涛汹涌之浮洪数脉。该例患者经过针泻阳明经的曲池、足三里后，消除了过敏状态，出现明显抗过敏疗效。由于扩张的皮肤毛细血管收缩，血管外周阻力增加，心搏血量减少，桡动脉张力恢复，脉浮洪之象减而趋平，所以见得客观指标，脉象图有相应明显的变化，提示可以说明问题。

【病案二】

曹某，男，38岁，1982年8月16日急诊。

患者诉左侧睾丸疼痛数小时。患者今晨起无明显诱因出现左侧睾丸疼痛，渐渐加剧，牵扯样，痛连腰脊，伴头晕及全身乏力。查体：面色无华，痛苦面容，腰背、睾丸、阴中、阴茎、会阴未见异常。舌质淡红，有瘀点，苔薄白。脉象右关虚弦，左弦细。

诊断：睾丸痛 （气虚肝郁）。

治则：益气疏肝，行气止痛。

取穴：太冲（左），足三里（右）。

治疗经过：针泻太冲（左），胀感传至曲泉，针补足三里（右），胀感向上传，5min后，心胸至全身发热，感轻松舒服，睾丸及腰脊疼痛渐止，按《灵枢·经脉》说：肝足厥阴之脉，循股阴，入毛中，过阴器，是动则病，腰痛不可仰卧……是主肝所生病者……狐疝。现患者因肝失疏泄、经气不行而引发睾丸痛牵连腰部痛，故用泻法针刺肝经之原穴太冲以止痛。患者右关脉虚，主胃气虚，故针补胃经合穴足三里，以补气而巩固其疗效。

脉象图特征变化：针刺后主波幅显著增高，由9.5mm增加为17mm，重搏波，降中峡与主波幅比值由0.63分别减为0.47、0.35，重搏波变得较为明显。

按语：疼痛使机体处于应激状态，交感神经亢奋，血管痉挛收缩，故脉弦细。针刺能扩张血管，改善血流灌注，消除引起疼痛的缺血状态，起到止痛的作用。“通其经脉调其气血”“通则不痛”。针刺治疗，能松弛痉挛状态下的血管，心搏和血流增加，降支斜率增加，重搏波和降中波下降，降中波变得较明显。

【病案三】

陈某，男，45岁。1982年8月18日急诊。

患者脐周及上腹绞痛超过15min。缘近几天来风雨交加，工作四处奔波，睡眠不足，劳倦内伤中气，饮食不定时，食物而冷热不择。于十几分钟前起病，突感上腹部及脐周剧烈绞痛，伴头晕，乏力，冷汗出，恶心，口淡流涎。

查体：体温、血压正常，急性痛苦面容，精神疲乏，面色苍白，头额布小滴汗珠，全身皮肤湿冷，心肺未见异常体征，脐周及上腹部轻度压痛，喜按，肠鸣音活跃，肝脾未触及，肝浊音界存在。舌嫩红略胖，苔灰略厚腻。脉沉细无力。

诊断：肠痉挛，腹痛（气虚寒湿）。

治则：益气温阳化湿。

取穴：足太阴、足阳明经穴，补泻兼施。

治疗经过：经针补足三里（左），泻公孙（右），在针的周围发胀传至足背并向上传。腹痛及诸症顿感缓解，全身舒适，面色由苍白渐转红润，脉转和缓有力而趋平。

脉图特征变化：主波幅由17mm降至13mm，波顶由圆钝变为较尖，重搏波及降中峡消失，其与主波幅比值由0.6变为不可测得。

按：脾胃运化失职，稍受寒邪，气不宣通而致腹痛。腹痛时，机体处于应激状态，副交感神经亢奋，胃肠平滑肌痉挛收缩而出现腹痛、恶心、口淡、流涎等症状；交感神经亢奋，出现冷汗出；末梢血管痉挛收缩，出现面色苍白、肤冷、头晕、乏力及脉沉细无力等表现。据有关研究表明，针足三里及公孙穴有调整胃肠功能作用，使痉挛收缩之平滑肌松弛。从该例针刺疗效分析，具全身性的调整作用。解除自主神经系统的兴奋状态，痉挛的末梢血管得以舒张，皮肤外周血循环及汗腺功能恢复正常。外周末梢血管阻力降低，血流从动脉迅速灌注入末梢血管，对动脉壁的压力减少，故主波幅下降，尤其是重搏波及降中峡已消失。

【病案四】

张某，男，52岁。1983年7月21日急诊。

患者于2h前无明显诱因，突然感左腰剧烈疼痛如绞，向左侧腹胁放射，伴小便少而黄，无恶心呕吐，无恶寒、发热等症状。查体：肝脾未能触及，右肾区叩击痛（+），实验室检查：小便常规正常。X线片示：平片未见阳性阴影（此为针治以后检查结果）。舌质色黯，苔厚黄白腻。脉象沉弦。

诊断：肾绞痛，癃闭腰痛。

辨证：肝失疏泄。

治则：疏利肝气以镇痛，清膀胱湿热。

取穴：取肝经及膀胱经穴，针刺用泻法。

治疗经过：根据《素问·刺腰痛》中"厥阴之脉，令人腰痛，腰中如张弓弩弦"，故取肝经之原穴太冲疏肝气以镇痛，泻膀胱经郄穴金门，清湿热以通利小便经20min针刺，症状消失。

按：患者剧烈疼痛时，机体处于应激状态，交感神经亢奋，外周血管痉挛收缩，血流不畅，舒张压增加，桡动脉张力增加。故出现弦脉，脉图出现主波幅小，升支降支斜率小，重搏波提前出现与主波幅融合，使之圆钝，经针刺治疗镇痛后，交感神经及外周血管张力降低，血流较畅，舒张压下降，脉弦象转缓，脉图示主波幅增高，升降支斜率增加，波形较尖，潮波延迟出现，与主波融合减少。

【病案五】

梁某，男，45岁。1981年6月18日急诊。

患者全身发热头项痛，恶风寒已超过4h。患者10h前因淋雨受凉后，渐感发热，恶风，颈项痛，周身酸痛，无汗，口渴，不思饮。查体：体温39.3℃，全身面部、双眼、口唇发红。舌质红，苔黄白稍腻。脉象浮洪数。

诊断：感冒（外感风寒）。

治则：疏通太阳经气，解表散热。

取穴：取足太阳经五输穴，针刺用泻法。

治疗经过：经用泻法针刺足太阳经之井穴至阴和合穴委中，针感传及整双下肢，伴有触电般感觉传至全身。20min后，背部微有汗出之后，头痛恶寒及身热感均减退，后转为头目清明，全身舒松感，而脉浮数较甚，体温降为39℃。此乃疏通太阳经气使邪从汗解，身热渐减，全身轻松。

按：发热，面红，脉浮洪数，见到患者体温已上升，而无汗，恶风，身痛，说明上升的体温尚未达到病理性核温阈值。故仍继续增加产热，肌肉紧张收缩故身痛，继续减少热量失散以保温，故无汗出，皮肤血管未完全扩张故恶风。针刺治疗增加机体应激能力，加速产热，使体温迅速上升，达到核温阈值后产热减少，肌肉松弛故身不痛，增加了散热故汗出，恶风症状消失，皮肤血管扩张，心搏血量及外周循环增加，故脉波主波幅增加；末梢动脉阻力减少，故脉搏降支斜率增加，降中波及降中峡下降。脉象图因而出现相应明显的变化。

司徒铃教授根据《灵枢·终始》："刺之……气至而有效者，泻则益虚，虚者脉大如其故而不坚也……补则益实，实则脉大，如其故而益坚也。"坚持用"脉证合参"以观察用内经针刺补泻手法治疗的效应，基本符合中医针灸诊疗的特色之一。

上述5例病案通过结合脉象仪描记针前与针后脉象图变化的结果，以验证用《内经》补泻手法治疗的效应。临床"脉证合参"所见，急性痛症用相应针刺补泻手法治疗后均获迅速止痛的疗效，同时病脉均获显著好转而趋平。脉象图亦完全显示了由病变的脉象图已转为正常范围的脉象图，从客观指标验证了针刺补泻手法的治疗效应。

第十节　教书育人，创制电光针灸经穴模型

司徒铃教授不仅医术精湛，其治学更是严谨，对《灵枢》《针灸甲乙经》《针灸大成》等医著反复研读，领悟颇深，辨证选穴施针，遣方用药，思路宽广，法活机圆，识证析理不落前人窠臼，对针刺灸法的研究，独出机杼，在几十年的教书育人实践中，积累了丰富的经验，在前贤的基础上取得了新的进展和突破。

一、教导学生坚持辨证论治，循经取穴，阐发《内经》《难经》之精奥

司徒铃教授根据《内经》《难经》中有关针灸治疗的记载，归纳为循本经取穴、他经取穴、多经取穴，结合临床体会，论述了循经取穴治疗的实用意义。在临证教学实践中，指导学生辨证论治要依据“经络所通，主治所及”的原则，深入发掘《内经》所指出的循本经取穴治疗的原则、他经取穴治疗本经病的法则、多经取穴治疗的法则及刺络脉取穴治疗络脉病实证的刺络法则，进而提示经络在临床应用上的规律。经过较长时期的医疗实践，不断总结，于1974年发表《经络、脏腑辨证在针灸治疗上的运用》，结合具体例证说明中医经络，脏腑辨证在针灸治疗上的运用。1980年，又发表了《循经取穴针灸治疗处方原则》，论述了针灸治疗处方原则，指出通过辨证分经进行循经取穴，包括循本经取穴、循他经取穴、循多经取穴，结合临床例证，强调循经取穴是在脏腑经络理论指导下进行针灸治疗的重要环节，指出掌握好这个理论指导，对提高针灸疗效，具有关键作用。司徒铃教授数十年如一日，坚持用经络脏腑辨证理论指导循经取穴针灸治疗方法，治愈了不少疑难重症，一届又一届地将此知识和技能传授给学生。

二、结合临床，开展研究，巧妙施教

结合临床，组织学生对传统疗法进行研究是司徒铃教授采用的一种成功的教法。1983—1984年，在临床教学中，他指导研究生对我国传统的针灸急诊疗法进行研究，他亲临第一线，在附属医院急诊室里选择了常见急诊病症——腹痛、胃病、头痛、咽喉病、胸胁病、痛经等共417例，其中运用子午流注取穴法治疗137例，灵龟八法治疗109例，飞腾八法治疗67例，辨证取十二经五输穴治疗60例，辨证取八脉交会穴治疗44例。将运用子午流注取穴法治疗的137例分组与辨证循经取相应五输穴治疗的60例，作出两个对照组。①子午流注辨证逢时开穴选取穴与病相宜的五输穴组治疗93例；与未按辨证论治，只一般采用子午流注逢时所开五输穴组治疗44例作疗效比较。②子午流注辨证逢时开穴选取穴与病相宜的五输穴组治疗93例与未重视逢时，只通过辨证循经取相应五输穴组治疗60例作疗效比较。上述两个对照组治疗的结果表明：子午流注辨证逢时循经开穴组，选取穴与病相宜的五输穴组治疗病症的止痛显效率高于未重视逢时只通过辨证循经取相应五输穴治疗组，并高于未按辨证论治只取逢时所开五输穴治疗的止痛显效率。提示学生必须掌握辨证施治原则进行运用子午流注针法，这样效果最佳。在取得研究成果的同时，理论联系实际生动直观地给学生传授了知识，使学生得到一次很有启发的研究实践，学到了研究方法。

司徒铃教授认为《内经》指出按时分经辨证论治，使十二经相应的五输穴针灸治疗方法，实际已奠定了子午流注针法的理论基础。子午流注纳甲、纳子法，是《内经》辨证逢时循经取穴用十二经相应五输穴治疗方法的发展。飞腾八法、灵龟八法和子午流注取穴法三者均属辨证逢时循经开穴治疗的范畴，有着相辅相成的关系。司徒铃教授将他深研古籍、长期医疗实践中取得的心得体会，在临床教学、科学研究中毫无保留悉数传授给了学生。

三、善于总结提高，孜孜不倦教真知

司徒铃教授对内、外、妇、儿各种疾病，均有研究心得，尤长于治疗痛症及心脑血管疾病，善于运用背俞穴，特别是以之治疗慢性病、奇难杂症等，运用之精巧实是独具匠心。他在临床实践中总结了902例运用背俞穴病例的疗效观察，治愈、显效者416例，占51.2%；好转者345例，占38.2%；无效者96例，占10.6%；总有效率为89.4%，验证了心俞、肺俞、肝俞、脾俞、肾俞各具主治相应内脏有关功能性病变的相对特异性。经治一例心气不足之心悸患者，心电图检查诊为冠状动脉供血不足，早期冠心病。先用本科治心脏病通用方法，给予维生素B_1、维生素B_6混合穴位注射心俞、膏肓俞，并针刺内关穴，经治10次，症状无明显改善。司徒铃教授依据辨证论治原则，认为本病心气不足即阳气不足，应当使用“已火补之”的艾炷法为主。便施用补法艾炷灸心俞、膏肓俞，并灸足三里。灸疗1次后，患者即明显感觉心胸舒适，连灸6次，心前区不适等症明显减退，胃纳佳，精神好，脉平缓。共灸10次后，而恢复正常工作。司徒铃教授理论联系实际，反复教导学生活学巧用，如前例，正如《灵枢・背腧》说的“灸之则可，刺之则不可”，临床必须坚持辨证施治的原则，选用相应的背俞穴，对证确定治法，明辨宜针还是宜刺，当补还是当泻，对《内经》指出“明为之法”的要旨，作了具体的阐明。

四、言传身教，精心示范授高艺

司徒铃教授在补泻手法的研究方面卓有成就，为了把知识和操作手法传授给学生，他热情耐心地向学生传授，给学生做示范。他一贯重视中医辨证论治和针灸传统补泻手法运用于临床。他针治患者，全神贯注，胆大心细，一丝不苟，以意行气，以气行针，力求针下得气，使气至病所。如此精心治疗患者，准确地给学生做示范，其高超的技术，熟练的手法，高度的责任感，高尚的医德，使学生受益良多。他教育学生：必须在坚持辨证的基础上用针，注意针下气至的有机活动，宜在得气的基础下行针法补泻，否则，机械地行补泻手法每易犯虚虚实实之戒，补法的操作要按补法的法则行针，泻法的操作要按泻法的法则行针。临床上判定针灸补泻的疗效，不但要观察症状是否改善，还用诊察其脉象是否已转为平缓。强调通过脉症合参，根据脉象和症状都有显著好转时，达到虚补实泻有效刺激量的准则和具体要求，补泻手法如能运用得当，可获桴鼓之效。

司徒铃教授于1981—1982年在临床教学中，选择了急性腹痛、胃脘病、痛经、哮喘发作期、荨麻疹急性发作等病症，通过辨证论治，循经取穴，定出虚补实泻的治则，采用《内经》《难经》所说的“推而内之是谓补，动而伸之是谓泻”“徐而疾则实，疾而徐则虚”等法则进行治疗操作，在针刺过程中，密切观察所治疗的患者达到症状消失，病症消除，有显著好转为准则，乃出针。经治疗急诊常见病症111例，有效率达95%，优良率达80%。为了验证司徒铃教授针刺补泻手法疗效，采用Bys-14型新电脉象仪描记脉图作为客观指标，对12例患者做了观察，结果显示针后病变的脉图出现了相应显著改变，与脉象和症状的结果相符。如一例荨麻疹患者用泻法针刺曲池穴，0.5h后，脉象由浮洪数实转为平缓，疹退痒止。又一例冠心病期外收缩的患者，经心电脉象仪描记脉图观察，用补法针刺内关（左）、大陵（右），治疗15min后，期外收缩消失，心率恢复正常，脉象歇止现象消失，同时病变的脉图亦出现相应的显著改善。上述资料已在第二届针麻学术研讨会上宣读，司徒铃教授在大会上作“针刺补泻手法的临床研究”学术报告，用中、英、法、日四种语言同步播出。

五、教书育人创新路，努力发展针灸学

在教学上，司徒铃教授重视直观教学，开展多媒体经脉腧穴教学。早在1958年由他设计制成电光针灸经穴模型1具，开创经络腧穴电化教学的新路子。司徒铃教授选用真人做人体分区的翻模，再用樟木雕刻成中空能装上电线通路，并在每一个腧穴上钻孔，共有361个腧穴，都装入灯泡的通电术模型。另模型装有14个开关，能做分经及同时几经通电。例如打开肺经的开关，便可见到肺经的11个腧穴，都一齐发出亮光来。又如打开肺经和大肠经的两个开关，便可见到肺经和大肠经两经的腧穴，都一齐发出光来，显示相表里经的经络和腧穴的位置。如把肺经与肾经的开关打开，或把肺经与脾经的开关打开，便可见到这两经的腧穴一齐发亮，显示出补母经、泻子经的经

脉。此成果曾在广东省经济文化建设成就展览会上展出。1958年10月15日已于《健康报》连同该模型照片刊出介绍。模型可以左右旋转，共361个指示灯。14经络另用14种不同颜色的胶线将各自的腧穴连接起来。打开某经的开关，属于这一经的各个穴的指示灯就全部亮起来，这样直观教学，学生反映良好。

1981年又以其讲授的“针刺补泻手法”的讲稿为蓝本，由他与学院电教室协作制成《针刺补泻手法》电视录像片。全部由司徒铃教授亲自操作示范，边操作边讲解《内经》传统补泻手法的理论运用，操作要领，理论联系实践，形象生动，效果良好，荣获卫生部医学教育局颁发的“高等医学院校电化教育优秀电视片”的奖状。为广州中医学院针灸学教学改革又揭开了新的一页。

司徒铃教授态度谦和，爱生如爱子，重德又重才，严格要求学生，深受学生爱戴。他先后培养了已取得硕士学位的针灸研究生7名和数以千计的本科生、外国留学生，以及其他针灸专业人才，桃李满天下，在国内外已享有盛名。

第十一节 临床腧穴应用规律

对司徒铃教授治疗的475例患者进行应用腧穴规律总结，疾病治疗常用穴位总结如下（表2-1）。

表2-1 疾病治疗常用穴位

疾病	常用穴位
痹证	曲池、脾俞、膈俞、大杼
痤疮	足三里
心悸	内关、足三里
癫痫	间使、承浆、长强
耳聋耳鸣	听会、耳门、翳风、大椎等
腰腿痛	脾俞、肾俞、足三里、腰阳关
风疹	曲池、足三里、大椎
腹痛	足三里、内关、太冲
变应性鼻炎	大椎、肺俞、天突、迎香、鸠尾
肩颈痛	曲池、膈俞
颈椎病	大椎、膈俞、肾俞
咳嗽	大椎、肺俞、天突、鸠尾
面瘫	大椎、翳风、合谷
脑外伤	内关、长强
偏头痛	太阳、翳风、印堂、足三里
强直性脊柱炎	大杼、曲池、肾俞
头痛	大椎、膈俞、夹脊
失眠	心俞、神门、脾俞、肾俞
痿病	照海、足三里、曲池、膈俞
胃痛	足三里、中脘
哮喘	大椎、肺俞、天突、鸠尾、膻中、定喘

第三章　司徒铃教授针灸基础知识诠释

第一节　十二经病候

《灵枢·经脉》："凡刺之理，经脉为始……经脉者，所以能决死生，处百病，调虚实，不可不通。"司徒铃教授认为经脉循行及各经所主治证候"是动病""所生病"，对指导针灸临床的辨证施治起着重要作用。对于"是动病"与"所生病"的含义，秦汉迄今诸家争论纷纭。有的赞同《难经》二十二难中关于"气为是动，血为所生""先为是动，后为所生"之说；有的认为"是动者，病因于外，所生者，病因于内"；也有的认为"是动为本经之病，所生是旁及他经之病"；更有的认为，"所生病"是对"是动病"的补充等。于此，司徒铃教授指出：经文中"是动则病……"是指此经受到病理因素的干扰，致使经气的变动而产生的一系列证候。此中不仅表现有经脉所过部位的病变，还有因经气变动波及其所属的脏腑所产生的病症；至于"所生病"则是因经脉脏腑的阴阳虚实偏胜而产生的一系列病症。对此两者的取穴原则，司徒铃教授认为：若属"是动病"，多选取本经的五输穴，以调整气机的逆顺；若属"所生病"则除选取本经的腧穴外，还需结合相应的配穴法进行组穴，例如配合俞募配穴法，子母经取穴法及表里经配穴法等。

"是动病""所生病"病因病机不同，以手太阴肺经为例，"是动则病肺胀满，膨膨而喘咳……此为臂厥。是主肺所生病者，咳，上气喘喝……"从经文中可见，肺经"是动病"与"所生病"均有"肺喘咳"一症。然而两者实为病因不同，前者一般指外邪干扰，致肺经经气厥逆波及肺脏，肺气壅阻不利而发生"膨膨而喘咳"，临床上取本经五输穴，平调其厥逆之气，往往应针而愈。而"所生病"的"咳，上气喘喝"乃是指脏腑本身寒热虚实偏胜所产生，临床上若偏于热，则如《素问·刺热篇》所载"肺热病者……刺手太阴阳明，出血如大豆，立已"；若偏于寒，则如《行针指要赋》指出的"或针嗽，肺俞风门需用灸"；若偏于虚，则需结合补脾胃以培土生金，才能取得满意的疗效。

至于经脉所过部位的病变，也须区分属“是动病”症还是“所生病”症。如手太阳小肠经：“是动则病咽痛颌肿，不可以顾，肩似拔，臑似折。是主液所生病者……颈颌肩臑肘臂外后廉痛。”从经文来看，小肠经的“是动病”与“所生病”均有“肩臑痛”一症。但两者的病因显然是不同的，“是动病”的肩臑痛，是因邪气居于小肠经，使小肠经气猝然阻滞不通而产生“不可以顾，肩似拔，臑似折”，临床上似属风袭经络的新感病，如落枕一症，治疗可取本经腧穴后溪。而“所生病”之肩臑痛，是指与“液”有关的肩部疾患，如慢性肩凝风，在治疗上除了选择本经腧穴外，还需结合肩周局部穴位，如肩三针等。并且在治法上，若属络脉瘀阻的经络痼痹者，则可采用“锋针”，即用三棱针挑刺，往往能取得较满意疗效。如属风寒湿邪所致的寒痹证，可根据《灵枢·寿夭刚柔》所云而采取“刺寒痹纳热法”或温针灸法等。

另外，在经脉所联系器官的病变上，亦当分辨属“是动病”症，还是“所生病”症。例如耳聋一症，三焦经中“是动则病，耳聋，浑浑焞焞”，小肠经中“……是主液所生病者，耳聋、目黄……”，同属“耳聋”，前者仅因三焦经经气阻塞而致，可取三焦经外关以通调本经经气便可取效。而后者的耳聋，属于与液有关的病，则似属非化脓性中耳炎及化脓性中耳炎之类病症，可采用本经听宫穴结合耳周穴位治疗。

十二经主治病候中有六个“厥证”，司徒铃教授总结发现：在出现六个厥证的经脉中，除肾经外，其余均是经气由躯体走向四肢的经脉，如心经、肺经出现“臂厥”，胃经出现“骭厥”，胆经出现“阳厥”，膀胱经出现“踝厥”，肾经出现“骨厥”。正常的情况下，心、肺经经气由胸（脏）走手，足三阳经经脉是由头颈经胸腹走向下肢。一旦经气变动，厥逆之气便由肢体逆向上冲。此时不但引起沿经部位的病变，还会同时波及经脉所连属的脏腑及所属器官的病变，如肺经逆气从手臂上冲，阻遏了肺气，肺气失肃降而出现“肺胀满，膨膨而喘咳”，心经逆气自手臂上冲，阻遏心经出现心痛、咽干。胃经厥逆之气由胫外足跗上冲于头，可出现颜黑及神明受扰的一系列症状，如“欲登高而歌，弃衣而走”。膀胱经循行“起于目内眦，上巅入络脑”。因此，当厥逆之气上冲便发生“冲额交巅”“冲头痛、目似脱”及循经所过的项背腰尻腘腨脚皆痛。胆经经脉循行于人身之侧，厥逆之气上冲表现为胆气不舒，口苦善太息，并见经脉所过胸胁部痛等。至于肾经的“骨厥”与前述的五个“厥证”不尽相同，其非指“厥气”由骨而逆出，这里仅表示一种属阴、属寒、属里之厥证。依肾经的循行，其支脉联系多个脏腑，“属肾络膀胱”“从肾上贯肝膈，入肺中……从肺出络心，注胸中”。因此，当经气厥逆时，可波及其经脉所过的多个脏器，而出现心、肝、肺、肾的症状，故称为“骨厥”。

手三阳经及足太阴、足厥阴经，其经脉是从肢体走向躯干，因此，某一经脉经气变动，虽不会产生由肢体逆冲而上的“厥证”，但可能会造成经气郁遏的一系列症状，如脾经经脉连舌本、散舌下，因而当经气受阻遏可出现“舌本强，食则呕，胃脘痛，腹胀善噫”等症。又如肝经脉“过阴器，抵少腹，布胸胁”，而当经气郁遏不通会出现胁部胀痛而连及腰，以致腰痛不可以俯仰，或卒疝暴痛、少腹肿等。手三阳经的经脉均在头部交接于足三阳的同名经，因此，当经气变动，经气不能交通于足三阳，从而郁遏于头部器官，手阳明经气阻滞而见齿痛、颈肿，手少阳经气阻滞则见“耳聋，浑浑焞焞”，手太阳则为“嗌痛颔肿”……

十二经“所生病”中，凡属五脏的阴经，都是主治本经所连属的内脏所产生的疾病。如心经“是主心所生病”，肺经“是主肺所生病”，肝经“是主肝所生病”，以此类推。显然，这句话本身包含很多内容，如脏器本身及其所联系的器官的病症等。如心主神明，心主血脉，心开窍于舌，因而心经所主治神志疾患，心血管的病变，舌疮、吐舌等症。又如肝藏血，肝开窍于目，肝主筋，因而肝经可主治肝失疏泄及藏血功能失调，出现呕血、视物不清、筋脉拘急、月经过多或过少等疾患，因此这部分只要熟悉脏象学说内容，则不难理解。

十二经脉中，属六腑的阳经，则根据六腑本身的功能、性质以及经脉所循行部位经常发生的病变，而归纳出各经的“所生病”。例如，足阳明胃经，脾胃为生化之源，为多气多血之经，故本经“主血所生病”，胃经从头走足，故对全身性的血热、血毒、血盛或气血亏虚所产生的病，可对症选用胃经经穴治疗。手阳明大肠经，因大肠属燥金，燥易伤津耗液，大肠经从手走头，循行于口颊、咽喉部，因此常出现津液伤耗的口干、鼻衄、喉痹等症，故谓本经是“主津所生病”。手太阳小肠经，因小肠属火，火盛易灼液为患，小肠经循行过颊、眼、耳周，这些部位亦经常发生液的病变，中耳炎、流行性腮腺炎及分泌物增多的眼疾，故谓小肠“主液所生病”。“三焦”司人体的气化，为原气之别使，又是水谷精微化生和水液代谢的通路，故三焦经“主气所生病”。至于足少阳胆经“主骨所生病”，这里是指诸骨关节疾患，因胆经从头走足，经脉循行绕过多个骨关节，如全身游走性关节痛，临床上多取胆经腧穴，如风市等治疗。至于足太阳膀胱经“主筋所生病”，这里的筋可理解为筋肉，膀胱经从头走足，沿途所经颈、背、腰、臀、小腿都有丰厚的肌肉，当其发生病变时，会产生全身筋肉酸痛，故谓之“主筋所生病”。另外要提及的是，手三阳经所主病中，亦包括一些腑症，如大肠“病泄泻”亦为津液之疾，三焦的“不得小便、窘急”之症亦属三焦气化失职范畴，临床上若出现这些腑症时，则根据《灵枢·邪气脏腑病形》不取本经经穴，而取相应的下合穴治疗。

此外，除上述病症外，尚有各经脉所过部位的病变，其中包括经脉的“有余”与“不足”两个方面，有余则肿痛，不足则经脉失于营养而不用。临床上，肢体的痛症、皮肤及筋肉病症，往往根据其病变部位来判断属何经之疾而选择何经的穴位治疗。即根据“经脉所过，主治所及”的理论而灵活运用循经取穴的法则。

第二节　十四经与脏腑辨证

针灸治病，是根据中医基本理论——脏腑、经络、阴阳、五行为指导的。古人认为“治病不明脏腑经络，开口动手便错”，故临床上须运用四诊八纲进行分析，找出疾病的关键，辨别疾病的性质，确定病变属于哪一经脉、哪一脏腑，辨明它是属于寒、热、虚、实的哪一类型，以做出诊断。然后结合经络腧穴的功能，进行临床取穴，并决定宜针宜灸、当补当泻的处方进行治疗。

《灵枢·经脉》指出：“盛则泻之，虚则补之，热则疾之，寒则留之，陷下则灸之，宛陈则除之。”这就说明临床上应根据不同证候表现，加以具体分析，施用补虚泻实的不同方法来治疗，如对于热证、实证、络脉瘀阻者，宜用疾刺放血法，以泄除邪热；对于虚证、寒证、经气下陷者，宜用补法、灸法以温阳提气。现将八纲辨证与针灸施治的基本方法列表如图3-1。

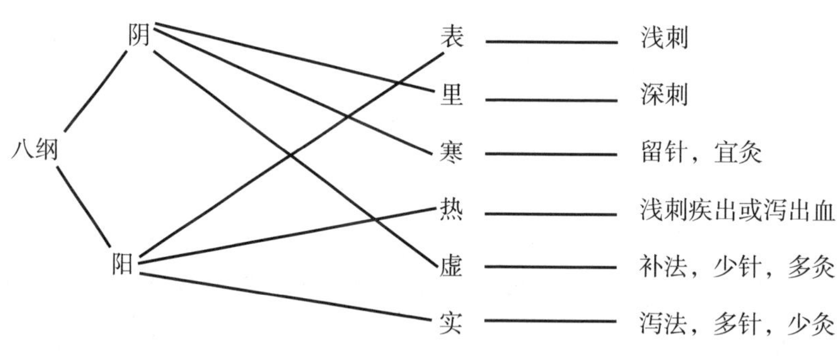

图3-1　八纲辨证针灸施治图

在十四经脉中，每条经脉都有其一定的循行部位，并内连脏腑外络肢节。各经都有它所属的固定腧穴以主治各脏腑经络所属的病候。

一、手太阴肺经

诠译

肺属胸中，外应胸膺，主一身之气而司呼吸，是体内外进行气体交换及输布水谷精微的重要器官，以保证人体正常的循环与代谢功能。

肺的附属器官有气管、咽喉、鼻道等，统称肺系，为肺气出入的道路。如肺系有热，则可出现鼻渊、鼻血、失音、咽喉肿痛等病症。当病邪犯肺时，常以两条途径侵入：一从皮毛而入，症见恶寒发热、汗出咳嗽等，此因卫气虚弱、皮毛不固所致；二从口鼻而入，症见头痛鼻塞、咳嗽声嘶等症。故有“肺主皮毛”及“肺开窍于鼻”之称。

肺与大肠相表里，当肺经受邪可移热于大肠，如肺热喘咳一症常合并腹胀、泄泻等。肺的呼吸活动还与脾肾有密切关系，因脾为生痰之源，肺乃贮痰之器，肺能司呼吸，全赖后天脾土之濡养；因肾主纳气，故人体的呼吸活动虽然在肺，而气的根源在于肾，如肾气虚衰，不能纳气，就会出现气短气促、胸满咳嗽等症。

肺的病理表现主要是肺气的宣降失常，临床上主要表现为呼吸系统疾患。常见的有：咳嗽、咯血、胸闷、胸痛、哮喘等。肺经的病变可因邪热上冲而见咽喉肿痛或循经脉所过的臑臂内前廉疼痛等。

辨证举要

1. 外感咳嗽

因肺经受邪，邪束肌表，使肺气不宣所致。治宜宣肺解表，针刺用泻法，取肺经的络穴列缺，选配与肺相表里经的原穴合谷，以宣肺镇咳。并取大椎（督脉与手、足三阳经之交会穴）用以宣阳解表。当表邪已解，肺气宣降复常，咳嗽自可消除。

2. 小儿肺热喘咳

因实邪气上受，首先犯肺，肺失肃降，发为喘咳所致。治宜泄热宣肺，止咳平喘。《内经》指出：“病在脏，取之井。”取肺经的井穴少商，并取表里经的井穴商阳，以宣肺泄热；配合谷以退热，使肺气肃降，喘平咳止。

3. 寒证哮喘

因素体阳虚，痰饮内停，遇寒则触发哮喘，治宜温肺散寒，除痰平喘。针刺丰隆健脾豁痰，刺肺经太渊以宣降肺气，灸肺俞、膻中、天突可温肺散寒平喘。若肾气不足，加灸肾俞、气海以固肾纳气。

4. 虚劳咳嗽

因脾虚不能养肺，肺气不足，久咳不愈，治宜健脾养肺、理气除痰，以少针多灸为主。灸肺俞及膏肓以温养肺气，针灸足三里以健运脾胃，强壮后天生化之源，使水谷精气上归于肺，肺气充盈，气行津布，则痰除咳止，此属标本合治、培土生金的治法。

二、手阳明大肠经

诠译

大肠为传导的器官，职司传导糟粕，是承受小肠消化吸收后传送下来的废料，再吸收其水分，排出其糟粕。

大肠病证主要是由于传导功能的失常。常见的有：肠鸣泄泻、便秘、肠痈、下痢等。若大肠受寒则腹中切痛，肠鸣濯濯，甚则泄泻；若因气滞血瘀，邪热蕴结大肠则可形成肠痈；若饮食不洁，使污浊物质下注大肠，可致下痢赤白。鉴于手三阳下合于足三阳，故古人有“手三阳无府证”之称。所以手三阳腑证皆取下合穴，如大肠腑证取其下合穴上巨虚治疗。

由于大肠经“是主津液所生病者”，如大肠燥气偏盛，灼伤津液，可见便秘，如因阳明火盛，循经上冲，则见齿痛、口干、鼻衄、颈肿、咽喉肿痛等；如属外邪痹阻经络，可致经脉循行部位酸痛。大肠经脉病变临床上取本经腧穴治疗。

辨证举要

1. 肠痈

多因肠中蕴毒积热、气血壅阻而成。治宜清肠泻热镇痛，针刺宜用泻法。依据“合治内腑”的法则，取大肠下合穴上巨虚为主，配大肠之募穴天枢，以泄肠中之壅热，行气镇痛。如腹痛较甚者，可加刺足三里，伴有身热者，宜加刺曲池以退热。

2. 齿痛

可因阳明火盛、热邪随经脉上冲所致。治宜泻热镇痛为主。泻手阳明大肠经之原穴合谷，以清火泻热镇痛；热痛较甚者，上牙痛配下关，下牙痛配颊车；并发齿龈红肿、恶寒身热者，加刺风池，有疏风清火的作用。

三、足阳明胃经

诠译

胃为水谷之海，其生理功能主要是受纳和消化食物，由脾再加以运化，以维持人体生命活动，故脾胃称为“后天之本”。人体五脏六腑、筋骨肌肉等皆禀气于胃，以供给养料，才能保持各组织器官旺盛的功能活动，故胃又称为“五脏六腑之海”。

胃腑的病变，由于腐熟水谷失职，升降功能失调，常见于消化道的疾病。如食呆、脘痛、腹胀、呕吐、呃逆、嗳酸等。临床上可分为胃寒、胃火、胃虚、食滞、胃气上逆、气郁（如肝胃不合）等类型。若阳明燥气偏盛，大便秘结，出现“胃家实”之证；“悍气上冲头”，扰乱神明，呈高热谵语，视物模糊，精神恍惚，甚至发为狂躁症等神志病变。此属实热亡阴之证，治宜急下存阴。

由于胃经“是主血所生病者”，手、足阳明又为多气多血之经，气有余便是火，故阳明经病变，多出现火气偏盛、血热血毒等表现。若胃火循经上冲，可致鼻衄、齿痛、颈肿、口渴、唇疹、咽喉肿痛等；若火邪循经下注经络，则可致膝髌肿痛等热痹证。人体四肢的功能活动，皆禀胃的水谷之气，若胃病则“筋骨肌肉无气以生”，致宗筋弛缓，四肢不用而成痿证。临床上治疗痿证也多选用阳明经腧穴，故古人有“治痿独取阳明”的经验总结。

辨证举要

1. 胃脘痛

若因肝气犯胃，气机阻塞，而出现胃脘胀痛，攻痛连胁，治宜理气和胃镇痛，依据“合治内腑”“合主逆气而泄”的理论，取胃经的合穴足三里，配胃之募穴中脘，用泻法刺之，使胃腑之逆气顺降，以消除胃脘胀痛。同时刺心包经之络穴内关（络通三焦，三焦是“主气所生病者”），以行气疏肝，宽筋缓痛。

2. 膝髌肿痛

多因阳明火邪下行，流注经络而成。治宜清泄阳明、消肿止痛，故取足阳明经的荥穴内庭，以疏泄邪热，取足三里以调阳明经经气，配局部穴位（如梁丘等）以消肿止痛，如有身热则可配曲池治疗。

3. 痿证

由湿热蕴蒸阳明，阳明受病则宗筋弛缓，不能束筋骨而利关节，引起四肢筋肉弛缓无力，失去运动功能之痿证。治宜疏调阳明经气血，恢复阳明主润宗筋和恢复宗筋可以束筋骨而利关节的功能，也就是主运动的功能（“阳主动”）。依据“治痿独取阳明”之法，取阳明经穴为主。上肢：肩髃、曲池、合谷，下肢：髀关、伏兔、足三里、解溪，可交替使用。初发病时用泻法刺之，可促使其热清湿化，待热退后，宜用补法针灸，可通过阳明为之行气于三阳，和阳明主润宗筋之作用，以促进其运动功能的恢复达到治痿之目的（或选配背俞、夹脊穴治疗）。

4. 丹毒

多为血分有热，郁于肌肤而出现皮肤发生红肿热痛，状如云片，边界分明，常发于面部或下肢阳明经所分布的区域部位。初起恶寒发热，每伴有烦渴、便秘等症。治宜疏散阳明风热、凉血解毒。取足阳明经的荥穴内庭，配相表里经的血海，以清泄阳明经之血热，泻火、解毒。取手阳明经之原穴合谷和合穴曲池，以疏散阳明风热，并取阿是穴用三棱针散刺出血，以泄阳明经中郁遏之瘀热。同时应注意密切观察病情，防其出现壮热、神昏谵语、时有痉厥等邪毒内攻的恶化病变。

四、足太阴脾经

诠译

脾属中州，职司运化，外应于腹，为人体气血生化之源，其生理功能是：运化水谷精气，以营养各脏腑器官；并配合肺、肾、膀胱、三焦运化水湿，以维持水液代谢的平衡；脾还统摄血液，以制血妄行，使其循经输运，故它的作用实际上包括了消化系统和血液系统的部分功能。

由于脾主运化，如运化水谷精气功能失常，则见不思饮食，食后腹胀、呕吐，日久致肌肉消瘦、四肢无力；如脾不运化水湿，则水湿停留，出现全身浮肿，身重体倦，脘腹胀闷，大便溏泄，面色萎黄等；脾气主升而胃气主降，若中气不足，气虚下陷，则见短气懒言，久泻脱肛，或引起胃下垂、子宫下垂等症；人体血液循行有赖脾的统摄，若脾虚不能摄血，则可致血不循经，溢于脉外，临床便可出现崩漏、月经过多、便血、皮下出血等症。

辨证举要

1. 脾虚泄泻

多因脾阳不振、脾气虚弱、运化失职所致。治宜温运脾阳、补气健脾、理肠止泻。取足三里、中脘、脾俞予以艾灸，针刺需用补法，以奏温运脾阳、调补脾胃之效；取大肠之募穴天枢，配止泻穴以调理肠道气机、止泻的作用。

2. 月经过多、血崩

因脾不统血、冲任失摄所致。治宜扶脾摄血、调补冲任之气。艾灸脾经之井穴隐白，以扶脾补气摄血，起制血止崩的作用，配关元可调补冲任之气，加强固摄之疗效。

五、手少阴心经

诠译

心主血脉，又主藏神，外应“虚里”（左乳下心尖搏动处），在五脏六腑中居于首要地位，是人体生命活动的中心。其生理功能是维持血脉的循环不息和人的神志和思维活动。它包括了心血管系统及中枢神经系统的部分功能。

心的病变表现在血脉运行方面，有因心气虚弱、阳气不足以充分鼓动血脉运行，而致心悸肢冷、脉微细无力，甚至脉结代等。严重者出现心气衰竭，可见肢冷汗出、面色苍白、口唇青紫；如因心血不足，则血脉不能充盈，可致头晕心悸、面色苍白、口舌淡白；若由于心血瘀阻，血流不畅，则可致胸痛、心绞痛、肩背痛等；又心主神明，为精神之所舍，故心的病变常出现神志症状，如心烦心悸、失眠健忘、惊恐发狂等。

古人认为“诸邪之在心者，皆在心之包络”，故凡外邪犯心，多由心包代其受邪，如温病出现高热谵语、妄动昏迷，属痰火蒙蔽心包之证，称为“邪入心包”，可取心包经治疗，而心经腧穴则主要用于治疗神志及血脉的病变。

辨证举要

1. 心悸

因心气虚弱、心失所养，而见惊悸不安、头昏气短、面色无华等，治宜补血益气、宁心安神。针刺心经之通里以宁心神，灸心俞以调补心气，配用足三里，以健运脾胃，增强消化吸收功能，对补益气血、恢复身体健康，有一定的促进作用。

2. 失眠

因心阴亏虚，肾水不足，心肾经气相交失去平衡所致。治宜养心血、滋肾水而交心肾。取心经的输穴神门，配肾经的输穴太溪，用以养心阴、滋肾水，使水火既济，心肾相交，阴阳协调而心神得以安宁。若因思虑伤脾，脾虚血少，无以养心而致失眠者，则可取脾经的三阴交以调补脾气，配心经神门以安心神。

3. 舌疮

口舌生疮一般由于心火上炎所致。临床上常伴有小便短赤、灼热刺痛的证候。治宜清泄心火与小肠之热。取小肠经的输穴后溪，透刺心经的荥穴少府，以泻心与小肠二经之邪热；兼取心包络的荥穴劳宫，以泻本经的火邪，而使心经不受侵扰。此外，临床上亦有独取后溪透少府、劳宫，一针三穴而取效的。

六、手太阳小肠经

诠译

小肠为受盛的器官，上接胃而下连大肠，职司分别清浊。它是承受从胃传送下来的食物，继续进行消化，吸收其精华以营养全身，并吸收其中水分，经肾而入膀胱，化为小便，其余糟粕传送至大肠。故古人认为“大肠司大便，小肠司小便”。

小肠经“是主液所生病者”，其病变主要是分别清浊功能失职，致使水谷不分，清浊混淆而出现大小便失调。由于小肠与心相表里，若心移热于小肠，或小肠实热可致舌赤、口腔糜烂、小便短赤、尿血、尿道刺痛等；若小肠虚寒，则肠中水液不能泌渗于外而致大便泄泻、小便不利、小腹疼痛等。小肠经脉病变，多循经脉所过部位疼痛，如耳聋、颈项强痛、肩胛部疼痛等。

辨证举要

1. 寒湿泄泻

因肠胃消化、吸收和分别清浊功能的失常，寒湿停聚、水液泌渗失职所致。治宜温中散寒、利湿止泻。取六腑之会穴中脘施灸，以温中散寒、增强运化吸收功能；针灸小肠之下合穴下巨虚、小肠之募穴关元，以促进小肠分别清浊的功能，使水液泌渗于外以达到通利小便而止泄泻之目的。

2. 落枕

因风寒邪气侵袭经络，使经气阻滞，故沿手太阳经所过的部位，出现一侧颈项牵强疼痛，转动不灵，“不可以顾”之症。治宜疏通经络、祛风散寒。先用皮肤针，点刺项背部手足太阳经穴的皮部，以促进局部血行，疏通经气而散寒邪；故“通则不痛”。在针刺时，嘱患者转动颈项，以提高疗效。

七、足太阳膀胱经

诠译

膀胱经为主藏津液之府，职司小便。尿液生成于肾，储藏于膀胱，经过气化的作用而排出体外。

膀胱的病变主要在于开闭的失职，如膀胱虚寒，则约束无力而致遗尿、多尿；若膀胱湿热，则小便不畅、淋沥、癃闭等。

由于膀胱经“是主筋所生病者”，其经脉循行“上额交巅”“入络脑”“挟脊抵腰中”“过髀枢”“以下贯腨内”。故其经脉病变，常因风寒湿邪痹阻经络而出现筋肉挛急、痹痛；并循经脉所过之处如头、颈、背、腰、小腿部出现疼痛。

《内经》指出：“太阳为开，阳明为阖，少阳为枢，故开折则肉节渎而暴病起矣，故暴病者，取之太阳。”临床上若由于外邪侵袭太阳而引起的急重症，如重感冒等，常取膀胱经腧穴治疗。

辨证举要

1. 膀胱湿热

因湿热留于膀胱，使气机失于宣化所致。症见尿频、尿急、尿痛、腰痛等。治宜清泄膀胱湿热、利尿镇痛。取膀胱之募穴中极以清泄膀胱的湿热，配脾经之三阴交、阴陵泉以通利小便。

2. 重感冒

本病由于外邪侵袭太阳经而致。其起病多急暴，症见畏寒、高热、剧烈头痛、腰痛及全身酸痛、结膜充血、咽喉疼痛、脉浮紧等。治宜疏泄足太阳经之表邪。根据“太阳为开……故开折则肉节渎而暴病起矣，故暴病者，取之太阳”的疗法，可取足太阳经之合穴委中，井穴至阴，以泄太阳之邪热；取督脉经之大椎，配阳维脉之交会穴风池，以宣阳解表，并取手阳明经之原穴合谷、合穴曲池以行气于三阳使之热退。

八、足少阴肾经

诠译

肾藏精而主水，外应于腰，又为一身元气之根，命火之源，是生命活动的根本，故称为“先天之本”。肾藏精包括两种，一种是由后天水谷生成的五脏六腑的精气。这种精气保证人体各种功能活动之精力充沛；另一种是禀受先天父母而来的精气，关系人的生长、发育与繁殖，是生殖系统的主要器官。由于肾属水脏，职司水液的气化而排泄，代表了泌尿系统的部分功能。

肾脏有肾阴、肾阳，亦即元阴、元阳，一水一火，一阴一阳，以保持水火相济，阴阳平衡。若肾阴不足，则虚火上炎，常见心烦失眠、咽干喉痛、耳鸣耳聋、遗精、便秘等；若肾阳不足以致命门火衰，则四肢厥冷、腰痛背冷、滑精、阳痿、五更泄泻等，由于阳虚不能化水，则水液聚留，溢于肌肤，发为水肿。

肾为元气之根，若肾气虚衰则饥不欲食、精神萎靡；肾虚不纳气，可出现呼吸短促、喝喝而喘、坐而欲起等；肾主骨髓，脑为髓之海，若精气亏损，则髓海不足，可致脑转耳鸣、腰酸、痿软无力等。

由于肾藏精而主水，本经腧穴常用于治疗泌尿生殖系统的疾病，又因足少阴肾经通过膀胱经之经别而上走巅顶，故临床上治疗头顶痛常选用足少阴肾经井穴涌泉治疗。

辨证举要

1. 阳虚水肿

此病因肾阳不足、气化失职以致膀胱不利，小便不通，泛为水肿。治宜温阳、行气、利水。灸脾俞、肾俞以温脾肾之阳，灸三焦俞、气海以行气利水，针刺足三里与三阴交能疏调脾胃之气，使水液的输流健运不息。

2. 遗尿

因肾气不足，下元不固，致膀胱约束失司所致。治宜温补肾气、固摄下元。针肾经之原穴太溪或三阴交以通调经气，灸肾俞、关元以温补肾气，固摄下元，使肾气充盈，则膀胱约束有权。

3. 阴虚牙痛

因肾阴不足，虚火上炎而隐隐作痛。治宜补肾阴、降虚火。先取合谷以通调经络，刺肾经之原穴太溪，以补肾阴、降虚火而镇痛。因为"肾主骨，齿为骨之余"，故临床上阴虚牙痛多用肾经腧穴治疗。

九、手厥阴心包经

诠译

心包络是心的外膜，附有络脉，是通行气血的路径。其生理功能与心基本一致，主管人体的血脉循行和神志思维活动，它为心的外卫，代心行令，当病邪入心，多由心包代其受邪。

由于心包"是主脉所生病者"，故其病理变化主要表现在血脉和神志两个方面。血脉的病变，其症状见心悸、心中憺憺大动、心烦、心痛，甚至发展为衄血、吐血等血液妄行之症；神志的病变，可由热病邪入心包出现烦躁、谵语、昏迷或由痰火上扰心包出现狂妄、喜笑不休等症。

辨证举要

1. 心痛、心悸

多因心阳不通、血脉痹阻，而致心动过速、心前区痛、心烦、心悸、失眠等。治宜通络活血、镇痛宁心。由于络穴功能活血通络，故取心包经之络穴内关以宽胸通痹。根据"五脏有疾，当取之十二原"之说，取心包经的原穴大陵以宁心安神；郄穴有镇痛作用，取郄门治心痛，其他如心俞、厥阴俞可配合使用。

2. 暑厥

属中暑重症，因暑热内陷心包，症见高热、昏迷不省人事。治宜清暑泄热，开闭醒神。依据“夏取诸输孙络肌肉皮肤之上”的方法，取心包经之曲泽穴，刺浮络出血，或刺中冲穴出血，泄心包经之热以醒神。并依据“太阳为开，暴病取之太阳（指太阳经）”，取足太阳经委中穴，刺浮络出血，用以开泄暑热；神昏是病在脏的一个主要症状，根据“病在脏，取之井”的治法，刺十二井或十二宣以泄热开闭醒神，是“凉开法”在临床上的应用。

十、手少阳三焦经

诠译

三焦为六腑之一，位于体腔之中，是脏腑外围的一种组织，它的经脉与心包经相为表里。其生理作用比较广泛，与各内脏都有密切的联系，但其主要的功能是主一身的气化，如《内经》指出上焦如“雾”，中焦如“沤”，下焦如“渎”，故它主管输送水分、津液及排泄废料，是人体生理功能活动的一个组成部分。

由于三焦“是主气所生病者”，其病理变化主要是气化功能失调，水道决渎失职。临床上常见三焦腑证有腹胀、尿闭、肌肤肿胀；三焦经证有“耳聋，浑浑焞焞”，以及沿经脉所过的肩、臑、肘、臂痛等症。

辨证举要

1. 暴聋

多因外感风邪，郁而化热，以致少阳经气闭阻，壅遏耳窍所致。治宜宣通少阳经气，疏风宣窍。由于手足少阳两经的经脉循行都是从耳后入耳中，出走耳前的，故取手少阳三焦经耳区的翳风、耳门及络穴外关，以疏通少阳经气的闭阻；取足少阳经耳区的听会，以通窍聪听，风池善于疏风散热，常配合应用。

2. 尿闭

小便出自气化，决渎在于三焦，气化失职则不能通调水道，下输膀胱而尿闭。治宜行气、泄湿热、利小便。依据“三焦者，决渎之官，水道出焉”的理论，取三焦经井穴关冲，能通调三焦之气；根据“合治内腑”的道理，配三焦之下合穴委阳；取膀胱之募穴中极，配三阴交、阴陵泉以利膀胱、通小便。

十一、足少阳胆经

诠译

胆附于肝，内藏胆汁，与肝共主疏泄，助脾胃的消化，吸收与排泄；因胆主决断，其性刚强，若胆气不足，则出现胆怯、易惊、善恐等症，说明胆的生理功能与消化系统及神志思维活动有关。

肝为风木之脏，内寄相火，而肝胆相为表里，故胆的病变多受肝的影响，出现阳亢火旺的证候，如头痛、目眩、耳聋、口苦、胁痛不能转侧等症。

胆“是主骨所生病者”，其经脉循行从头走足行身旁，如因风寒湿邪客于经络，痹阻不通，则可见循经脉所过的部位病变，出现偏头痛、耳鸣、耳聋、颈项强痛，以及胸胁、肋髀、膝外至胫、外踝前及诸节皆痛。

辨证举要

1. 胆绞痛

因湿热闭结、胆失疏泄所致。症见上腹及右胁部胀痛，甚则剧痛如绞，并常伴有发热、呕吐等症。治宜泄热、利胆、镇痛，依据“合治内腑”的原则，取胆经的合穴阳陵泉，以利胆泄热，配肝经的原穴太冲，以疏泄肝气，背俞常用于治疗脏腑新发病痛之症，故取胆俞治疗。如伴有发热者可加刺曲池以退热。

2. 风湿性关节痛

因风寒湿邪，痹阻经络，使气血运行不畅而引发髋、膝、踝、肘等部位呈游走性关节痛（古称“行痹”“风痹”）。治宜通调经络，祛风胜湿。按照“治风先治血”的原则，取曲池以祛风活血，又依据足少阳经“是主骨所生病者”的理论，故取足少阳胆经的环跳或风市，并取手少阳经的络穴外关

（此属同名经相配取穴法），以加强疏调少阳经脉之气血，达到祛除风寒湿邪的作用。

十二、足厥阴肝经

诠译

肝是人体的重要器官，主藏血，外应两胁，管理人身血液的贮藏与调节。若肝血不足，可致血不养筋而出现手足挛急、屈伸不利；肝受血而能视，如果肝血不足，则可出现雀盲、视物不清等眼疾；由于肝主疏泄，能升发透泄人体的气机，使全身气机舒畅，肝胆还能协助脾胃的运化，对人体的消化吸收与排泄有重要的影响。

因肝为风木之脏，内寄相火，性喜条达。故其病理变化多见肝风内动、肝火上炎、肝气郁结、肝阳上亢等症。表现出阴虚阳亢、本虚标实的证候，故有“体阴而用阳”之称。

由于足厥阴经脉“与督脉会于巅”，又“循股阴，入毛中，过阴器，抵小腹，布胁肋”，故其经脉病变时常见眩晕、头顶痛、胁痛、小腹痛、疝气、痛经、崩漏等。

辨证举要

1. 雀盲症

因肝血不足、目失所养而致。治宜养肝活血明目。《内经》指出：“肝受血而能视。”故取肝俞以养肝明目，取血之会穴膈俞以活血，配胆经的瞳子髎，以理肝胆之气；又因肝脉连于目系，通至睛明，故取眼区睛明穴，具有明目的作用。

2. 头顶痛

因肝阳偏亢、水不涵木所致。治宜平肝潜阳、育阴降火以镇痛。依据肝脉“与督脉会于巅”的关系，取肝经之原穴太冲，用于平肝。涌泉是足少阴肾经的井穴，刺之可滋水涵木，并通过足少阳之经别，以通达巅顶及脑部起潜阳镇痛的作用（此为上病下取之法）。故涌泉是治疗发作性头顶痛的有效要穴。配足太阳经之合穴委中，用以降上逆之经气；如兼见有面赤者可加刺合谷，以清泄头面部的火邪，同样有增强降火潜阳和镇痛的作用。

3. 中风闭证

因肝阳妄动、风邪直中脏腑所致。治宜平肝潜阳、和血熄风以醒神，取肝经之原穴太冲以平肝潜阳，制止肝阳妄动。依据“治风先治血”“足阳明经是主血所生病者”“合主逆气而泄”的原则，可取手阳明经的合穴曲池，足阳明经的合穴足三里，泻之以降其厥逆的经气，和血熄风。临床表明，针刺曲池、足三里具有降压的作用。若昏迷不醒者，可并用凉开法，速刺十宣出血，以泻热开闭，针水沟以开窍醒神。

4. 胁痛

本病因肝气郁结所致。症见胁部胀痛、胸闷不舒。治宜疏肝、行气、通络。取肝俞及肝的募穴期门以疏肝通络；配手少阳三焦经的经穴支沟以行气，足少阳胆经的合穴阳陵泉以疏降肝胆经郁逆之气。如肝气横逆，侮土犯胃，出现胸闷不舒、气逆干呕、纳呆、隐痛等症，则可按上述穴位，加刺肝经之行间以疏泄肝气而消除两胁中痛。根据“知肝之为病，当先实脾”的治则，取足三里以实其脾胃之气，抵御肝气的侮土犯胃。

十三、督脉

诠译

《素问·骨空论》指出：“督脉者，起于少腹以下骨中央……上额交巅上，入络脑，还出别下项。”由于督脉行于脊里，统率诸阳经，又上下络属于肾，联络一身之阳气，维系人身之元气，对人的生命活动有重要关系。本经病变时一般有虚实两种表现：如出现高热惊厥、角弓反张，属“督脉之为病，脊强反折”，多属实证；如出现头重、头晕、耳鸣、视物不清，多属虚证。《灵枢·经脉》指出：“督脉病……实则脊强，虚则头重。”由于督脉统率诸阳经，故亡阳证出现大汗不止、四肢厥冷、面色苍白、血压下降、脉细微欲绝、阳气虚脱之证，也归属督脉经病变。

辨证举要

1. 小儿急惊风

因督脉受邪，邪盛而实，高热不退，风火交炽，出现四肢抽搐、角弓反张（脊强反折），治宜泄热通络、熄风解痉。取督脉络穴长强，以通络解痉，水沟、十宣以泄热开窍，合谷功能退热，太冲为肝经的原穴，能熄风止抽搐，取肾经井穴涌泉，有醒神作用，并能改善排尿功能，使邪从尿解。

2. 血虚头晕

因清阳之气不升，血液不能营养脑部，故时常出现头晕、头重、耳鸣，甚或起立时易于晕倒。《灵枢·海论》说：“脑为髓之海，髓海不足，则脑转耳鸣，胫酸眩冒，目无所见，懈怠安卧。”治宜升阳益气。灸督脉百会，配血会膈俞，以温升阳气，养血活血，改善脑部的血液供养；兼取足三里，增强脾胃生化功能，使机体强壮，头晕渐愈。

3. 亡阳证

因阳气虚脱，出现大汗不止，面色苍白，四肢厥冷，脉微细欲绝，血压下降等证，治宜回阳救逆，扶元固脱。根据“督脉生病治督脉，治在骨上，甚着脐下营”的方法，取督脉经的百会、水沟，并灸脐下的神阙、关元、气海等穴，用以回阳固脱，涌泉、足三里二穴，也可随证选取治疗。

十四、任脉

诠译

任脉起于胞宫，循腹上行，内连脏腑，统率诸阴经脉。《素问·骨空论》指出：“任脉为病，男子内结七疝，女子带下瘕聚。”故本经常用于治疗生殖、泌尿系统等疾病。临床上多见寒热两种表现，如男子“寒疝”，症见阴囊觉冷、睾丸拘急、引少腹而痛；女子“瘕疝”，症见少腹瘕聚攻痛，均为任脉与足厥阴经脉气血凝滞所致；“湿热疝”症见阴囊肿热，睾丸胀痛，或伴有恶寒发热，为湿热下注任脉和厥阴之分所致。又如带下症当中，新病带下黏腻色黄，并有秽臭，或带色兼红，多属湿热；而久病带下，稀消色白，气腥不臭，多属寒湿。

辨证举要

1. 寒疝

因寒邪凝滞于任脉与足厥阴经而成，治宜温通任脉、散寒化结。取任脉经的关元、气海以温经散寒，配三阴交，使任脉的气机通调，灸大敦以温通足厥阴之经络，也具有散寒化结的作用。

2. 湿热带下

因湿热下注，任脉、带脉受邪所致。治宜通调任脉、清热化湿。取气海穴以通调任脉之气，取脾经的阴陵泉、三阴交以清利湿热，由于带脉穴能固摄带脉，故临床上常配合使用。

十五、十二经脉主治特点（表3–1）

表3–1　十二经脉主治特点

十二经脉		起始穴	终止穴	分布于四肢部	分布于头部躯干	所属脏腑	所络脏腑	肘膝以下穴治病	主治重点
手三阴经	手太阴肺经	中府	少商	手内侧前线	胸部第三侧线	属肺	络大肠	喉、胸、肺	肺
	手少阴心经	极泉	少冲	手内侧后线	腋下	属心	络小肠	胸、心、神志病	心、神志病
	手厥阴心包经	天池	中冲	手内侧正中线	腋下乳中线外侧	属心包络	络三焦	胸、心、胃、神志病	心、胃
手三阳经	手阳明大肠经	商阳	迎香	手外侧前线	头部口鼻区	属大肠	络肺	头、面、目、耳、鼻、喉、发热病	头、面、颈、喉（正面）
	手太阳小肠经	少泽	听宫	手外侧后线	头部耳颊区	属小肠	络心	头、项、脑、目、耳、鼻、喉、发热病	目及头顶部（背面）
	手少阳三焦经	关冲	丝竹空	手外侧正中线	头部耳区	属三焦	络心包	头、耳、目、喉、胸胁、发热病	头两侧耳部（侧面）
足三阳经	足阳明胃经	承泣	厉兑	足外侧前线	胸腹部第二侧线	属胃	络脾	头、面、鼻、齿、喉、脑病、胃病、发热病	头部及人体正面疾患、胃病
	足太阳膀胱经	睛明	至阴	足外侧后线	背部第一、第二侧线，头部第一侧线	属膀胱	络肾	眼、鼻、头、顶、腰、背后、发热病	头部及人体背面疾患

（续表）

十二经脉		起始穴	终止穴	分布于四肢部	分布于头部躯干	所属脏腑	所络脏腑	肘膝以下穴治病	主治重点
足三阳经	足少阳胆经	瞳子髎	足窍阴	足外侧正中线	躯干胁侧线，头部第二侧线耳颞部	属胆	络肝	头、目、耳、鼻、喉、胸胁、发热病	头部及人体侧面疾患
足三阴经	足太阴脾经	隐白	大包	足内侧小腿上段前线、下段中线	胸腹第三侧线	属脾	络胃	胃肠疾患，生殖、泌尿系疾患	胃肠疾患
	足少阴肾经	涌泉	俞府	足内侧后线	胸腹第三侧线	属肾	络膀胱	生殖、泌尿、肠部疾患、喉部及肺部疾患	生殖泌尿疾患，咽喉部疾患
	足厥阴肝经	大敦	期门	足内侧小腿上段中线、下段前线	躯干胁侧线	属肝	络胆	生殖、泌尿疾患，胸胁、目疾	生殖泌尿疾患

第三节　十四经腧穴的主治纲要

运用针灸治疗疾病的关键是必须熟悉腧穴的主治范围，由于周身的腧穴很多，加以每个腧穴的主治又非常烦琐和复杂，因此，它在针灸学习中最难入门。司徒铃教授主张用从历代主要文献加以分经、分类总结的方法来掌握腧穴的主治规律，这样既系统，又易于记忆。

归纳的方法是先将每一经各个腧穴的主治作用加以总结，它在针灸学习中最难入门。按照手足三阴三阳的排列进行分类、对比，再总结。这样不但掌握了每一经的主治要点，并且能系统地掌握手足三阴三阳，阴经与阳经的主治相同点与不同点，同时对手足三阴三阳主治某部疾病的主要和次要之处，也可以通过对比得到一个明确的认识。

一、手三阴经

手太阴经主治喉、胸、肺的疾患。手厥阴经主治胸、心、胃的疾患和神志病。手少阴经主治心、胸的疾患和神志病。

三经主治对比：肺的疾患以手太阴经为主，心的疾患与神志病以手少阴经为主，心、胃的疾患以手厥阴经为主。

三经主治总结：手三阴主治胸部疾患，包括胸部内脏疾病，心与心包二经都主治神志病。

二、手三阳经

手太阳主治头、项、眼、耳、鼻、喉的疾患，以及脑病、发热病。手少阳主治头、耳、目、喉、胸胁的疾患，以及发热病。手阳明主治头、面、眼、耳、鼻、喉的疾患，以及发热病。

三经主治对比：头、面、颈、喉的疾患以手阳明经为主（正面），头两侧及耳部的疾患以手少阳经为主（侧面），目及头、项以手太阳经为主（背面）。

三经主治总结：手三阳经主治头面五官、颈、项的疾患，以及发热病。

三、足三阳经

足太阳经主治目、鼻、头、项、腰、背、后阴的疾患，以及脑病、发热病。足少阳主治头、目、耳、鼻、喉、胸胁的疾患，以及发热病。足阳明主治头、面、鼻、齿、喉的疾患，以及脑病、肠胃病、发热病。

三经主治对比：足太阳经以治背面疾患为主，足少阳经主治侧面疾患为主，足阳明经以治正面疾患为主。

三经主治总结：足三阳经主治部位，从上而下，包括人体全部；主治头面五官疾患，以足部腧穴为主；主治身躯脏腑、脑病、发热病的腧穴，大都在膝以下。

四、足三阴经

足太阴经以胃肠疾患为主，其次是生育、小溲疾患，并治舌本强（生育、小溲相当于生殖泌尿，以下同）。足厥阴经以生育疾患为主，其次是小溲与肠部疾患，并主胸胁、目疾。足少阴经以生育、小溲、肠部疾患为主；并主治喉部与肺部疾患。

三经主治对比：足厥阴经主生育、小溲疾患为主，足太阴经以胃肠疾患为主。足少阴经主治生育、小溲，不及足厥阴；主治胃肠不及足太阴，但足少阴经既主治生殖、小溲，又主治肠部疾患和咽喉部疾患。

三经主治总结：足三阴经治腹部疾患，包括腹部内脏疾患，重点以治少腹及其内脏疾患为主。

五、任督二脉

任督二脉，四肢无穴，穴皆在头身，故除了某些腧穴具有全身性的作用以外，局部病皆宜取局部腧穴为主。

以上手足三阴三阳各经的重点，是指四肢方面的腧穴主治，头与躯干方面的腧穴没有包括在内，因为头与躯干部的腧穴，除任督二脉的某些腧穴以外，绝大部分都是局部穴主治局部病，以及局部穴主治邻近器官病变等。因此对于这些穴位，只要掌握经和穴的位置，基本上就可以了解它的重点所在了。

掌握腧穴主治功能可以分为两个方面：第一，腧穴在四肢，则以经脉循行通路作为主治的指导原则；第二，腧穴在头身，则以腧穴所在部位及其邻近组织作为主治的指导原则。

根据以上原则，在四肢的腧穴由于上下前后的位置不同，而有主治上的差异，在头身的腧穴由于分布区域不同，主治范围的大小亦有显著的差异。懂得这种规律以后，再熟悉某些腧穴特点，对烦琐的腧穴主治，便可全面理解了。

第四节　十四经腧穴主治其本经的“所生病”

临床上循经取穴，对经穴的选取和处方的组成适当与否，与医疗效果有密切关系。

由于手三阴经从胸（脏）走手的经脉循行起止和腧穴的主治作用，临床上治疗胸部内脏（心、肺、心包）疾病，就可对症选取相应的经穴为主。

【病案】

黄某，男，2岁，1964年2月28日初诊。

今天开始发热喘咳，起病已6h，高热、气喘，呼吸急促，面微赤，舌苔薄黄，舌质红，指纹紫，脉滑数，体温39℃，听诊两肺可闻及湿性啰音。

诊断：喘证（痰热郁肺型）。

治则：宣肺，泻热，平喘。

治疗经过：针刺双侧少商、商阳出血，同时用泻法刺双合谷穴之后，约过1h，患儿热退，不再气喘，已能下地走动玩耍，其他症状均已消失，脉转平缓，乃告临床治愈，1周后随访，没有复发，本病始终没有使用过任何药物治疗。

按：肺热喘咳是肺所生病之一，本病有邪盛而实的临床表现，根据针灸施治的原则，应使用泻法刺之，但取穴方面就不是“不盛不虚，以经取之”的范畴，所以应当运用循经远道配穴法选取肺经的井穴少商，配相表里经的商阳（井穴）、合谷（原穴），用以宣肺泻热平喘。

由于手三阳经都是从手走头，联系头部器官的，临床上治疗头部器官的疾病，就可对症选取相应的经穴为主。《灵枢·邪气脏腑病形》指出六腑的下合穴治疗六腑的疾病。“合治内腑”，所以临床上治疗小肠、大肠、三焦的腑病，可选取相应的下合穴为主。

【病案】

仲某，男，16岁，学生，1976年8月13日初诊。

患者2天前的晚间发现口角向右歪斜，漱口时右侧口角漏水，吃东西时食物藏于左侧颊内，左侧鼻唇沟变浅，额纹消失，左眼闭合不全，不能皱眉，左侧口角下垂，不能吹口哨，余未见异常。舌苔薄白，脉缓。

诊断：面瘫（风寒袭络）。

治则：温通经络，活血散寒。

治疗经过：针刺地仓透颊车，平刺手法。用补法针刺合谷时，可有针感循经传导气至病所，然后用艾炷灸外地仓和阳白（无瘢痕灸），并让患者把艾条带回家悬灸患侧阳白、外地仓和下颈夹脊穴，注意不要烧伤皮肤。第一次复诊时症状已有好转，随后按原方针灸3次（隔天针1次），症状已完全消失，一个半月随访，没有复发。

按：本病多属阳明经络受寒引起，患侧口角下垂，鼻唇沟变浅，都是阳明经经气陷下的表现。据“陷下则灸之”的原则，应在病位近部的穴位施用艾灸，温通经络，活血散寒为主，临床上可指导患者掌握艾条灸的技术，做好配合治疗工作。临床观察这类病症，应针灸并施，早灸、多灸就能获得较好疗效。

由于足三阳经都是从头走足，联系躯干整体的，临床上治疗全身活动性游走性疾病，就可对症选取相应的经穴为主。治疗胆、胃、膀胱的腑病，就可对症选取相应的下合穴为主。

【病案】

陈某，女，45岁，干部，1976年1月30日初诊。

患者有胃痛史，每于进食后不久出现上腹部隐痛。今晨早餐后约0.5h，患者突觉上腹部剧烈疼痛，疼痛一直持续8h，反复不已，经多种方法治疗未效，转来单用针灸治疗。症见：上腹部剧烈疼痛，面色苍白萎黄，腹软微胀，喜热怕冷，按压局部痛稍缓解，舌苔淡白，脉弦细迟。

诊断：胃痛（脾胃虚寒证）。

治则：温中散寒，理气和胃。

治疗经过：用泻法针刺足三里、内关、中脘后，胃脘痛暂时缓解，约20min后，疼痛复发，配刺耳穴交感，痛仍不止，究其病因，本病属于脾胃虚寒证，因而确立了艾灸为主，针灸并用的方法。即用艾炷灸脾俞、中脘，以及一侧足三里穴后，胃脘痛即减退，同时予一侧足三里留针1h，上腹痛完全消失，脉象已转平缓，乃出针，继续观察了数小时，没有复发。

按：足三里是胃经合穴，“合治内腑”，所以足三里是治疗胃病的常用穴，中脘为胃之募穴，是近部取穴，内关为心包经络穴，络通三焦，三焦是主气所生病，故内关有理气宽中（中焦）缓痛的作用；三穴配伍是治疗胃脘痛有较好疗效的处方。对于实证胃脘痛，用泻法刺之每奏良效。但对虚寒型胃脘痛，若单用针刺，没有起到温中散寒缓痛的作用，所以疗效不佳，必须加艾灸才能获效。因此体会到《灵枢·官能》中“针所不为，灸之所宜”具有重要的现实意义。

由于足三阴经都是从足走腹，联系腹部内脏的，临床上治疗腹部内脏（肝、脾、肾）的疾病，就可对症选取相应的经穴为主。如久痢脾虚，取脾经阴陵泉，胃经足三里、天枢为主有显效。

由于督脉有统督诸阳经的作用，循行于背部正中线，沿脊里入属于脑，所以临床上治疗因暂时性脑缺血、缺氧所引起昏迷不省人事的晕厥证，可选取督脉的水沟、百会、印堂为主穴，治疗有显效。

第五节　针灸治疗的原则

一、针灸治疗的原则

针灸临床是以辨证施治为原则。首先必须明确诊断，辨别其患病部位（病位），是属哪一经的病，是属哪一脏腑的病，是在表还是在里，区分其属性——寒、热、虚、实等；在明确辨证的基础上，确立治则。结合“盛则泻之，虚则补之，热则疾之，寒则留之，陷下则灸之，宛陈则除之”的针灸施治原则，确定治疗时是用针还是用灸，当用补法还是用泻法。并结合腧穴的特异性，正确选取有相应主治作用的穴位，共同组成针灸治疗的处方，然后进行治疗，通过对穴位进行有效的刺激量，发挥经络的作用来调整已失去平衡的脏腑、气血的功能，使其恢复常态而达到治病之目的。

现把八纲辨证与针灸疗法的应用，简列为表3-2。

表3-2　八纲辨证与针灸疗法的应用

八纲	阳	表	浅刺
		热	浅刺疾出或泻出血
		实	泻法，多针少灸
	阴	里	深刺
		寒	留针，宜灸
		虚	补法，少针多灸

二、处方配穴原则

临床取穴方法很多，但可以归纳为循经取穴和病位近部取穴两种。

循经取穴是以“经络所过，主治所及”的原则，在疾病部位所属经脉（本经）或有关的经脉（表里经、同名经等）上选取穴位治疗的选穴方法。尤其是以五输穴、原穴、络穴、郄穴较为常用。

病位近部取穴是根据穴位一般能治疗它所在部位病变的特点，而选取病位附近腧穴治疗的选穴方法。俞募穴尤为常用。

根据上面两种选穴方法，临床针灸处方的配伍通常有如下两种类型。

（一）循经远道配穴

循经远道配穴是选取本经肘膝关节以下（远道）的穴位为主穴，配伍有关经脉的远道穴为辅穴共同组成治疗处方。例如外感风热所致发热、微咳、咽喉痛之症，选用少商为主穴、合谷为辅穴组成处方。少商是肺经的远道穴（井穴），合谷是大肠经（表里经）的远道穴（原穴），配之可用以宣肺泻热，有退热和缓解咽喉痛之作用。又如落枕之症，选用后溪为主穴、列缺为辅穴组成处方。后溪是手太阳经的远道穴（输穴），列缺是肺经的远道穴（络穴），配之可用以疏通枕项和肩胛区之经气，祛风散寒从体表而去。这些都是循经远道配穴治疗的方法。常用于各经的新感病、初发病期、疼痛性疾患。

（二）循经远近配穴

循经远近配穴是选取病位近部有相应主治作用的穴位为主穴，配伍本经或有关之经的远道穴为辅穴共同组成治疗处方。例如胃脘痛可选用中脘为主穴、足三里为辅穴组成处方，中脘是近病位的穴位，也是胃的募穴，足三里是胃经的远道穴（合穴）；又如眼部疾患可选用睛明为主穴、至阴为辅穴组成处方，睛明是病位近部的穴位，也是足太阳膀胱经的结部穴，至阴是病位的远道穴，也是膀胱经的根部穴，睛明和至阴是存在着根结的关系，也是循经远近配穴的一种方法。

一般来说，临床以循经远近配穴组成治疗处方较为常用，脏腑病变局部选取相应的俞募穴又较为有效；对于新感初发病，采取循经远道配穴法也常常可以达到治疗目的。当然，处方的配伍也不必局限于这两种，可根据具体的病案进行灵活配方。

三、心脏的病变和治法（表3-3）

表3-3　心脏的病变和治法

心脉	症状	取穴	刺法
微急风寒伤脉	心痛引背，食不下	大陵、鸠尾、内关、膻中透鸠尾	深刺而久留针，得阳气至以胜寒
脉缓有热	狂笑，伏梁在心下	中冲（井）	浅刺速出针
脉大多气少血	喉吤，心痛引背，有泪出	大陵（输）	微泻其气无使出血，疾按其痛以和心脉
脉小血气皆少	善噎，气虚呃逆，阴阳之气亏损	调以甘药，调和营卫	勿取以针
脉滑阳气减	善渴	劳宫（荥）	疾发针浅以内之
脉涩多血少气	瘖	间使（经）	必中其脉，随其逆顺而久留之，以和其脉

四、六腑之病和治法（表3-4）

表3-4　六腑之病和治法

六腑	病候	取穴	刺法
足阳明胃	面热，两跗之上脉竖陷者，或腹胀，胃脘痛，上支两胁，膈咽不通，饮食不下	足三里	必中其穴
手阳明大肠	鱼络血者，与胃同候，泄泻当脐腹痛，不能久立	上巨虚	必中其穴
手太阳小肠	少腹痛，腰脊控睾而痛时窘急，当耳前热，独肩上热多及小指之间	下巨虚、气海	必中其穴
三焦病	腹气满，小腹尤坚，不得小便，窘急，溢则水，留即为胀，候在足太阳之外大络、大络在太阳少阳之间，亦见于脉	委阳	必中其穴
膀胱病	小腹遍肿而痛，以手按之，即欲小便而不得，肩上热，若脉陷，及足小指外廉及胫踝后皆热	委中	必中其穴
胆病	善太息，口苦，呕宿汁，心下澹澹，恐人将捕之，嗜睡，在足少阳之本末，亦观其脉之陷下者灸之	阳陵泉	必中其穴

第六节　针灸补泻手法的临床应用与发展

补泻手法是针灸治疗的重要措施之一，在同一个腧穴上进行施治，由于手法不同，所产生的作用也不同，关于这些手法，在古书中论述得很多。一般来说，强刺激相当于泻，弱刺激相当于补。在针刺过程中，正确运用补泻手法和掌握有效刺激量，对于提高针灸疗效可起到重要作用。

一、针灸补泻手法的临床应用

（一）针刺补法

针刺补法是一种轻刺激量的针刺法，在进针得气后，给予较弱的刺激（可根据患者对针刺的反应情况和耐受性而适当调节），即使用“得气推而纳之”“徐入疾出”的手法，并可给小角度的捻转或轻轻提插、轻轻刮针柄等柔和的刺激。这种手法有助于正气的恢复，使某种低下的功能恢复旺盛，使病变的脏腑器官功能得到改善和提高，因此它普遍地应用在虚证的病案上。

（二）针刺泻法

针刺泻法是一种重刺激量的针刺法，在进针得气后，给以较强的刺激（可根据患者对针刺的反应情况和耐受性而适当调节），即使用“得气动而伸之……疾入徐出”的手法，并给以大幅度捻转或大幅度提插捣针等强烈的刺激。这种手法有利于祛除病邪，使某种亢进的功能恢复正常，具有泻实止痛之功效，因此，它普遍地应用在实证的病案上。

（三）针刺平补平泻法

此外，还有一种手法叫作平补平泻法，它是一种中等刺激量的针刺法，在进针得气后，给以平缓的刺激，即使用“徐入徐出”的导气手法，并可以缓缓地提插或刮针柄等，这种手法具有调节有关脏腑器官功能，使之趋于相对的协调和平衡，临床上用于气机逆乱、功能失调、虚实不显著的病症。

（四）灸法的补泻

《灵枢·背腧》说：“以火补者，毋吹其火，须自灭也；以火泻者，疾吹其火，传其艾，须其火灭也。”前者属于较弱的刺激，后者属于较强的刺激。《针灸大成》说：“以火补者，毋吹其火，须待自灭，即按其穴；以火泻者，速吹其火，开其穴也。”二说意义相同。操作时采用艾炷灸法，点着艾炷后不吹其火，等待它慢慢自灭，再用手按其穴位，则真气可聚，这叫作补法；如点着艾炷后用口速吹其火，燃尽而不按穴位，则邪气可散，就叫作泻法。

（五）要掌握有效的刺激量

所谓有效的刺激量是指达到治病目的的刺激总量。针灸时，要很好地掌握这个有效的刺激量。临床上判定针灸的疗效，不但要观察症状是否已改善，还要诊察其脉象是否亦已平缓，也就是说，要脉证合参。总地说来，有效刺激量的重要指标是临床症状的消失和病脉的消除。也正如《灵枢》中所指出的那样：“气至而有效，效之信，若风之吹云，明乎若见苍天”“所谓气至而有效，泻则益虚，虚者，脉大如其故而不坚也；坚如其故者，适虽言快，病未去也。补则益实，实者，脉大如其故而益坚也；夫如其故而不坚者，适虽言快，病未去也。故补则实，泻则虚，痛虽不随针，病必衰去”。下面就针灸补泻的临床应用，列举三例加以说明。

【病案一】

陈某，女，40岁，农民。

患者上午乘汽车远行，晕车呕吐多次，继而出现晕倒，不省人事，微有汗出，肢冷，面色苍白，唇淡，脉沉细弱。

诊断：晕厥。

治则：温行气血，升阳醒脑。

治疗经过：用补法针刺水沟、内关二穴，未见苏醒，随即用艾炷如黄豆大，使用补法灸合谷一穴，灸完 2 壮之后，患者迅速苏醒，并能自己坐起来。

按：晕厥症见有面色苍白、唇淡、脉沉等，已具有经气陷下的表现。当针水沟、内关二穴，未见苏醒，显示没有效应的情况时，应立即运用“陷下则灸之”的方法，艾灸合谷穴，以发挥温行气血、升阳醒脑的治疗作用。《灵枢·官能》指出的“针所不为，灸之所宜”，确是总结实践经验所得出来的要诀，并说明灸法可以补助针刺之不足。辨证使用灸法，对于提高针灸的疗效，具有一定意义。

【病案二】

梁某，男，57岁，退休工人。

昨晚下半夜起床小便时，突然昏倒在地，牙关紧闭，两手握拳，不省人事，至送诊已6h，面色潮红，舌质红、舌苔黄白腻，脉弦大有力，左侧肢体瘫痪，血压210/116mmHg。

诊断：脑血管意外。

治则：平肝熄风，和血醒神。

治疗经过：取双侧太冲、足三里、曲池，用泻法针刺，在留针的0.5h当中，反复用泻法行针。观察到患者牙关紧闭、两手握拳的症状已减退，神志较清醒，脉象亦较前好转，即出针，出针后20min，血压下降为180/90mmHg。第二日复诊：神志已完全清醒，左侧肢体偏瘫现象仍然存在，因而针刺肩髃、曲池、环跳、阳陵泉、足三里等穴，并用梅花针点刺背部背俞穴区及头眼区皮部，每天1次，针3次后，患者已能扶杖起床站立行走，照上方再针 3 次后，即能自己扶杖前来针灸治疗。

按：太冲用以平肝，曲池用以活血，足三里是胃经的合穴，胃经具有“是主血所生病”的功能。手、足阳明经都是多气多血之经，故取足三里与曲池合用，可以和血降压，本方三穴配合使用，具有降低血压、平肝熄风、醒神的作用。

【病案三】

黄某，女，35岁，农民。

患者平素体质虚弱，近几天来，因精神受刺激，胃纳减少，头晕、心悸，于今晨5时30分，出现表情淡漠，声音低微，神志虚怯，继而面色苍白，大汗淋漓，四肢厥冷，舌淡苔白，脉微细无力。血压为75/40mmHg。

诊断：休克（阳气虚脱）。

治则：回阳固脱。

治疗经过：先用补法针刺水沟穴，并立即着重悬灸神阙、气海、关元，约20min后，便见汗收，肢温，脉象有些好转，但尚欠有力，继续灸上述穴位，并同时用补法针刺足三里穴，15min后，复查其脉象为充实有力，血压为110/66mmHg，而获临床治愈。

按：针灸治疗阳气虚脱，主要是依据“虚则补之”“陷下则灸之”的方法，着重进行艾灸神阙、气海、关元三穴，以温升下陷之气，回阳固脱，刺水沟穴用以通阳醒脑（一般用指针掐水沟一穴或用纸烟悬灸作应急处理），足三里具有运行气血的作用，在汗收、肢温，但脉象尚欠有力之时，应注意还未达到有效刺激量，故针灸并施，继续增加刺激量才能达到治愈疾病的目的。

二、针灸补泻手法的发展

传统的补泻手法包含许多具体的内容，目前一些疗法如针挑疗法、水针疗法、电针疗法等，可以认为是补泻法的发展。

（一）针挑疗法

针挑疗法是用锋利钩状的粗针或三棱针样式的粗针，一般叫作针挑针，刺破表皮的某些部位（腧穴或阳性反应点），挑出皮下白色纤维样物，并施以适当的刺激手法而进行治病的一种方法。针挑疗法来源于古代的“半刺”，也是“九针”之中锋针疗法的发展。《灵枢·官针》所述锋针（即三棱针）常用于“病在经络痼痹者”“病在五脏固居者”。具体来说，就是使用锋针针刺放血来治疗这些顽固性的实证疾病，其实质是一种针刺的泻法。这种方法近几年来更有所发展。因针挑创口存在着组织再生过程，并且在较长的一段时间里，延续一定的刺激作用，故其具有刺激强度大、维持时间长的特点。对疏通经络、调畅气血的功能相当大，所以临床常用于实证、痹证、痛症等疾患，尤其对肩关节周围炎、神经血管性头痛、颈椎综合征、慢性喉炎等病的实证，有显著的疗效。

（二）穴位注射疗法

穴位注射疗法是用药液注射到人体的某些有相应主治作用的穴位里，利用药液的药理作用和药液本身对穴位的刺激作用联合治病的一种方法。它是中西医结合的新疗法，根据药液药理性质的不同，可以产生不同的补泻作用。如使用黄芪、当归、维生素B等具有补益作用的药液进行穴位注射，可以认为是补法的发展。使用丹参、红花、七叶莲、黑老虎等具有泻实作用的药液来进行穴位注射，可以认为是泻法的发展。

（三）电针疗法

电针疗法是在针刺得气后，连接各种型号的电针机，使穴位得到一定规律的刺激，从而进行治病的一种方法。随着所采用波型和“电量”的不同，它可起着不同的补泻作用。疏波是以兴奋为主，给以适当的“电量”可以认为是补法的发展；密波是以抑制为主，宜用于痛症，并用于针刺麻醉，若适当增加“电量”可以认为是泻法的发展。

【病案】

谭某，男，58岁，工人。

去年10月底在工作时因用力过猛而扭伤右肩部，此后疼痛不已，每于夜静时剧痛呻吟而不得眠，经服中西药及针灸治疗半年之久，仍未见好转而来诊。查右肩胛冈上处有明显压痛点（阿是穴），活动受限，右臂外展约90°则痛，不能上举摸及头部，舌质淡红，舌苔白带腻，脉弦。

诊断：肩关节周围炎。

治则：疏调气血，通络祛痹。

治疗经过：在相应夹脊穴处和肩胛区共找5个阳性点，用较强的刺激手法将针挑针进行反复旋转拉动：按摩该部经络以行气血，并留有较广深的创口以维持较长时间的刺激作用。并用泻法针刺肩三针（右）、阿是穴、右曲池，同时加以密波脉冲电流刺激。按上方隔天1次、进行两次后，症状大减，5次后症状基本控制，功能亦续渐恢复，8次后肩痛消失，脉转平缓，可以进行拉单杠活动，遂临床治愈。随后用当归注射液2mL、维生素B_{12} 100mg交替分注于右侧的曲池、天宗穴。隔天1次，共5次，以巩固疗效。5个月后随访没有复发。

按：本例患者以肩痛为主诉就诊，病已半年，仍剧痛难眠，活动受限，说明病邪亢盛，根深蒂固，绝非一般之泻法所能奏效，故使用刺激手法较强的针挑疗法为主，配合电针以共同达成通络祛痹止痛的作用。但病者年高病久，元气必虚，故在痛止之后，合用具有补益作用的药液进行穴位注射，以促使它达到温经养血营筋之功，并可增强其抗病功能，防止复发，从而提高针灸的疗效。本案例通过临床实践来谈论针灸的补泻手法。指出了补泻手法是在明确辨证的基础上使用，补泻不明，则针灸无明显效果。强调了掌握有效刺激量的具体内容，提出了补泻手法的有效刺激量的主要标准，并强调“脉证合参”。针挑和电针治疗具有较好的泻实祛痹止痛的疗效。用补性药液进行穴位注射治疗，具有较好的补虚作用。

第七节 循经取穴原则

我国传统的针灸治疗方法，常规是选取一定数量的具有相应主治作用的腧穴，通过针刺或艾灸来完成的。

古代医务工作者，在针灸医疗实践中，通过归纳主治作用基本相同的腧穴，整理成为每一条经脉分布着一定数目专属的腧穴，并观察到针灸各经腧穴能治疗相应经脉循行所通过的脏腑器官的疾病，因而认识到各经腧穴是人体经络脏腑之气输注于体表的部位，哪一经有病，就可以选取相应的经穴治疗。

一、循经取穴的基本方法

循经取穴是在脏腑经络理论指导下进行针灸治疗的重要环节，掌握好这个环节对提高针灸疗效是关键。包括循本经取穴、循他经取穴、循多经取穴等。

（一）循本经取穴

《灵枢·经脉》中，叙述了十二经脉每一条经脉的体表循行路径和体内属络脏腑之后，便指出本经循行所通过的脏腑器官肢节患病时所出现的“是动病”“所生病”的病症。同时指出在脉证合参的辨证基础上运用“盛则泻之，虚则补之，热则疾之，寒则留之，陷下则灸之，不盛不虚，以经取之”。凡本经及其所属脏腑在发病初期，机体未形成邪实正虚或阴阳偏盛的现象，而仅仅是本经经气发生厥逆者，可循本经取穴治疗。临床上哪一经病就应选取相应之经的经穴治疗，称为循本经取穴。

循本经取穴包括取近端穴和取远端穴，在患病脏器的远端循经取穴，是经络理论的一个特点。《灵枢·顺气一日分四时》说：“五藏有五变，五变有五输（井荥输原经合）。”又如《素问·缪刺论》说：“邪客于足少阴之络，令人卒心痛暴胀，胸胁支满，无积者，刺然骨之前（然谷穴，荥）出血，如食顷而已，不已，左取右，右取左，病新发者，取五日已。”这就是循经远取本经的五输穴，以治疗本经病新发者的典型例证。

（二）循他经取穴

十二经脉之间并非孤立存在，而是由大大小小的脉络，以及其他经脉的别络将其互相沟通，形成人体整个“网络系统”。当某一脏腑经脉发病时，极易累及他经他脏。因此，在临床上往往不限于使用本经穴位，而是常结合有关之经的穴位，称为循他经取穴。其方法有：①相表里经取穴：某经（脏）有病时，可根据病变的情况，依据络脉沟通相表里经关系，从而选取相表里经的穴位，以辅助本经更有力地发挥治疗作用。如风热之邪客手太阴肺经，可选用肺经的井穴为主，同时选取肺之相表里经大肠经的原穴为辅穴组成处方，用泻法刺之，可发挥宣肺泻热的作用，达到退热和消除咽喉痛的治疗效果。②要经取穴：依据《灵枢·终始》中“刺诸痛者，其脉皆实。故曰：从腰以上者，手太阴阳明皆主之；从腰以下者，足太阴阳明皆主之”之意。因阳明为多气多血之经，临床治疗气血有余之痛证、实证，所以取阳明经穴或取其相表里的太阴经穴皆可以达到主治的作用。③子母经取穴：由于每一经脉都内属脏腑，而脏腑之间存在五行相生相克的关系，在疾病发展过程中，若出现阴阳偏盛或邪实正虚的现象时，宜考虑运用“虚则补其母，实则泻其子”的治则。例如治疗虚劳久咳肺气不足之证，取胃经足三里穴以配肺俞、孔最等，就是运用“虚则补其母”的子母经取穴。④俞募取穴：十二经脉各经均有所属脏腑的俞穴和募穴，背俞穴是脏腑经气所输注的穴位，募穴是经气所聚结的穴位。《难经·六十七难》说：“阴病行阳，阳病行阴，故令募在阴，俞在阳。”由于阴阳经络、气相交贯、脏腑腹背、气相通应，所以阴病有时而行阳，阳病有时而行阴也。如《灵枢·五邪》指出：“邪在肺，则病皮肤痛，寒热，上气喘，汗出，咳动肩背。取之膺中外俞（中府穴是肺之募穴），背三节五脏之旁（肺俞穴），以手疾按之，快然，乃刺之。”这就指出了在脏器近部取相应的背俞穴与募穴，以泄除邪气的方法，由于肺俞具有反应内脏疾病和治疗相应内脏疾病的主治作用，所以肺俞虽然不是肺经的经穴，但从治疗上需选取具有相应主治作用的穴位，也就是属于有关之经的循他经取穴的一种方法，也是属于患病脏器近部取穴的方法。

（三）循多经取穴

某种疾病，本身就是属于多经的疾病，如《素问·缪刺论》叙述："邪客于手足少阴太阴足阳明之络……令人身脉皆动，而形无知也。其状若尸，或曰尸厥。"并指出刺上述五经之井穴治之，立已。又如《素问·阴阳别论》叙述："三阳三阴发病，为偏枯痿易，四肢不举。"临床上治疗中风、半身不遂（属风中经络），取手足阳明经穴为主，辅以太阳、少阳经穴；治疗中脏腑之闭证，常取督脉经穴和十二井穴为主。这是一种常用的循多经取穴治疗的方法。

另一种情况，随着疾病的进一步发展，所侵犯和累及的经脉越多，便可形成多经的病变。如《灵枢·四时气》叙述："小腹控睾，引腰脊，上冲心。邪在小肠者，连睾系，属于脊，贯肝肺，络心系。气盛则厥逆，上冲肠胃，熏肝，散于肓，结于脐，故取之肓原以散之，刺太阴以予之，取厥阴以下之，取巨虚下廉以去之，按其所过之经以调之。"这就是在疾病进展过程中累及多经病变，需运用循多经取穴，按其所过之经以调之的治疗方法。

二、循经取穴针灸处方举要

针灸治疗处方：须辨证论治循经选穴，同时结合腧穴的特殊作用，选取具有相应主治作用的穴位，并对证拟定应采用对应的补泻及刺灸手法。进而共同组成针灸处方，若处方恰当，就能提高针灸的疗效。

根据手三阴经从胸（脏）走手的经脉循行起止和腧穴的主治作用，所以手三阴经主要治疗胸部内脏（心、肺、心包）的疾病，就可对症选取相应的经穴治疗。如临床上治疗中暑，取手厥阴心包经的井穴中冲为主；治疗小儿肺热喘咳，取手太阴、阳明经的井穴为主。

手三阳经都是从手走头，循经联系头部器官的经脉循行起止，因而治疗头部器官的疾病，可以对证选取相应的经穴治疗。如治疗落枕，取手太阳经的腧穴后溪为主；治疗口眼歪斜（周围性面瘫），取手阳明经的原穴合谷，配器官近部的地仓穴为主；又依据“合治内腑”的理论，临床上治疗胃脘痛，取足阳明胃经之下合穴足三里，配脏器近部胃之募穴中脘为主。

根据足三阳经都是从头走足，循经联系躯干整体的经脉循行起止，因而周身游走性的病证，就可以对症选取足三阳经相应的经穴治疗。如治疗“赤游丹”丹毒，取足阳明经之荥穴内庭、合穴足三里为主；治疗游走性多关节痛，取足少阳经之风市穴为主；治疗重感冒周身疼痛、腰背痛，取足太阳经之委中穴为主。

根据足三阴经都是从足走腹，循经联系腹部内脏的经脉循行起止，因而治疗腹部内脏（肝、脾、肾）的疾病，就可以对症选取相应的经穴治疗。如治疗肝气郁结胁痛，取足厥阴肝经之荥穴行间为主；治疗肾气不足遗尿，取足少阴肾经之原穴太溪为主，配脏器近部的肾俞穴；治疗久痢脾虚，取足太阴脾经之合穴阴陵泉为主。

由于督脉有统督诸阳经的作用，循行于背部正中线，循脊里入属于脑，如治疗晕厥证，因暂时性脑缺血、缺氧所引起昏倒不省人事者，可选取督脉经水沟、印堂为主。

由于任脉有统任诸阴经的作用，行于腹部正中线，如治疗疝痛之证，可选取任脉经的关元、气海为主。

针灸治疗处方原则是通过辨证分经进行循经取穴，结合腧穴的特殊作用，选配具有相应主治作用的腧穴。并对证拟定应采用针刺还是艾灸，宜用补法还是泻法，以共同组成循经取穴针灸治疗的处方。

第四章 司徒铃教授临证与医案

第一节　急症

一、发热

体温超过正常为发热，一般体温37.3～38℃为低热，38.1～39℃为中等度热，39.1℃以上为高热。司徒铃教授认为发热与外感六淫疫毒之邪，尤以火热、湿热、暑热之邪入侵有关；内伤发热则是脏腑功能失调以致郁遏化热引起。基本病机是正邪相争，或体内阳热之气过盛。

常用的治疗发热的方法如下。

1. 外感发热

针刺大椎、合谷（双），重刺激。

2. 流感发热

（1）针刺风池、合谷，咽痛加少商、商阳三棱针刺络，高热加大椎、曲池。

（2）针刺合谷、印堂、天突，有汗出则止。

3. 流行性腮腺炎

（1）灯心草灸：在两侧角孙穴处，先将局部头发剃光，用灯心草浸麻油后点燃，迅速在穴位处闪灼，发生清脆爆炸声。一般用1～2次即愈。

（2）温针灸：先针翳风、颊车、合谷三穴，再用艾绒制成橄榄型大小或艾条块套在针柄上点燃，5～10min，待针冷却后拔针。针后止痛效果甚好，1～2天后体温下降，2～3天肿胀逐渐消。

4. 细菌性痢疾

针刺天枢、足三里，配气海、关元、阴陵泉、曲池。

5. 疟疾

发作前2h，针刺大椎为主，配内关、合谷，1～2次后可控制发作。

6. 小儿发热

症见发热、口渴、烦躁、不宁睡、呓语、胃纳差。针刺合谷，强刺激，少商、商阳放血。若高热惊厥昏迷、抽搐者，可针刺中冲出血、针刺水沟以救之。

【病案一】

梁先生，男，45岁，工人。1982年8月18日就诊。

患者全身发热头项痛，恶风寒已4h余。患者约10h前因淋雨受凉，后渐感发热，恶风，颈项痛，周身酸痛，无汗，口渴，不思饮。查体：体温39.3℃，全身面部、双眼、口唇发红。舌质红，苔黄白稍腻，脉象浮洪数。

诊断：感冒（外感风寒，卫气不能开泄）。

治则：疏通太阳经气，解表散热。

取穴：取足太阳经五输穴，针刺用泻法。

治疗经过：经用泻法针刺足太阳经之井穴至阴和合穴委中，针感传及整双下肢，伴有触电般感觉传至全身。20min后，背部微有汗出之后，头痛恶寒及身热感均减退，后转为头目清快，全身舒松感，而脉浮数较甚，体温降为38℃。此乃疏通太阳经气使邪从汗解，身热渐减，全身轻松。继刺用泻法针曲池、大椎15min后，热退身凉，脉象平和。

按：《伤寒论·辨太阳病脉证并治法》指出“太阳之为病，脉浮，头项强痛而恶寒”，本病因淋雨受凉后，渐感发热、恶风、颈项痛、周身酸痛、无汗、口渴、不思饮等症状，病位在足太阳，取足太阳五输穴泻之以解太阳之表，发汗，热退身凉。

【病案二】

梁某，女，19岁，工人。

鼻塞头痛2天半。患者前天下午开始畏寒，前额及两侧头痛，鼻塞，继则咽喉疼痛，干咳少痰，无汗。查体：体温37℃，咽部轻度充血，左侧扁桃体Ⅱ°肿大，表面有少许脓性分泌物，心肺正常。舌质淡红，脉浮数。

诊断：感冒头痛。

治则：疏风通络止痛。

治疗经过：诊疗时为太阳、阳明头痛，针束骨、冲阳为病子穴相宜，针束骨（双）有胀麻感，针冲阳有痛胀感，针10min后，头痛消失，咽喉疼痛减轻。

按：本病头痛病位在太阳、阳明，按“实则泻之”取足太阳经子穴束骨泻之，同时取足阳明经原穴冲阳以泻阳明之邪。

【病案三】

严某，女，55岁，农民。

发热周身骨痛4天。患者4天前开始自觉发冷继则发热、周身骨痛，咳嗽痰黄白相间，舌质淡苔白，脉沉细。

诊断：感冒（风热型）。

治则：疏风清热。

治疗经过：诊疗时为乙亥日戌时，择时不辨证用外关、足临泣取得显效，针刺外关、足临泣，用泻法有麻痹感，针20min后出针，患者感觉全身舒服周身骨节疼痛消失。

按：本病第4天周身骨痛、寒热往来等证属少阳，《伤寒论·少阳病脉证并治第九》有“本太阳病不解，转入少阳者，胁下硬满，干呕不能食，往来寒热，尚未吐下，脉沉紧者，与小柴胡汤”，取少阳经八脉交会穴外关、足临泣泻少阳之邪，符合辨证逢时取穴。

【病案四】

叶某，男，38岁，工人。1983年7月21日晚上8时45分来诊。

患者发热头痛3天。患者3天前开始发热，头痛，周身骨痛，曾服过退热药未效，当晚体温升到38.1℃，无汗，咽喉疼痛。查：咽充血（++），左扁桃体有少许脓性分泌物，心肺正常，舌红苔薄，脉浮数。

诊断：感冒头痛（风热型）。

治则：疏风散热。

治疗经过：时日为庚戌日戌时，灵龟八法开足临泣，男女相配取外关，均用泻法，当针退至天部时患者有发凉感，进针时有麻胀感，针15min后头痛完全消失，体温降到37.3℃，诸症明显减轻。

按：《伤寒论·少阳病脉证并治第九》有“伤寒，脉弦细，头痛发热者，属少阳”，本病证属少阳，灵龟八法开足临泣配外关，属辨证逢时取穴。

二、昏迷

昏迷即不省人事或神志不清。多由心包受邪、蒙蔽心神所致，可常见于热性流行性疾病（如流行性乙型脑炎、流行性脑脊髓膜炎、疟疾等）、中风、臌胀病后期（肝昏迷、尿毒症）等。

昏迷根据其临床表现可分闭证和脱证，闭证又有热闭和寒闭之不同，宜注意分辨。热闭由心肝火盛、心神被熏所致，症见两手紧握、牙关紧闭、声粗气促面赤，苔黄腻，脉弦数；寒闭为痰浊上壅、蒙蔽心阳，症见两手紧握，牙关紧闭，静卧不烦，声细气弱，面白，舌苔白滑而腻，脉沉滑缓。脱证为体质虚弱、气血并走于上、阳气衰微、心神将脱，症见目开、鼻鼾、手撒、遗溺、汗出如油、手足厥冷，脉微细欲绝，舌苔白滑薄嫩。

治疗脱证以回阳固脱为主，先强刺激针刺水沟，后灸膻中、中脘、神阙、气海、关元。闭证以开关醒脑法，用于中风、晕厥等不省人事、牙关紧闭不开者，针刺十宣、涌泉、水沟等穴；牙关紧闭不开者加颊车、地仓、合谷，强刺激。

司徒铃教授抢救昏迷经验是：缺氧者百会悬灸30min至2h，在施灸过程中，缺氧情况逐渐改善。若兼有呼吸衰竭早期症状者，膻中直接灸5~7壮或隔姜灸，如不效可加灸30min至2h。尿毒症兼有昏迷者加水沟、涌泉（双），重刺激。

积极预防脑水肿。脑水肿是昏迷原因之一，若出现高热、烦躁、小便少、血压偏高者，可用水分、水沟、阴陵泉、水道针刺。如骨折昏迷不醒的，针刺十宣及两侧内关，持续捻转，亦可加刺合谷、水沟、涌泉等穴；如病情濒危，面色苍白，汗出，肢冷，急用大柱艾灸，灸百会、关元、气海，灸数十壮至数百壮，至肢温、汗止、脉起为止。

三、晕厥

晕厥是指以突然昏倒、不省人事、面色苍白、四肢厥冷为主证，其病机多由气机运行中突然逆乱所致。古代对本病有气厥、血厥、痰厥、食厥、暑厥、秽恶（包括疫毒、食物中毒）等之分，针灸急救晕厥证有较好的临床疗效。

司徒铃教授用中西医结合的方法抢救疫毒（中毒型细菌性痢疾）晕厥患者，点刺十宣、曲泽和委中浮络出血，泻热开闭醒神，神志完全清醒，用同样的治法也可治疗暑厥证。这表明针灸疗法在中医学理论指导下通过辨证，依理立法，运用针灸施治原则处方配穴治急症，确能获得良好疗效。

司徒铃教授治疗食物中毒晕厥，应用耳针疗法通络泻邪缓解剧痛、开闭醒神，具有良好治疗作用，是针灸疗法新的发展，值得进一步研究。

司徒铃教授治疗痰厥证，依《灵枢·官能》所说："大寒在外，留而补之，入于中者，从合泻之，针所不为，灸所宜也。"指出治疗寒证宜用灸治的法则，因而用灸法治之，同时根据"腑会中脘"之意，用艾炷直接灸中脘一穴，以温行六腑之气，使水谷能化，津液能行，则痰水不致停留为患，所以灸中脘穴后，患者自觉痰除气顺，神志清醒，随即开口说话。

司徒铃教授治疗癫痫夜发晕厥案，独灸大敦一穴，能立即苏醒，认为灸肝经之大敦穴有治阴证晕厥之作用。所以治疗阴证的血厥虚证时独灸大敦一穴，能取得立即苏醒的显著效果。灸大敦穴可同时治疗癫痫夜发、血厥虚证，异病同治，是运用"八纲辨证"施治原则指导实践获得良好疗效的结果。

司徒铃教授治疗小儿惊厥，取肝经之原穴太冲以平肝熄风，配合谷与足少阴经之井穴涌泉，立奏泻热开窍醒神之功。对小儿泄泻惊厥之证，重用艾炷灸，选能维系命门真阳、能阴中求阳的关元穴和真气所系之脐中神阙穴，以回垂绝之阳，使阳气来复则卫固有权，无虞外脱。掌握"应开则开、应固则固"的治则，处理不同的小儿惊厥证，获得显效，是有良好疗效的同病异治方法，是运用"八纲辨证"施治原则指导实践的结果。

司徒铃教授治疗脏躁晕厥，患者虽然有晕厥口张症状，但无手撒遗尿、汗出如珠、脉微欲绝等虚脱现象，显然是无脱可固的；同时患者并无身热、面赤、气粗、牙关紧闭、脉滑大等实证闭证现象，显然当时无热可泻、无闭可开的，因而考虑此病如用刺十宣出血，则有诛伐无过之虞，经详细查问发病过程，系因过度疲劳加以情绪刺激，整整一夜失眠之后，出现悲伤欲哭症状而发生晕厥的，可知本病系有七情所伤，脏腑之气逆乱不和所致。依据《灵枢·终始》中“和气之方，必通阴阳，五脏为阴，六腑为阳”之法，拟订调阴阳、和气通神的治则。合谷为手阳明经之原穴，刺之以通行三阳之气，太冲以疏肝气，内关、照海以交心肾之气，俾脏腑阴阳之气得以调和；复温灸心之募穴巨阙和督脉经三阳五会之百会穴，以通达心阳与督脉之气，神明就得以恢复常态。从而体会到治疗脏躁晕厥，有不同于气、血、痰、食、暑等厥证的治法，具体说明了在辨证施治原则下，同病异治的严谨规律。

司徒铃教授治疗严重创伤后晕厥证，患者从山坡跌下，必然受到严重的恐惧，根据《内经》中“恐则气下”“恐伤肾”，可知患者由于恐伤肾气，肾阳不能上达于心，心阳不能振奋，气血凝泣而不行，致晕厥难于苏醒，因此先重灸气海一穴，以温通振奋脐下肾间动气，俾肾阳能上达于心，心阳振奋则神可通而血可行。同时再灸四花穴膈俞、胆俞、百会、涌泉等，使恢复整体营卫气血的循行，结果灸而获苏醒过来的显效。

司徒铃教授治疗晕厥可归纳为：

（1）开窍法（参考昏迷闭证节）。

①气厥：针水沟，灸百会、大椎、命门各1壮。

②血厥：针列缺（左）、太冲（左）、内关（右）、照海（左），多悬灸百会、巨阙。

③痰厥：灸大敦（双）各3壮。

④肝火：针太冲（双）、水沟，强刺激；十宣放血。

⑤产后血晕：产妇产后由于气血骤虚、体液突然减少，在心力衰弱等情况下，常易发生休克。这种休克，大都出现在产后1h左右，且多突然发生，故在产后数小时内，必须多加注意。否则耽误拯救时机，而生意外。紧急处

理：首先将患者头部放低15°~25°，保温，有条件时应给氧；针水沟、中冲；灸百会，如出血多可灸大敦或隐白。

（2）固脱法（见昏迷脱证）。

【病案一】

黄某，男，24岁。1957年5月5日初诊。

患者因情绪刺激，突然昏迷倒地、不省人事、口噤、握拳、四肢掌指部厥冷，约经10min，面色苍白，舌苔白，脉沉弦。

诊断：气厥实证。

治则：行气宣窍通神。

治疗经过：先选水沟，用泻法刺之。继用百会、大椎、命门，各灸1壮（如绿豆大）。针灸后立即苏醒，并已能讲话。

按：本病属气厥实证，先泻督脉水沟以醒脑开窍，再灸百会、大椎、命门以温阳理气行气。

【病案二】

李某，男，25岁，职工。1957年12月4日初诊。

患者因病来院诊治，但惧怕针灸，故在针灸之前突然昏倒，不省人事，汗出，肢冷，脉沉弱。

诊断：气厥虚证。

治则：行阳气通神明。

治疗经过：先用指针法掐刺水沟后略为苏醒，随以艾卷灸百会穴，灸5min后，患者已完全清醒。

按：本病属气厥虚证，先用手针掐水沟醒脑，后加灸百会温阳固元巩固。

【病案三】

朱某，女，21岁，职工。1953年8月11日初诊。

患者患间歇发作性剧烈头痛症，每因剧痛而并发晕厥，两年多来反复发作，曾住院治疗数次，经某医院X线检查头颅部未见异常，诊断为神经官能症。1953年9月8日，在针灸治疗时，突然晕厥不省人事，牙关紧闭，两手握拳，呼吸气粗，面色微赤，唇红，四肢厥冷，舌苔白，舌质红，脉沉弦。

诊断：血厥实证。

治则：活血顺气，开窍醒神。

治疗经过：选少商（双）、中冲（双）、水沟穴用毫针泻法刺之，约15min即告苏醒。

按：本病为血厥实证，泻水沟以醒脑开窍，中冲以活血醒神，少商以顺气调息。

【病案四】

简某，女，20岁，职工。1958年6月23日初诊。

患者突然昏倒，不省人事，四肢厥冷，面色苍白，唇淡，舌苔白，舌质淡红，脉细弱。经血糖检查，认为是血糖偏低症。

诊断：血厥虚证。

治则：行血熄风，宣窍通神。

治疗经过：选大敦（双），各灸3壮，如绿豆大，灸后患者立即苏醒。

按：本病属血厥虚证，肝经为多血少气，故灸肝经井穴大敦有行血熄风、宣窍通神之功。

【病案五】

李某，女，68岁。1961年11月8日初诊。

患者气上逆而喘，喉有痰鸣声，不能讲话，神志昏蒙已0.5h，患者因发病前，没有吃晚饭，只饮了一大碗菜汤，饮后约1h，突觉胸脘满闷，气喘痰鸣，不能讲话。经西医会诊，认为必须立即用吸痰机吸痰，并输氧气进行急救，当时患者面色微黯，舌苔白厚腻，脉沉滑。

诊断：痰厥证。

治则：行气豁痰通神明。

治疗经过：针尺泽、丰隆、中脘，但在针刺过程中无气至感应，针后症状亦无变化，随即用如黄豆大的大艾炷，直接灸中脘3壮，灸后病者立即痰除气顺，神志清醒，言语自如。

按：在治疗痰厥证中，由于针刺尺泽、丰隆、中脘等穴的操作过程中，针下未得气至，故未见效。通过思考，依《灵枢·官能》所说："大寒在外，留而补之，入于中者，从合泻之，针所不为，灸所宜也。"指出治寒证宜用灸治的法则，因而决定改用灸法治之，同时根据"腑会中脘"之意，而用艾炷直接灸中脘一穴，以温行六腑之气，使水谷能化，津液能行，则痰水不致停留为患，所以灸中脘穴后，患者即觉痰除气顺，神志清醒，能讲起话来。我们结合临床实践经验，体会到"寒证宜灸"是一个不容忽视的传统法宝。

【病案六】

陈某，女，29岁，家庭主妇。1952年10月8日初诊。

患者于当天午饭后约1h，腹部胀痛，颇剧，在家曾服止痛药粉（药名、用量不详）未效。约0.5h即发现晕厥证，乃抬来我院急诊。患者昏迷不醒，牙关紧闭，四肢抽筋，手足厥冷（约0.5h），面色微青，舌苔厚腻，脉滑实。

诊断：食厥证。

治则：宽中开窍通神。

治疗经过：先用泻法针少商（双）、商阳（双）、中冲（双）后，患者即已苏醒，继续针曲池（双）、足三里（双）、承山（双）后约10min，手足抽筋已完全缓解，休息片刻，诸症消失，并能步行回家。

按：本病属食厥实证，饮食所伤，气机逆乱所致。故选用手太阴经井穴少商行气宽胸降逆，手阳明井穴商阳以调食开窍，手厥阴心包经井穴中冲宽胸醒神，促进苏醒。后针手足阳明经合穴调治肠胃之腑并行血、熄风、止抽搐，足太阳经承山穴有加强熄风止抽搐作用。

【病案七】

李某，女，21岁，学生。1964年7月8日初诊。

患者于下午参加集体劳动，在烈日下工作数小时后喝了一杯冷水。今晨即觉身热，前头部剧痛，头晕甚，并曾先后呕吐5次，12时开始发现神志不清，烦躁不宁，辗转反侧，两下肢厥冷已将近1h，面色赤，舌苔淡黄，脉伏。

诊断：暑厥证。

治则：泻热开闭醒神。

治疗经过：选曲泽（双）、委中（双），刺浮络出血泻之。在没有用任何药物治疗的情况下，刺血后即见宁静，烦躁减退，0.5h后完全清醒，继续针灸治疗4天，痊愈出院。

按：暑热郁于肌表，汗出不畅，热邪不得外泄，由表入里，蒙闭心包出现暑厥证。故选用心包经合穴曲泽以凉血宁心、开闭醒神，配足太阳经委中加强凉血泻热作用。

【病案八】

刘某，男，29岁，农民。1961年5月29日初诊。

患者于4h前发病时有发热、呕吐、腹泻，大便有黏液，随即出现神志昏迷、烦躁不安乃抬来急诊入院，当时血压测不到，体温38℃，白细胞22.6×10^9/L，中性粒细胞百分比87%，大便为黏液便，白细胞（++），大便培养结果发现弗氏痢疾杆菌。西医诊断：中毒型菌痢（极重型）。曾用尼可刹米、去甲肾上腺素注射及补液、吸氧等抢救1h仍未苏醒，乃邀中医会诊，现症见：昏迷不省人事，四肢厥冷，烦躁不宁已3h，面色苍白，呼吸迫促，唇甲发绀，舌苔黄浊，舌质淡红，脉伏，血压60/0mmHg。

诊断：疫毒晕厥。

治则：泻热活血，开闭醒神。

治疗经过：十宣放血，曲泽（双）、委中（双）浮络刺出血，刺后约10min神志已完全清醒、脉象转为滑数，血压已可测到，为110/70mmHg，病情好转。

按：用中西医结合方法抢救疫毒（中毒型菌痢）晕厥证，刺十宣、曲泽和委中浮络出血后取得泻热开闭醒神的显著疗效，患者神志完全清醒。在该经验基础上，司徒铃教授曾应用泻热开闭醒神的治则，仅用针刺曲泽、委中浮络点刺出血救醒了一位暑厥证的病员，其间不使用任何药物，住院针灸治疗4天，已获治愈出院。从这一实践中证明，针灸疗法是在中医学理论指导下通过辨证，依理立法，运用针灸施治原则处方配穴治病，确能获得良好疗效。

【病案九】

王某，女，9岁，学生。1957年11月2日初诊。

患者于6岁时曾被石头击伤头顶部，当时无出血现象，7岁时有间歇性癫痫发作，经某医院住院治疗无显著改善，后到我院门诊针灸治疗，1958年2月3日起连续3天，每晚下半夜发作即送医院急救，经药物注射后，经过3h才能清醒。2月6日来我院针灸后，至7日晨6时许，复见发痫晕厥而再来我院针灸治疗，现在症：昏迷不省人事，涎沫，四肢厥冷，瞳孔缩小，目睛斜上视，舌苔白，脉沉迟。

诊断：癫痫发作晕厥。

治则：行血宣窍通神。

治疗经过：用艾炷灸大敦（双）各3壮，如绿豆大，灸后立即苏醒，能讲话并指出自觉有左侧头痛感，神志已恢复常态。

按：在治疗癫痫夜发的晕厥证中，使用独灸大敦一穴，能立即苏醒，从而认识了灸肝经之大敦穴有治阴证晕厥之作用。所以对阴证的血厥虚证，独灸大敦一穴，亦取得立即苏醒的显著效果。从灸大敦穴治癫痫夜发的晕厥证，又能治血厥虚证的实践中，体会到良好疗效的异病同治方法，是运用“八纲辨证”施治原则指导实践的结果。

【病案十】

徐某，男，1岁。1956年5月2 日初诊。

患者于1天前起发热，小便黄，上午及下午发高热抽搐各1次，身热持续未退，且有夜啼惊叫，现症见：发高热，突然昏迷不省人事，四肢抽搐，目睛上视，牙关紧闭，手足厥冷，已10min，面色青兼微紫，环唇发绀，舌苔淡黄，指纹青紫相兼，脉弦数，体温39.8℃。

诊断：小儿惊厥（热极生风）。

治则：泻热熄风醒神。

治疗经过：选涌泉（双）、太冲（双）、合谷（双），用毫针泻法刺之。经针刺后，患者立即苏醒。

按：患儿高热化火生风，内陷心包，引动肝风，出现高热神昏、抽风惊厥。取四关穴平肝熄风、凉血泻热，肾经涌泉醒神滋阴。

【病案十一】

李某，女，2岁。1952年7月30日初诊。

患者2天前起身微热、腹泻，大便清稀，水谷相杂，每天泻20余次。刻下症：今晨泄泻2次后，忽见神志昏沉，不省人事，汗出多，呼吸微弱，四肢厥冷，手足微搐而无力，时作时发。面色苍白而青黯，舌淡苔白，指纹青淡，脉微细。

诊断：小儿泄泻惊厥。

治则：回阳固脱通神。

治疗经过：处方①为针水沟，灸百会、足三里、天枢各5壮。处方②为神阙隔盐灸，关元隔姜灸3壮。用针灸方①未见效，即用针灸方②着重回阳固脱通神，经灸神阙、关元各7壮后，患者已苏醒，能认识人及叫人，继取长强穴针刺及再灸神阙7壮后，诸证均已获得显著好转。

按：在治疗小儿惊厥证中，取肝经之原穴太冲以平肝熄风，配合谷同时取足少阴经之井穴涌泉，促进其立奏泻热开窍醒神之功。对小儿泄泻惊厥之证，我们着重用艾炷灸能维系命门真阳的、阴中有阳的关元穴，和真气所系之脐中神阙穴，以回垂绝之阳，使阳气来复则卫固有权，无虞外脱。我们在掌握“应开则开，应固则固”的治则，以处理小儿惊厥证，获得显效的实践中，体会了有良好疗效的同病异治方法，是运用“八纲辨证”施治原则指导实践的结果。

【病案十二】

邝某，女，36岁，干部。1963年2月15日初诊。

由患者家属代述发病过程。患者近日因过度疲劳，加以情绪刺激，晚上不能入寐，于翌晨自觉喉间有一团气顶着，饮水难以下咽，有时欠伸及欲哭之状，继而发生昏迷，不省人事之症已6h。诊时症见神呆，左眼向左斜视，口张大而不能闭合，下唇时有不自主的颤动，面色苍白无华，舌苔淡黄，白厚。问诊：未闻患者讲话之声音。切诊：脉弦细有结象。经西医各科诊查体温、脉搏、血压、血常规俱属正常，心电图记录、眼底检查均无异常发现。

诊断：脏躁晕厥。

治则：调阴阳和气通神。

治疗经过：选列缺（右）、太冲（左）、内关（左）、照海（右）、合谷（左），用平补平泻法刺之，并用艾卷灸百会、巨阙穴，经针灸施治约0.5h后，患者就已渐渐清醒，口能开合自如，并已能出声讲话，休息1h后就已能吃稀粥半碗。

按：在治疗脏躁晕厥证中，患者虽然有晕厥口张症状，但无手撒遗尿、汗出如珠、脉微欲绝等虚脱现象，显然是无脱可固的；同时患者并无身热、面赤、气粗、牙关紧闭、脉滑大等实证闭证现象，显然是无热可泻、无闭可开的，因而考虑此病如用刺十宣出血，则有诛伐无过之虞，经详细查问发病过程，系因过度疲劳加以情绪刺激，整整一夜失眠之后，出现悲伤欲哭症状而发生晕厥的，可知本病系有七情所伤，脏腑之气逆乱不和所致，依据《灵枢·终始》中“和气之方、必通阴阳，五脏为阴，六腑为阳”之法，拟定调阴阳和气通神的治则。合谷为手阳明经之原穴，刺之以通行三阳之气，太冲以疏肝气，内关、照海以交心肾之气，俾藏府阴阳之气得以调和；复温灸心之募穴巨阙和督脉经三阳五会之百会穴，以通达心阳与督脉之气，神明就得以恢复常态。从而体会到治疗脏躁晕厥，有不同于气、血、痰、食、暑等厥证的治法，具体说明了在辨证施治原则下，同病异治的严谨规律。

【病案十三】

张某，男，30岁，农民。1964年2月26日初诊。

初诊患者因骑单车失慎跌落山脚，突然不省人事，当时左侧头部创伤出血，经同伴给予烟草外敷，血已止，经1h后始送到当地卫生院，注射强心剂急救处理，观察15min仍未见效，后即由中医使用针灸疗法作急救治疗。症见：昏迷不醒历时90min，面色苍白、唇甲紫绀、牙关紧闭、四肢厥冷，瞳孔对光反应存在，舌苔白，脉沉弱。

诊断：严重创伤脑震荡晕厥。

治则：行气血，通神明。

治疗经过：针内关、涌泉、水沟，并用指针循按劳宫穴，灸大敦、曲池、足三里、百会等穴。经过我们使用上述针灸方法20min后，患者仍未清醒，后来着重用艾炷先重灸气海一穴，然后再灸上述诸穴，约15min，患者即告完全清醒。

按：在治疗严重创伤晕厥证中，病者从山坡跌下，必然受到严重的恐惧，根据《内经》中“恐则气下”“恐伤肾”机理，可知患者由于恐伤肾气、肾阳不能上达于心，心阳不能振奋，气血凝泣而不行，致晕厥难于苏醒，因此先重灸气海一穴，以温通振奋脐下肾间动气，俾肾阳能上达于心，心阳振奋则神可通而血可行。同时再灸上述诸穴，使恢复整体营卫气血的循行，结果灸而获苏醒过来的显效。

【病案十四】

陈某，女，40岁，农民。1975年4月20日初诊。

患者今天上午乘汽车远行，晕车呕吐多次，继而出现晕厥，不省人事，微有汗出肢冷，面色苍白，唇淡，脉沉细弱。

诊断：晕厥。

治则：温行气血，升阳醒脑。

治疗经过：经用补法针刺水沟、内关二穴之后，未见苏醒，随即用艾炷如黄豆大，使用补法灸合谷一穴，灸完2壮之后，患者已迅速苏醒，并能自己坐起来。

按：晕厥症见有面色苍白、唇淡、脉沉等，已具有经气陷下的表现。当针水沟、内关二穴，未见苏醒，显示没有效应的情况时，应立即运用“陷下则灸之”的方法，用艾灸合谷穴，以发挥温行气血、升阳醒脑的治疗作用。通过实践，我们认识到，《灵枢·官能》指出的“针所不为，灸之所宜”确是总结实践经验所得出来的要诀，并说明灸治可以补助针刺之不足。辨证使用灸治，对于提高针灸的疗效是具有一定意义的。

【病案十五】

黄某，女，35岁，农民。1974年10月5日初诊。

患者平素体质虚弱，近几天因精神受刺激，胃纳减少，头晕、心悸，于今晨5时30分，出现表情淡漠，声音低微，神志虚怯，继而面色苍白，大汗淋漓，四肢厥冷，舌淡苔白，脉微细无力。血压为75/40mmHg。

诊断：阳气虚脱（休克）。

治则：回阳固脱。

治疗经过：先用补法针刺水沟，并立即着重悬灸神阙、气海、关元，约20min后，便见汗收、肢温，脉象有些好转，但尚欠有力，继续灸上述穴位，并同时用补法针刺足三里穴，15min后，复查其脉象为充实有力，血压为110/66mmHg，而获临床治愈。

按：针灸治疗阳气虚脱，主要是依据“虚则补之”“陷下则灸之”的原则，着重进行艾灸神阙、气海、关元三穴，温升下陷之气回阳固脱，刺水沟穴用以通阳醒脑（一般用指尖掐水沟一穴或用纸烟悬灸作应急处理），足三里具有运行气血的强壮作用，在汗收、肢温，但脉象尚欠有力之时，应注意还未达到有效刺激量，故要运用针灸并施，继续增加刺激量才能达到治愈疾病的目的。

四、中暑

中暑多见于夏天，由于太阳过猛、远行劳累，或是高温作业，超过了机体的耐受力，以致热邪内闭、蒙蔽心窍而引起。体质虚弱的人，较易发病。初则头晕、胸闷欲吐、四肢无力，继则心跳加快、两眼发黑、突然昏倒。其处理方式分三步。

第一，轻者应停止工作，到通风阴凉地方稍加休息，多喝饮料（含盐）、涂抹清凉油，或服人丹数粒即可恢复。

第二，突然昏倒患者，应立即抬到通风阴凉地方，解开衣服，用布擦干冷汗，可擦清凉油，掐太阳穴。

第三，昏迷患者必须尽快使其苏醒。①针灸：身体壮实者针水沟、中冲、合谷、委中、十宣放血，灸百会、太阳（双）。体质虚弱者针水沟、足三里（双）、内关，灸神阙5~7壮。②刮痧：在患者胸腹、颈、项肩等用手指掐捏，或用瓷匙蘸油刮至皮肤青紫出血斑。

【病案】

黄某，男，36岁，教师。1974年6月25日初诊。

患者因在盛暑烈日之下，长途乘坐火车，于旅途中出现头晕、头痛、胸闷、昏睡、神志不清而来诊。

诊断：中暑（暑邪内闭）。

治则：清暑泻热，开窍醒神。

治疗经过：取内关、中冲穴。先用泻法针刺内关穴，患者自觉胸闷稍减，观察5min后，仍然昏睡，神志不清。因而用泻法疾刺两侧中冲穴出血后，患者立即清醒，并可畅谈游览吟咏，精神恢复正常。

按：本病病位在脏，因暑邪由血脉内犯心包所致。依据“病在脏，取之井”的方法，取心包经之井穴中冲，以泻热开窍醒神，表明穴位具有特异性能。从本病刺心包经的腧穴，能治疗心包受邪的病证，因而验证了心包经之经穴，具有主治脉所生病的相对特异性能。从本病出现神志不清之症状，不选脏器近部穴，而循经选取中冲穴而获显效，这就是循经远道取穴治疗方法。

五、抽搐

抽搐就是不自主地肌肉抽动。多见于四肢，民间称为“抽风”。一般多伴有昏迷，也有抽搐后神志清者。司徒铃教授认为抽搐多因风、火、痰三因所致，病位在心、肝、脾三经。阴虚生风型者多在热病后期、子痫、产后，基本病机为阴血亏虚、肝风内动，舌红或淡，无苔，脉弦细或细数。痰热壅盛者见于小儿惊风，热病高热期。中风痰火盛者，症见于面赤、发热、喉间痰鸣、四肢抽搐，舌红苔黄腻，脉滑数。外风引动内风者见于破伤风，证见苦笑面容、牙关紧闭、角弓反张、四肢强直抽搐。脾虚生风者如小儿“忉惊”，多因小儿吐泻太多伤脾，脾阳下陷，四肢不从，抽搐无力，面色无华，形体消瘦，舌淡苔白或无苔，脉虚弱。针灸处方取水沟、内关（双）、太冲（双），均用泻法。阴虚生风者加太溪、三阴交，均用补法；牙关紧闭加颊车、下关；上肢抽搐者加曲池、合谷；下肢抽搐加承山；痰热壅盛者加泻涌泉（双）、合谷（双），快速针刺，不留针，出针后在中冲（双）、少商（双）刺络放血。外风引动内风型者先针大椎，继针风府、新设、下关，留针3h；第二次加阳白、颊车、地仓，针后痉挛可止，颈部松弛，第二次脸部诸肌恢复。如治新生儿破伤风，百会、印堂、水沟、承浆、少商（双）、脐中央十三点，用灯心草灸，自上至下，一次有效。反复发作者，可重灸。脾虚生风加灸大椎、脾俞、天枢、足三里、关元等穴。

六、中毒

中毒原因很多，常见有农药中毒和食物中毒两大类。

（一）农药中毒

针灸解救方法是先针中脘、足三里、关元、天枢、内关、涌泉，用泻法，留针10~20min；并在曲泽、尺泽、十宣刺络；再灸神阙、内关，可隔姜灸或悬灸。

（二）食物中毒

指吃了有毒的动物或植物，因而发生急性中毒的现象。这类中毒大都由于误食或食前处理不当而引起。如河豚（沧鱼）、毒蕈（有毒的野草菇）、白果、木薯、发了芽的马铃薯、北杏仁（又叫苦杏仁），以及桃仁、李仁、青梅仁、枇杷核仁和蓖麻仁等，误食了一定的分量都可以引起中毒。

发生食物中毒时急救处理：患者刚在食毒物后6h以内，可用盐汤探吐法，即用淡盐水一大碗，令患者饮下，同时用干净羽毛或筷子刺激咽部后壁，使引起呕吐，反复探吐数次，待吐净后，再用口服解毒药物治疗。如误食超过6h，就不可用催吐，只用口服解毒剂。若肉类中毒，食后2h腹部开始绞痛、呕吐、大便稍稀、头昏、疲乏、四肢冷，呈失水衰竭现象，亦不可用催吐法。

针灸解救方法是先针中脘、足三里、关元、天枢、内关，用泻法，留针10～20min；并在曲泽、中冲刺络；再灸神阙，可隔姜灸或悬灸。恶心呕吐取中脘、内关、足三里、阴陵泉；上腹疼痛取上脘、中脘或建里；腹侧部疼痛取大横、阴陵泉、行间；脐部疼痛取下脘、天枢、气海、三阴交；脐周围重灸神阙、灸气海；腹泻取天枢、气海、中脘、足三里、合谷、阴陵泉。

方法：捻转进针，中度刺激（留针10～20min），腹痛剧的留针可适当延长。

【病案】

李某，男，22岁，1983年7月19日8时30分急诊。

当天因参加宴会，喝酒过多而出现胸腹满闷，呕吐食物，烦躁不宁，发病约0.5h即抬来急诊室。其时为戊申日壬戌时，诊时颜面潮红，唇舌红，神志欠清，醉汉表情，微汗，呼吸有酒味，躁烦，脉洪数。

诊断：伤食醉酒（酒精中毒）。

治则：平调胃气，泻火苏厥。

治疗经过：用子午流注纳甲法。戊申日壬戌时开足太阳膀胱经腧穴束骨，戊日为足阳明经值日，故返本还原开足阳明胃经的原穴冲阳，双侧用泻法刺之。进行针刺时，患者大声暴躁地呼叫，施行泻法操作15min后，上述症状消失，继续行针15min，脉象转为平缓，乃出针，完全没有用其他药物便应针而愈。

按：本病为伤食醉酒出现暴躁乱语之阳证，病属邪在三阳之阳分，时值戊申日壬戌时属阳日阳时，开足太阳之束骨，返本还原开胃经冲阳。根据《灵枢·根结》中“暴病者取之太阳”，我们认为选取束骨、冲阳治疗是辨证循经逢时开穴治疗的方法。故在针刺过程中，通过针下辨气，迎而夺之，行泻法以泄其过程之阳邪，以平为期，应针取效。

七、心脏病急症

心脏的疾病很多，引起的原因也复杂，临床上最常见的危急症候是心力衰竭，以及由于心律不齐引起不适甚至晕厥。

（一）心力衰竭

引起心力衰竭的原因很多，如急性心肌梗死、严重中毒心肌炎、风湿性心肌炎、心脏瓣膜病变、高血压性心脏病、动脉粥样硬化性心脏病、肺源性心脏病、先天性心脏病，都可引起心力衰竭。根据其临床表现一般可分为：①肾阳虚证，表现面白无华，四肢厥冷，心悸头眩，全身浮肿，舌淡苔白，脉沉迟；②心阳虚证，表现头眩胸闷，口渴不饮，小便短少，脉沉紧；③脾虚证，表现四肢浮肿，腹胀便溏，小便不利，脉沉细。

（二）心律不齐

心律不齐是由于心脏冲动的形成发生紊乱，或经络系统传导受阻所致。

心律不齐的轻症，即期外收缩，有些人没有感觉，有些人则有明显不适感，如出现心悸，心跳有间歇感，甚至有突然感觉胸部冲击感。发作时伴有头晕，恶心呕吐，甚至昏倒（阵发性心动过速多见）。而心房颤动也常见，发生时患者常感到心悸和心跳不规则等现象。

（三）针灸治疗

（1）针灸1方。取内关或间使为主。根据不同情况，运用配穴。

（2）针灸2方。取内关、膻中为主。

（3）配穴。根据病情选用配穴，如期外收缩加通里、心俞；心动过速加神门；心房颤动加心俞。同时，三阴交、至阳、膈关（在膈俞旁开1.5寸处）等穴可选用。

八、呕吐

很多病都可以出现呕吐，受凉、受热、过吃生冷或腥腻食物，影响肠胃功能后都可以发生呕吐。临床上先观察呕吐物是食物、清水、带酸臭或带胆汁样黄色的涎沫等，再根据呕吐的症状不同，在辨证上分寒呕、热呕、滞呕。寒证呕吐大都由于受凉或过吃生冷食物以后引起，呕吐物都是些未消化的食物，患者常有面色青白或腹泻不舒。热证呕吐是由于吃了辛辣煎炒的食物，或是感受暑热引起的，呕吐物常带酸臭气，患者常有面红舌赤，小便少而黄。食滞呕吐是由于暴饮暴食或过吃肥腻所致，呕吐物大都是未消化的食物，常伴有食欲不振，腹痛或胀满不舒，口有臭气，甚或腹剧痛而呕吐不止。虫证呕吐是由于寄生虫引起呕吐，呕吐时常伴有阵发性腹痛。治疗取内关、中脘为主，备用穴为足三里、天突、公孙。按热吐用泻法、寒吐针后加灸原则，寒证呕吐在中脘穴加灸；热证呕吐加委中；呕吐不止加金津、玉液；慢性呕吐者（包括神经性呕吐）可在鸠尾穴埋线或埋针，一般可留针24～48h。

九、呃逆

呃逆，又叫“暧证”（即膈肌痉挛），是由于气逆而致呕出作声，声短而频。临床辨证有寒呃、热呃、阴虚呃、阳虚呃和气滞呃等。寒呃因感受冷气而发，证见脘中冷、喜温恶寒、苔白脉迟。热呃为呃声响而频，或兼口渴便秘，面略赤，脉稍数或滑数。阴虚呃则呃声微弱而迟，有隔好几分钟才呃一声，兼见咽燥口干、虚烦脉细或细数。阳虚呃是呃声低长无力，证见肢冷恶寒而脉细。气滞呃是胸膈气滞不舒作呃，呃声较有力。治疗上寒呃宜温中散寒，热呃宜清火降逆，阴虚呃宜养胃益阴，阳虚呃宜温中回阳，气滞呃宜顺气导滞。其一方取内关、膻中为主，配膈俞、肝俞。其二方取天突为主，主配内关、中脘。其三方取中膈穴，穴在中指一、二指节骨内侧（桡侧），屈指横纹头处是，用毫针直刺或沿皮刺且强刺激。

【病案】

朱某，男，成年，技工。1966年5月12日初诊。

患者于5天前发病，呃逆频发，经服药治疗未见效，呃逆剧作时，每觉牵动全身，辛苦异常，反复发作不止，不能上班工作，近3天不能纳食，舌苔厚腻，脉弦滑。

诊断：呃逆（膈气逆不宣）。

治则：宣气宽膈，降逆和胃。

处方：针内关（双），用泻法，留捻20min。灸膈俞（双），各3壮（烧尽艾炷）。

治疗经过：经先针内关留捻20min后无明显改善，随即用艾炷直接灸膈俞2穴，灸后，病者自觉较前舒松些，约过1h之后，呃逆明显减退。翌日复诊时照方针内关（双），直接灸至阳3壮。第3天患者自述呃逆已消失，并且亦能纳食，乃针灸足三里（双），以调和胃气，巩固疗效，观察3天没有发作，患者已能照常上班工作。

按：本病膈气逆不宣，先灸膈俞宽胸理气，后泻内关和胃降逆，再灸至阳加强宽胸理气降逆作用，足三里加强和胃。

十、血证

血证，是指各种出血性的病症，如吐血、咯血、鼻出血、血崩等。这些大都是某些疾患在临床上并发的一种症状，而且来势亦急。

（一）咯血

凡因咳嗽而引起血从气管咯出的，叫咯血。咯血可以是咳嗽引起痰中带血，此种咯血较轻，若是咳嗽大量出血，则病情较危急。急症咯血的原因很多，以虚劳咯血最为多见。咯血多因有热，但热有虚实之分，宜仔细辨别。肺热壅盛者咯血兼有口渴烦躁、喜凉、大便结而小便赤、脉洪滑。或因肝气郁结化火，致肺络失损，证见胸闷气郁、头昏且涨、口苦胁痛、饮食无味、脉弦而大。虚火上炎者由肺肾阴虚，虚火上炎，致肺络受损，症见潮热、盗汗、无名心烦、咳嗽痰中带血、脉细数。治疗取膈俞（双）、肺俞（双）、孔最为主，毫针针刺，按“实则泻之，虚则补之”的原则，隔天针刺；若气促加天突，痰多加丰隆。也可用穴位注射，25%葡萄糖，分别注入上述穴位，每穴1mL，每天1次。

（二）鼻出血

鼻出血，轻的只是鼻涕带血，重的会流血不止。遇到患者鼻流血不止时，不论是虚火或是实火引起，都应急于止血处理。在少商（双）各灸1～3壮，同时用冷水湿敷额头。也可用左右拇指轮流往眉心向上接连推向发际多次，然后用中指或大拇指用力按压印堂穴。

（三）血崩

血崩，就是阴道突然大量出血不止，血色多深红，由于流血过多，常伴有头晕目眩、面色苍白、烦躁不安，脉大而数或反沉细。紧急处理取大敦或隐白直接灸5～7壮。

十一、腹痛

腹痛引起的原因很多，若寒痛者腹痛时无呕吐、泄泻、发烧，吃东西和大小便都正常，腹部柔软没有包块，只是肚子一阵阵地隐隐作痛，虽然痛得不那么厉害，但觉得不好受，用手按压住肚子反觉得舒服（喜按），痛会减轻。伤食痛者腹痛一阵轻一阵重，但连续不断地痛，而且肚子胀不舒服，不想吃东西，有时还会“咕噜咕噜”地响，或打嗝，嗳气臭气，痛得厉害时就要大便，拉稀，很臭，拉完几次后，痛会减轻。虫积痛者，在肚脐周围作痛（绕脐痛），呈阵发性。如果寄生虫引起腹痛，疼痛较厉害，有时痛得像被刀子绞割。司徒铃教授针灸治疗上腹痛选取内关、足三里、中脘为主；若下腹痛选取关元、三阴交、中极、足三里为主，且要求针关元、中极两穴要腹部达到有针感为好。如果胆道蛔虫引起腹绞痛，应先针迎香透四白，次针阳陵泉穴下2寸深刺；进针后行捻转手法至痛止或症状减轻；再在胆区皮下（右上腹部疼痛最剧处）埋皮内针，并服驱蛔药。若蛔虫梗阻引起腹痛，则针四缝穴，每穴进针后捻转1~2min。如果是急性阑尾炎引起腹痛，取足三里穴，垂直进针2寸；阑尾穴（足三里下2寸），亦直针2寸；腹部痛点（右下腹压痛部位）作皮下横刺1~1.5寸进针后均频加捻转，至疼痛减轻或痛止，留针30min至1h，每天2~3次。

另外，司徒铃教授对针灸急腹痛急救法，主要针刺足阳明胃经下肢压痛点。急腹痛患者绝大多数在两脚胫骨外侧离一横指的纵线上（从膝下至外踝一线），用拇指或中指一点一点往下移，每移一点用同等重力按压一下，以比较其最痛点，该痛点在重按时患者往往疼痛难受。用笔记下痛点，然后在痛点下针，一般可以深刺，重插一下后，马上分三段往上提，叫作一进三退，行泻法，连续用泻法20～30min，便可达止痛之效。此法适用于阑尾炎、急性胃肠炎、胰腺炎。

【病案一】

凌某，男，8岁。1971年7月29日入院。

阵发性腹痛，腹胀无大便已7天，在某医院经X线检查发现升、横、降结肠区有少许液平面而入院。查患儿呈急性痛苦病容，巩膜可见蓝色蛔虫斑，腹胀，右中腹隐约可见蠕动肠环，可扪及条索状物，轻压痛，肠鸣音减弱，舌淡红，苔薄微黄，脉细略数。大便检蛔虫卵（++），有呕吐蛔虫史，完全未用过驱蛔虫药物，曾使用开塞露一支插肛，但仍未解大便，经中西医会诊后，决定先用针灸疗法观察。

诊断：肠结症（蛔虫性肠梗阻）。

治则：行气通便驱蛔。

治疗经过：取支沟（双）、照海（双）、足三里（双）。用泻法针刺上述穴位，使得气后，反复进行大弧度捻转进行强刺激，并用梅花针点刺背腰部腧穴区及腹部重叩大横区皮部。此后过约3h，进行腹部按摩：用手掌平放腹部，自升结肠循横结肠、降结肠到乙状结肠方向做环状推动按摩十余遍，并即用开塞露1支插肛，过约5min，患者排出蛔虫两大碗，约百余条，腹痛消失，腹胀大减。次日照上方法再针治1次，继续排出些蛔虫，观察3天后，症状消失治愈出院。

按：支沟是三焦经的经穴，三焦经是主气所生病，故方中取支沟以行气通便；照海是肾经的穴位，肾主二便，方中取之是加强通大便的作用；足三里是胃经的合穴，用以通调胃肠之气，有利于通便驱蛔止痛。足三里配大横有驱蛔作用，故大横穴部用梅花针加以重扣。脏腑的背俞穴皆在背部，六腑的募穴皆在腹部，六腑以通为用，用梅花针点刺这些区域并加以按摩结肠，则有疏通六腑之气、增强肠蠕动的功能，结合针刺共奏行气通便驱蛔之功而达到消除肠梗阻之目的。

【病案二】

赵某，男，5个月。1961年3月1日入院。

（母代述）今天下午突然患“腹阵痛”，大哭吵闹不宁，不能进食，频繁呕吐。面色苍白，指纹色青已到命关，腹胀，右上腹可扪及一平滑的痞块。发病后曾从大便排出含有血及黏液的粪水，钡剂灌肠透视，诊断意见为肠套叠。经用多种药物、推拿、灌肠治疗，但症渐增剧，发病24h后，在准备外科手术治疗之前经中西医会诊，决定单纯用针灸疗法观察一段时间。

诊断：肠结症（肠套叠）。

治则：行气血，散寒结。

治疗经过：取膈俞、三焦俞、足三里穴。先用艾炷如绿豆大，直接灸大肠俞、三焦俞双侧各3壮，灸后用消毒纱块敷贴好，然后用毫针刺足三里一穴用泻法。每隔2h刺足三里1次，继续观察。于3月2日下午6时开始用针灸疗法之后，患儿哭闹状态已明显减退，能宁睡，无呕吐，观察2h后，腹较软，可听到肠鸣音。针灸后6h，钡剂灌肠透视，肠套叠虽未完全解除，但已向右移位，有好转现象。此时患儿已能进食米汤，因此，给予患者内服炭末，试探其肠道活动功能可否通利排泄，结果，3月6日晨早已见有炭末由大便排出，从而证实梗阻现象已获解除。随后治疗一段时间痊愈出院。

按：我们在详细辨证、明确诊断的基础上，根据中医学基本理论“寒则气血凝泣而不行，温则消而去之”的理论指导，而对本病制定了“行气血，散寒结”的治疗法则及针灸治疗配穴处方。《灵枢·背腧》指出背俞穴可治疗相应内脏病痛的特异作用，联系《难经》提出“血会膈俞”的理论，所以取膈俞用以行血、三焦俞用以行气，结合艾灸能温散寒邪，俾其共同发挥行气血散寒结的作用。足三里能通调胃肠之气以缓解腹痛，并可调整肠胃功能恢复正常。

【病案三】

张某，男，50岁。1974年3月13日入院。

右上腹部持续性疼痛13h。患者于3月13日中午曾饮咖啡一杯，晚饭后自觉胃脘不适，以为胃痛，服“胃仙U”二片，于晚上7时许突然右上腹部呈持续性绞痛，但无钻顶之感，无恶心及呕吐，曾在某医院门诊急诊，给服“消心痛”二片，疼痛未见减轻，否认“肝炎”“胃痛”。自1967年以来右上腹部发作疼痛3次（发作时间分别为6月9日、7月4日、7月8日），均入院治疗后缓解出院。未做过胆囊造影术。

检查：体温38.2℃，心率80次/min，呼吸20次/min，血压130/80mmHg，发育正常，营养良好，呈急性痛苦面容，辗转不安，皮肤巩膜无黄染，心肺正常，腹式呼吸存在，右上腹压痛，无反跳痛，胆囊扪不清，墨菲征阳性，肝脾触诊不满意，肠鸣音存在，舌质红，苔黄腻，脉弦数。血常规：血红蛋白100g/L，白细胞12.2×10^9/L。

患者入院后，23时曾注射过山莨菪碱注射液10mg，维生素K_3注射液

8mg，足三里注射，未缓解。凌晨0时17分肌注哌替啶50mg，仍疼痛，3时注射阿托品5mg、地西泮10mg，仍疼痛。8时会诊时检右上腹部剧痛，并向剑突及背部放射，恶寒，呻吟不已，面色发青，由两位医务人员扶来，右手还在进行静脉滴注（10%葡萄糖溶液500mL，维生素C注射液1.0mL）。B超提示：胆囊增大，壁厚6mm，毛糙。

诊断：胁痛（急性胆囊炎，湿热型）。

治则：疏肝利胆，清利湿热。

治疗经过：是日为丁未日，上午8时5分为辰时，按子午流注纳甲法开胆经合穴阳陵泉（右），为病和穴相宜，进针得气后行泻法，有胀麻感，针感由局部沿胆经上下打散，下腹有麻痹感，行针操作10min，右上腹部疼痛明显减轻，能自行转侧及下床步行，取得明显的即时效果。连续观察8h，未用任何止痛药，未见右胁剧痛发作。

B超实时观察所见：针前胆囊大小4.5cm×3.4cm，呈近似圆形，清晰，壁厚0.6cm，毛糙样。进针5min胆囊开始收缩，当患者疼痛减轻（即10min时），胆囊呈长椭圆形，胆囊大小4.5cm×2.2cm。

按：本病证属足少阳胆经湿热证，按“合治内腑”原则，取胆经下合穴阳陵泉，符合辨证逢时取穴规律，疗效显著。

【病案四】

李某，男，18岁，工人。

左腹部阵发性疼痛超过2h。现病史：患者中午吃萝卜牛腩之后下午5时突然左上腹部阵发性疼痛，无恶心呕吐，无腹泻，疼痛无向背部放射。查体：心肺正常，腹部平软，左上腹及左下腹轻度压痛，无反跳痛，麦氏点（-），肠鸣音正常存在。舌质红，苔黄微腻，脉弦数。

诊断：上腹痛（湿热证）。

治疗经过：诊疗时辛己日戊戌时为闭穴，主闭开客取丙日戊戌时开内庭针后明显疗效迅速，针内庭（双）行泻法，左侧有触电感，右侧有痛痹感，10min后腹痛消失。再行针10min，腹部无压痛，乃出针，取得明显疗效。

第二节 痛症

一、头痛

头痛是由于外感或内伤致使脉络拘急失养、清窍不利所引起的以头部疼痛为主要临床特征的疾病。凡风寒湿热之邪外袭；或痰浊、瘀血阻滞，致使经气逆上；或肝阳上扰清空；或气虚清阳不升，血虚脑髓失常等均可引起头痛。

司徒铃教授针灸治头痛先明头痛所属经络，次辨头痛之外感或内伤。大抵太阳头痛，多在头后部，下连于项，治选八脉交会穴后溪、申脉；阳明头痛，多前额部及眉棱等，治以合谷、足三里为主；少阳头痛，多在头之两侧，并连及耳部，当取中渚、侠溪为主；厥阴头痛，则在巅顶部位，或连于目系，先用三棱针点刺百会出血，次取太冲调之；太阴头痛即《灵枢·厥病》中“厥头痛，意善忘，按之不得”，当先用梅花针点叩整个头部，然后补太白以理脾脏；少阴头痛亦即《灵枢·厥病》中“厥头痛，贞贞头重而痛”，先用梅花针点叩头部，次取神门、复溜。然头痛的原因较多，若外感头痛，可选用风池、合谷、大椎；因痰湿而致头痛头重，一过性恶心，加丰隆；肾虚头痛，且有空虚感、眩晕、腰膝酸软，取太溪、肾俞、百会，依阳虚阴虚或针或灸；气虚头痛时发时止，遇劳则剧，可按《针灸大全》灸足三里、百会、大椎、中脘、气海；血虚头痛，按心主血脉，肝藏血，脾统摄血，灸脾俞、膈俞，针肝俞、内关；肝阳头痛而心烦易怒，泻行间以泻肝火，补太溪以滋水涵木，刺百会以平肝；瘀血头痛，经久不愈，固定痛如刺，针四关穴（合谷、太冲），灸膈俞，局部按“宛陈则除之”，以三棱针或挑针刺络放血少许。

至于偏头痛、偏冷者按《灵枢·厥病》中“头半寒痛，先取手少阳、阳明，后取足少阳、阳明”。若急性发作可在太阳穴周围视脉络充盈甚处放血，久痛不愈可选用膈俞、胆俞、百劳针挑或艾灸。

另外，他摘录头痛治疗的古代文献，如《灵枢·厥病》有“厥头痛，面若肿，起而烦心，取之足阳明、太阴”。《素问·五脏生成篇》有“心烦头痛，病在膈中，过在手巨阳少阴”“头痛巅痛，下虚上实，过在足少阴、巨阳，甚则入肾”。《针灸大成》有“头顶痛，乃阴阳不分，风邪患入脑，先取其痛，次取其风，自然而愈。中脘，三里，风池，合谷”。《素问病机气宜保命集》有“头痛不可忍，针足厥阴太阳原穴”。《肘后歌》有“顶心头痛眼不开，涌泉下针足安康”“头面诸痛针至阴”。《席弘赋》有“列缺头痛及偏正，重取太渊无不应”。《古今医经》有“头痛，在风、在热、在胆，腕骨、京骨刺，风池灸”。《备急千金要方》有“窍阴，强间主头痛如锥刺，不可以动”。临床上可作为参考选用。

【病案一】

黄某，女，36岁。1964年7月5日初诊。

患者头痛2年多，经常头顶后及两颞区作痛。以每天上午10时及12时痛甚，痛时须服止痛药，并有作呕感及头晕、胁痛、口苦等现象。小便赤，面赤，苔薄白，脉弦。过去经服中、西药未效。

中医诊断：头痛（肝胆郁滞）。

西医诊断：血管性头痛。

治则：疏泄肝胆解郁。

治疗经过：先取风池（双）、太冲（双）、阳陵泉（双）、百会，毫针泻法；后用梅花针点刺腰骶区及眼颞区皮部。7日二诊：经针刺后，其他症状稍减轻，唯头顶痛未减，守原方去太冲加涌泉（双）、行间（双）用毫针泻法。共治疗5次后，病者未来诊治。20天后于下乡巡回医疗期间偶见，诉前5次针刺治疗后头痛已愈，至今未复发。

按：本病证属肝胆郁滞，选取肝经原穴太冲、荥穴行间疏肝泻肝，风池、阳陵泉疏利胆腑，配督脉百会泻肝通络，涌泉滋水涵木；佐以梅花针疏通局部经络，共达调肝胆通络止痛作用。

【病案二】

杨某，女，48岁，工人。1984年1月2日晚上9时40分急诊。

患者主诉头顶痛3天加重半天。近3天来头痛，今天下午起头痛加重，以头顶及后头为显著，眼不能睁开，恶心呕吐，皆为酸水，眩晕，耳鸣，腰痛畏寒。舌质淡红苔白，脉弦。查体：血压160/100mmHg，神清，呈急性痛苦面容，心肺正常，腹部平软，肠鸣音无异常。

诊断：头痛（肾阴虚，肝阳上扰）。

治则：养阴潜阳，泻火镇痛。

治疗经过：依据足太阳之脉起于目内眦，辨证循经取穴针涌泉即可以治疗头顶痛。选涌泉穴（双），用调气法，针刺5min症状消失。

按：《素问·五脏生成篇》有“头痛巅疾，下虚上实，过在足少阴，巨阳，甚则入肾”，本病肾阴虚肝阳上扰，按“病在脏取之于井”原则取肾经井穴涌泉，取效显著。

【病案三】

李某，女，24岁，工人。1983年8月9日晚上7时50分初诊。

患者因头痛、精神疲倦2天来诊。诊时见证，身体瘦弱，头顶痛，下午低热，腰部酸痛，手心热，尿赤，无汗，舌尖红苔薄少，脉细数略弦。

诊断：头痛（内伤肾阴虚头痛）。

治则：补肾水，泻心火。

治疗经过：晚上7时50分为戌时，按子午流注纳子法取大陵（双）行泻法，复溜（双）行补法。针大陵麻胀感向肘部传导，针复溜有胀感向小腿内侧扩散，行针操作20min，头痛完全消失，精神转佳。

按：心属火，故心火旺宜于心包经当旺之时（戌时）泻大陵（俞土穴）属实则泻其子之法。肾属水，故肾虚宜于肾经经气已衰之戌时补复溜（经金穴），属虚则补其母，使肾水充，虚火降，水火相济则头痛自愈。

【病案四】

张某，21岁，干部。1983年11月11日上午9时10分初诊。

患者头痛间歇性发作已有4周。来诊症见头顶部剧痛，如锥刺样，连及颈项部，伴有心悸，恶心呕吐，舌质淡红苔白，脉沉弦。

诊断：头痛（风袭经络，络脉留瘀）。

治则：疏通经络之气。

治疗经过：是日为癸卯日，丁已时，为闭穴，戊癸相合，取戊日丁已时血归包络所纳之穴大陵（右）行补法，有胀麻感向手指端传导，行针操作7min，头痛显著减轻，取得满意的即时效果。

按：本病为风袭经络、络脉留瘀所致头痛，按“心主血脉”，取心包经大陵活血通络止痛。

二、偏头痛

发作初始患者眼前常出现奇形彩光，进而转为视野缺损，出现面唇及肢节的麻刺感或轻度失语等症状，是由于颈内动脉分支痉挛引起相应脑组织局部缺血，该症状一般持续数分钟至半小时，继之转为颈外动脉微扩张及搏动增强而出现偏头痛。扩展至半侧头部，也有遍及全头者。头疼的性质为钻疼、刺疼或钝疼，在1h左右达到剧痛，之后转为持续性疼痛。这种疼痛常剧烈难忍，以至许多患者表现非常悲恐。头疼发作时，常伴有恶心呕吐、畏光闭目，颞浅动脉扩张及搏动增强，眼结膜和鼻黏膜充血和分泌物增多。每次头疼持续数小时至一两天。发作间隔时间不等，数天一发，数周一发，数月一发，甚至一年一发者都有。各次头痛并不恒定在一侧。近几年来患者发作性偏头痛几天一发或一两天一发，每次发作持续1～2天，疼痛性质有时为“跳疼”，有时如“电击”，以耳后及太阳穴疼痛最为剧烈，疼痛发作前两眼发胀，眉头紧锁，目不欲睁，视物不清，头疼发作时患侧颞部血管怒张，恶心呕吐。现代医学诊为血管性偏头痛，中医属于“头风”范畴，为风火为患，治疗多取患侧风池、双侧金门。

司徒铃教授应用针挑治疗头痛选点和头痛分经取穴见表4–1、表4–2。

表4-1　头痛针挑疗法选点配穴

挑刺点		主点	配点
病症名称	偏头痛	颈3—颈7夹脊穴阳性点	翳风穴处阳性点 太阳穴处阳性点
	前头痛	印堂穴处阳性点 丝竹空穴处阳性点	太阳穴处阳性点 颈3—颈7夹脊穴处阳性点
	后头痛	天柱穴处阳性点 阿是穴处阳性点	华佗夹脊穴（双）
	头顶痛	颈3—颈7夹脊穴阳性点	印堂穴处阳性点 攒竹穴处阳性点

表4-2　头痛分经取穴表

分经和治则			近取	远取	刺灸法
外感风热前头痛	阳明经	散风热止痛	头维、太阳、风池	合谷	用泻法刺之
络脉郁陈侧头痛	少阳经	通络活血止痛	悬颅、阿是穴	外关	用泻法透刺或挑刺
郁火入络枕后痛	太阳经	通络泻火止痛	天柱、阿是穴	申脉、金门	用泻法透刺、挑刺
阴虚肝气厥逆头项痛	厥阴经	养阴平肝潜阳定痛	循经刺	涌泉、太冲、委中、合谷	用泻法刺之，平补平泻
顽固性头痛	督脉经	调整督脉降逆之气	点刺头颈背腰骶区眼中眼区	灸腰俞	针灸并用

【病案一】

黎某，男，37岁，干部。1978年1月31日初诊。

右偏头痛剧烈发作已1个月之久，1977年12月31日至今每天剧痛四五次，每次发作开始时从右颞太阳穴区及眼区，突然发胀有欲爆破感，伴有搏动样剧痛，痛甚时有作呕感，眼泪鼻涕无法控制，剧痛持续约20min，经各种方药治疗都无效。针刺合谷、太阳二穴可暂时止痛，但出针后片刻头痛症状又再复发，因而转来针挑治疗，诊得舌质黯红有瘀点，苔白脉弦。1967年间因患感冒并发鼻窦炎，而引发右偏头痛，从短时间闪电样剧痛，发展为持续数十分钟剧痛。从每天剧痛发作数次，发展为每天剧痛发作数十次，随后从1968年以来每年冬季周期性偏头痛发作，每期发作约持续1个多月或3个月，不能减退。1978年发作比历年严重，1977年某医院诊断为血管神经性头痛。

诊断：偏头痛（血管神经性头痛）。

治则：通络活血止痛。

治疗经过：取颈3—胸7夹脊（即大椎、心俞、膈俞穴处选4个阳性点），右侧翳风、右侧太阳选3个阳性点，用挑刺法。照上述穴位由1月31日至2月6日针挑4次后头痛已基本控制。2月7日上班后缓解3天，又出现头痛剧烈发作，经按照上方隔天针挑8次，偏头痛症状已完全没有发作，而告临床治愈。1979年2月20日随访经针挑治疗共12次，偏头痛症状消失后，观察1年完全无复发。

按：本方依据病位近部取穴方法选大椎及颈夹脊穴处阳性点和患侧翳风和太阳穴处阳性点，用三棱针挑刺出血，解除经络“不通则痛”，头部血管功能障碍现象，以达通络止痛的明显效应。心藏神，心主血脉，故配心俞或膈俞活血宁神以加强疗效。

【病案二】

穆某，女，60岁，工人家属。1977年9月2日初诊。

左半侧头部疼痛10年，有时呈跳动样疼痛，剧痛时伴有胸闷不适，恶心呕吐。自述无恶寒发热、鼻塞、打喷嚏等症状，有肺气肿及慢性支气管炎病史，舌质淡黯，舌苔白，脉弦细。

中医诊断：偏头痛（气滞血瘀）。

西医诊断：血管神经性头痛。

治则：通络活血止痛。

9月2日用泻法针刺风池、外关、太冲（双）等穴，头痛不减，仍反复发作，剧痛难忍，因而认为本病属久痛入络，是调节血管舒缩功能紊乱所致的偏头痛症，因而在9月3日复诊时改用针挑疗法，选取颈3—颈7夹脊穴处3个阳性点，并取左颞区太阳穴，左耳垂后翳风穴处阳性点进行挑刺，挑刺后，约过20min，患者自述头痛症状已明显减轻，仿照上述方法于9月5日和9月7日各针挑1次后症状完全消失而愈，追踪1年未见复发。

按：选取患侧太阳穴，翳风穴和相应夹脊穴均属部位近部选点的方法，针挑上述有相应主治作用的穴、点，具有通络、活血止痛、调整气血活动功能平衡的治疗作用。

【病案三】

刘某，男，31岁，军人。1962年12月24日初诊。

患者当年9月起发作性偏侧头痛，自今年11月起到现住院治疗已半个月，但每天仍发作。以往每年9月至次年1月发作（夏末冬初）已15年，发作期每天上午8时许发病持续七八个小时。痛时有剧烈钝痛，约4h才减退，痛甚时有恶心呕吐，并觉有做噩梦，痛时右眼花，疲劳，右眼右耳均有疼痛感，发病时有时先觉眼花及闪光等，食睡好。手指稍麻木，发作期较甚，舌淡黄白，尖边微红，面色微红，脉弦数。

中医诊断：偏头痛（肝阳亢逆）。

西医诊断：血管性头痛。

治则：平肝潜阳，通络止痛。

治疗经过：先用泻法针刺风池（右）、行间（左），后用三棱针在太阳（右）、瘈脉（右）刺络；12月27日复诊，上次针后当天上午偏头痛已停止发作，下午睡后觉前头部有痛，身微寒微热，为感冒头痛。一半的疼痛减轻，数天来右偏头痛已未见发作，仍觉眼花欲发之感，症已显著好转，略弦。继针刺泻风池（右）、行间（左）、侠溪（右），三棱针刺点血：瘈脉（右）、太阳（右）；12月30日复诊，上两次针灸后每天已无发痛，上午9时，仍有欲发作之感，但已无发痛，有显著好转，晚间睡时有说梦话，脉弦。先针泻风池（右）、合谷（左）、行间（右），后点刺瘈脉（右）、丝竹空（右）。1963年1月3日复诊，12月31日上午右侧头有轻微发病，右耳区仍有一条线状刺痛，时间较短（约2h），近两天未痛发，无颈部疼痛，舌淡苔黄白，脉弦。改毫针泻外关（右），涌泉（右），行间（左）。1月7日复诊，1月6日上午右侧头角部有轻微作痛，比以前再减轻，这次约1h痛止。今天未发痛，颈部转动较前好转，舌苔白，脉弦。针刺涌泉先左后右，金门（右），行间（左）。1月10日复诊，针后近数天没有发痛，颈部好转，舌苔黄白，脉略弦。守1月6日方治疗。1月14日复诊，近1周已完全没有发痛，颈部好转，舌苔黄白，脉和缓。自诉疼痛已基本完全消失。继续守1月6日方治疗。随访半年未复发。

按：本病因肝阳亢逆引起偏头痛，泻胆经风池、侠溪，肝经行间，手阳明经合谷，并用三棱针局部太阳及瘈脉刺络，标本兼治。

【病案四】

梁某，男，31岁，干部。1975年11月29日初诊。

患有右偏头痛已8年，症状反复发作，睡眠不好，隔一两天发作剧痛1次，每次发作都要服止痛片才能止痛，需7～8h才能缓解。经中山某医院脑电图检查诊断为“血管性神经性头痛”，久治未见疗效。舌质淡红，脉细略弦。

中医诊断：偏头痛（久痛入络）。

西医诊断：血管性头痛。

治则：活血通络止痛。

治疗经过：先针耳针，取心（左）、胃（左）、皮质下（右）、交感（右）；后用针挑疗法，取天柱（双）、大椎、膈俞（双）；再用梅花针点刺项背腰骶及眼区皮部，每周治疗1次，共治疗6次，偏头痛症状消失，随访半年未复发。

按：本病久病入络，按“心主血脉”“阳明多气多血”，取耳针心、胃，针挑天柱、大椎、膈俞活血通络，配以梅花针通调膀胱经气机达到止痛功能。

三、眼痛

眼睛忽然红肿热痛，怕光、流泪，眼眵（眼屎）多，初起时，每兼头痛、发热、脉数等证，一般人称它为“风热眼”或“火眼”，是一种急性传染性眼病。治当针睛明、太阳、合谷。先用泻法刺睛明双穴，不留针；次用三棱针刺太阳穴出血；再用泻法刺合谷穴，留针20min。如夜间痛较甚者，可加刺太冲穴，出针后，还可用梅花针叩打项背脊柱的正中、两旁及眼眶周围、颞区皮部等处，每天针1～2次。注意忌吃燥热品及烟酒，应分用面巾、面盆，以免传染。

四、牙痛

牙痛的原因很多，临床上一般可分为“火牙痛”和“蛀牙痛”两种。凡牙痛甚剧，伴有口干、口臭、便秘、牙床浮肿、舌苔黄、脉滑数者，为风火牙痛。如时痛时止，或隐隐作痛，夜间痛甚者为阴虚火盛牙痛。治当针合谷，用泻法，一般能够止痛。上牙痛可配下关，下牙痛可配颊车，效果更好。阴虚火盛牙痛，可取合谷配太溪。每天可针1～2次，应多饮盐水，并做口腔含漱。若因“蛀牙痛”导致龋齿作痛，用针刺只可暂时痛减，仍须转牙科治疗。

五、喉痛

喉痛，是咽喉肿痛或喉蛾肿痛的简称。一般因外感风热或食煎炒燥热物品，肺胃郁热上壅，皆能引起喉痛。在检查口腔时，可见喉部的一边或两边红肿，或见状如蚕蛾肿物，当中有密布如乳头状的淡黄色小点，俗名乳蛾。上述喉痛，都属于实热证喉痛。治法一：针天柱，用泻法，留针20～30min。治法二：针少商泻出血，不留针；合谷，用泻法刺之，留针20～30min。治法一和治法二都可取效，两方综合用，或交替用亦可；重症可1天针2次，并嘱患者多饮冷开水或淡盐水，并做口腔含漱以辅助治疗。

六、胃痛

胃脘痛，由于痛的部位在心窝下，一般称为心口痛或心气痛，常于食后或饥饿时发痛，伴有嗳气或吐酸等症，食过冷、过硬之食物亦易引起疼痛。治当针中脘、足三里，用泻法留针30min；出针后，悬灸中脘及中脘附近痛处点，或用艾炷7壮。如夜间饥饿时发病较剧者，加刺内关穴；并可用梅花针叩打脊椎两旁皮部处。若胃痛频频，胁痛，急躁，当先泻太冲以泻肝旺，次用足三里、中脘调脾胃。如遇寒则发者，当灸中脘、脾俞、胃俞、神阙以温之方效。久痛瘀阻者当灸膈俞、脾俞或鱼际、膈俞刺络。

【病案一】

陈某，45岁，干部。1967年1月30日初诊。

患者有胃痛史，经常在进食后不久出现上腹隐痛。今晨吃早餐后约半小时，上腹部剧烈疼痛，从上午至接诊历时8h反复疼痛不已，经多种方法处理未愈。面色萎黄，腹软微胀，喜热怕冷，按之痛减，舌淡苔白，脉弦细迟。

诊断：胃脘痛（脾胃虚寒）。

治则：温中散寒，理气和胃。

取穴：足三里（双），内关（双），中脘，脾俞（双）。

治疗经过：用泻法针刺足三里、内关、中脘之后，胃脘痛暂时缓解，但经过约20min，疼痛又复发作；又取耳穴之胃、交感刺之，疼仍不能止；遂用艾炷如绿豆大直接灸中脘、足三里、脾俞穴后，胃脘痛则有缓解，同时给予足三里留针1h，疼痛完全消失，脉象也转为平缓，乃出针，当时经连续观察几小时，没有复发而告愈。

按：足三里是胃经的下合穴，“合治内腑”，故足三里是主治胃病的常用有效穴；中脘是胃痛常用的病位近部穴；内关是心包经之络穴，络通三焦，三焦是主气所生病，故内关有理气宽中（中焦）、缓痛之作用，三穴相配对治胃脘痛有较好作用。对于实证的胃脘痛，往往用泻法针刺而奏良效，但对脾胃虚寒型的胃脘痛，针刺上述穴位效果不显，因为单用针刺没有起到温中散寒缓痛之功，必须加艾灸这些穴位才能获效，本例实践也说明了这一点。

【病案二】

周某，男，40岁，干部。1967年4月10日初诊。

患者素有胃痛史，近些天来，心情不好，夜眠不佳，并吃了些有刺激性的食物，今晨见上腹部剧痛如绞，并放射至左肩胛部，双手紧抱腹部，疼痛不已来诊。查腹软，上腹可扪及阵发性痉挛的胃，余未见特殊，舌偏淡，苔白，脉弦实。

诊断：胃脘痛（肝气犯胃）。

治则：理气和胃缓痛。

取穴：足三里（双），中脘，内关（双）。

治疗经过：泻法顺刺中脘、内关、足三里后，即觉腹痛明显减轻。数分钟后，患者自觉上腹部已无痛，但复查其脉象，弦实之脉仍然存在，知其病未尽去，乃予留针观察，反复用泻实的行针手法刺之，约过15min后，见其弦实之脉已明显消失，出现平脉，病者也感到精神爽快，腹痛全无而出针。次日复诊云，自出针后，胃痛再没有发生过，乃告临床治愈。

按：患者剧痛如绞，脉弦实等乃是病邪亢盛之时，根据“盛则泻之”的治疗原则，故采用泻的手法。针刺后，患者自觉上腹部已不痛，症状明显改善，但病脉（弦实之脉）依然存在，说明病邪还未尽去，显示着仍未达到有效的刺激量，因此，尚不能出针，应继续增加刺激量，待病脉消除，症状完全消失时，才算达到有效的刺激量。这就是脉证合参的体现。如果单凭患者自觉症状的改善或消失，不参看脉象的变化而过早出针的话，常常会出现病情复发，因此，临床上就应通过脉证合参以切实掌握针刺有效的刺激量。

【病案三】

徐某，女，50岁，教师。1983年11月10日上午9时20分初诊。

因胃脘部间歇性隐痛半天。患者因胃脘部疼痛10余年，加重月余而于1983年7月13日入院治疗，经用中西医治疗后症状改善，但即诊的前1天晚上又开始腹部隐隐作痛，彻夜未眠，语声低微，口唇淡白，小便黄赤，大便干结难解，查体：体温36.4℃，呼吸18次/min，心率70次/min，血压100/60mmHg，心肺正常，右中腹可扪及下垂之肾脏，有轻度压痛，肠鸣音正常，舌质暗淡苔稍厚，脉弦细。1972年有过肝炎史，曾在某医院检查拟为胃窦炎合并胃黏膜脱垂症。

诊断：胃脘痛（中气下陷）。

治则：温补脾胃，理气止痛。

治疗经过：是日为壬寅日，其时为己巳时，飞腾八法开申脉（双），用补法，患者自觉有一股气从下肢外侧直达上腹部，整个上腹部有温暖之感。3min后腹部疼痛缓解，10min腹部疼痛完全消失。

按：本病因中气下陷所致胃脘痛，按飞腾八法补膀胱经申脉，取得显著效果，体现了时间医学的重要性。

七、胁痛

胁痛，指单侧或双侧胁肋部痛，原因一般多由于肝胆火郁，加以情绪刺激或闪挫瘀阻而发，肝炎患者也常有右胁痛。如兼有发烧，痛连右上腹，并向肩背部扩散，或伴有恶心呕吐者，可能属于胆囊炎的胁痛。如果单纯胁痛，没有发烧，可用针灸治疗。针太冲、阳陵泉、支沟，用泻法，留针20min。并用梅花针重扣背部及胁痛处，或在背部拔火罐，疗效更好。

【病案一】

劳某，女，40岁，干部。1968年11月初诊。

胸胁痛2天。患者之前有腰痛，经常失眠。今年8月曾跌打外伤，伤后心慌和不定时不定处疼痛，近2天胸胁痛，查心肺正常，舌质红苔白，脉弦。

诊断：胸胁痛（气滞型）。

治则：行气止痛。

治疗经过：诊疗时戌时为心包经所过之时，胸痛开大陵为病子穴位相宜，针大陵（双），有胀麻感及触电感，并向中指和无名指放射，针25min后胸胁痛明显减轻。

按：《灵枢·经脉》有“心主手厥阴心包络之脉，起于胸中”，故气滞胸胁痛，按“输主体重节痛”原则，取心包经原穴（输穴）大陵有行气止胸胁痛作用，也符合辨证逢时取穴原则。

【病案二】

肖某，女，农民。1966年4月23日初诊。

患者于今年3月，跌伤左胸胁疼痛，至今已10余天。现仍作痛，呼吸及咳嗽时痛甚，转侧困难。左胁部有明显压痛点。舌边红中少苔，脉沉带弦。

诊断：外伤性胸胁痛（气滞血瘀型）。

治则：行气活血止痛。

治疗经过：取内关（双）、期门（双），行泻法，并结合耳部肝区针刺。针后胸胁痛明显好转。25日复诊再针1次后胸胁痛已除。

按：因外伤使胸胁络受伤，气滞血瘀，脉络受阻引起疼痛。取肝经期门、心包经内关行气活血，佐以耳部肝区加强活血通络作用。

【病案三】

刘某，女，56岁，贫农。1966年5月16日初诊。

患者最近六七天来一直左胁间一片刺痛，呼吸时牵引作痛，转侧时痛甚。检查：左胁部有压痛点。舌尖边红，脉弦。

诊断：胁痛（肝气郁结）。

治则：疏肝理气。

治疗经过：先用梅花针点刺左胁部后，左胁阿是穴、内关（双）平补平泻，太冲（双）行泻法。18日复诊时左胁部一片疼痛已除，仅有压痛点，继续针左胁阿是穴、内关（双）、太冲（双），针2次后，胁痛已除。

按：《灵枢·经脉》指出肝经“属肝，络胆，上贯膈，布胁肋”。故取肝经原穴太冲行气活血，配心包经内关、阿是穴活血止痛。

八、腰痛

腰痛是一个常见症状，很多疾患都可能出现。在临床上有风湿腰痛、寒湿腰痛、湿热腰痛、血瘀腰痛、闪挫腰痛及肾虚腰痛等。风湿腰痛以腰背部重痛，牵连下肢，间有发麻感觉，每逢阴雨，痛更甚，脉浮弦或浮缓；寒湿腰痛以腰部重坠作痛，活动不利，溶溶如坐水中，头身俱痛，无汗，喜热熨敷，脉沉滑或沉紧；湿热腰痛以腰酸背痛，沉重感，口渴自汗，烦热便赤，脉濡数；血瘀腰痛以腰痛甚如刀刺，难于屈伸，夜间尤甚，伴有四肢痿软，脉沉涩；闪挫腰痛以腰痛不能转侧，甚则痛连胸胁，咳嗽或喷嚏时则加重；肾虚腰痛症见腰部酸软无力，绵绵作痛，过劳加剧。若肾阳虚还有腰间冷痛，小便清，大便溏，舌淡，脉虚弱或沉细；如肾阴虚则伴有心烦舌燥等虚火上炎证候，舌略红，脉细数。

治疗上，夹脊腰痛取定喘穴（在大椎旁）及肾夹脊；腰背痛取殷门、承山、昆仑；腰腿痛取环跳、阳陵泉、殷门；腰眼痛取后溪及肾夹脊；侧腰痛取居髎、肾夹脊。也可以在腰部痛处拔罐，或腰部痛处局部消毒，行皮肤针叩打后，再拔罐。若泌尿系结石绞痛针刺膀胱俞（双）、肾俞（双）、京门（患侧），并用拔火罐疗法，15～20min，可缓解剧痛。肾绞痛再在背腰部最痛点上拔1个直径1.5～2寸的火罐，亦可一连排两个罐。叩痛点在腹部，可在痛点上拔1～2火罐。输尿管痛可按上法在腹部痛点上拔1～2火罐。泌尿结石痛如用上法不能止痛，可在耳上找一痛点，用针刺行泻法即能止痛。

【病案一】

张某，男，52岁，司机。1982年8月21日急诊。

左腰及左侧腹胁绞样疼痛2h。患者于2h前无明显诱因，突然感左腰剧烈疼痛如绞，向左侧腹胁放射，伴小便少而黄，无恶心呕吐，无恶寒、发热等症状。查体：肝脾未能触及，左肾区叩击痛（+），化验室检查：小便常规正常。X线示：平片未见阳性阴影（此为针治以后检查结果）。舌质色黯，苔厚黄白腻；脉象沉弦。

诊断：腰痛（肾绞痛）（肝失疏泄，膀胱湿热）。

治则：疏利肝气，清泄湿热。

治疗经过：取肝经及膀胱经穴，针刺用泻法。针刺太冲（双）、金门（双），行泻法，经30min后腰痛缓解。

患者剧烈疼痛之时，机体处于应激状态，交感神经亢奋，外周血管痉挛收缩，血流不畅，舒张压增加，桡动脉张力增加。故出现弦脉，脉图出现主波幅小，升支降支斜率小，重搏波提前出现与主波幅融合，使之圆钝，经针刺治疗镇痛后，交感神经及外周血管张力降低，血流较畅，舒张压下降，脉弦象转缓，脉图示主波幅增高，升降支斜率增加，波形较尖，潮波延迟出现，与主波融合减少。

按：根据《素问·刺腰痛篇》中“厥阴之脉，令人腰痛，腰中如张弓弩弦”，故取肝经之原穴太冲疏肝气以镇痛，泻膀胱经郄穴金门，清湿热以通利小便。

【病案二】

邓某，男，49岁，教师。1983年9月2日晚上8时初诊。

左腰部及小腹部绞痛超过1h。患者下午6时开始左腰部绞痛，继而出现小腹部绞痛，连及两少腹，有下坠之感，诊时呈急性痛苦面容，弯腰按腹，坐卧不安，面色发青，眩晕欲倒，不能自持，小腹拒按，左肾区明显叩击痛，舌质红苔黄干，脉沉涩。以往腹部X线片示左输尿管结石。

诊断：肾绞痛（气滞型）。

治则：调气止痛。

治疗经过：是日为癸已日，壬戌时，子午流注纳甲法为闭穴，戊癸相合，客闭开主，取戊日壬戌时开束骨，冲阳。戌时为心包经所旺之时，心包经属心系，下络上、中、下三焦，故加用纳子法开大陵穴双行泻法。针束骨斜向涌泉，针冲阳逆经而刺，疼痛稍减轻，继针大陵，逆经斜刺，行泻法，疼痛旋即缓解。行针操作20min，脉转平缓，面渐转红，小腹部压痛明显减轻，能自行走回家，当晚未见疼痛，第二天照常上班。

按：本病为气滞血瘀所致，取膀胱经腧穴束骨，配胃经原穴冲阳，佐以大陵行气活血止痛。

九、坐骨神经痛

司徒铃教授认为，坐骨神经痛大致分为受寒型、挫伤型、风湿型，其中，以受寒型疗效较好，收效较快，治愈率较高；其次是挫伤型、风湿型；对其他原因引起的，如肿瘤压迫、椎间盘脱出所引起的坐骨神经痛等则无明显疗效，且治愈率较低。应注意区别属哪一个类型的坐骨神经痛。受寒型坐骨神经痛，这类患者发病前无扭挫伤史、无风湿病史，治疗取环跳（患侧）、足三里（患侧）、承山（患侧）、八髎（用泻法留捻15min），悬灸八髎及足三里10min。挫伤型坐骨神经痛，患者往往发病前有拿重物扭伤腰部史，治疗取大肠俞（双）、委中（患侧）、环跳（患侧）、阳陵泉（患侧）（用泻法留捻15min），悬灸八髎10min，用梅花针点刺项背腰骶区督脉、膀胱经穴处皮部。风湿型坐骨神经痛，实验室检查血沉加速，治疗取环跳、足三里、风市、解溪、昆仑（患侧取穴，交替使用，泻法，留捻20min），用梅花针点刺背腰骶区督脉、膀胱经穴处皮部。予患者艾条每天自己悬灸足三里、风市二穴。

十、风湿性关节炎

风湿性关节炎是炎症性风湿病关节型的简称，在中医学文献中，《素问·痹论篇》的叙述称它为“痹证”，并初步分为“行痹”“痛痹”“着痹”。《灵枢·周痹》对风湿性关节炎病理方面有论述，《素问·痹论篇》有风湿病心脏型的论述。风湿性关节炎是风湿病中发病率较高，临床上较常见的一种疾患。本病的主要症状有：若为急性发作，病变关节有红肿、灼热、疼痛、运动障碍等，全身症状则有高热、畏寒、出汗、口干、口苦等。若为慢性发作，则关节红肿不利，关节部位过度疲劳则有酸痛，天气转变每有游走性疼痛，但全身症状较轻，很少出现高热、出汗等症状。本病好侵部位为膝、肩、髋、肘关节等，多为游走性，可反复发作。天气转变常促使症状加剧，受侵关节骨质无明显变化，故少见关节遗留畸形。但常并发心脏损害，如心脏瓣膜缺损、心内膜炎、心肌炎等。风湿性关节炎的真正致病原因，目前尚未确定，各国学者大都认为与A组溶血性链球菌感染有关，其依据有三：①风湿病患者大多数有患过猩红热或扁桃体炎；②风湿病患者喉咽部分泌物可以培养出A组溶血性链球菌；③风湿病患者能产生对A组溶血性链球菌之抗体。近年来诸多学者认为本病之病因及发病机制与高级神经活动调节功能障碍有关。除上述原因外，风湿病与气候、环境亦有密切关联。举凡天气转变，为由暖和突转寒冷，或居住环境潮湿、阴暗等也可以促使本病的发生，故《素问·痹论篇》曾说：“风、寒、湿三气杂至，合而为痹也。”巢氏《诸病源候论》则论述“八方之虚风和水湿之蒸气也”为本病发病之诱因。《灵枢·周痹》说：“风寒湿三气客于外分肉之间，迫切而为沫，沫得寒则聚，聚则排分肉而分裂，分裂则痛。”从这些记载里可见古代医学家已知风湿病之起因与受湿受寒等有密切关系，风湿病命名之由来，亦可能取之于是。

《素问·痹论篇》除有把痹证分为：行痹、痛痹、着痹等三类，更指出了风湿病能并发心脏病的症状（心脏型风湿病）：“脉痹不已，复感于邪，内舍于心。”又为“心痹者，脉不通，烦则心下鼓，暴上气而喘，嗌干善噫，厥气上则恐”等记载。

《灵枢·寿夭刚柔》叙述针灸疗法中有一种刺寒痹内热的刺法，该篇把这种刺法称为焠刺法，针后随即可用辐射热灸法，针后用灸巾熨寒痹所刺之处，灸至汗出透为度，针后随即用药条灸，后世太乙神针、雷火神针温灸药条都是脱胎于这种药条热熨法的。根据《灵枢》记载刺寒痹内热的刺法，用于风湿病关节痛收到显著的疗效，并体会到慢性风湿病关节痛用针后随即用艾卷温灸，其疗效比单纯用针刺较为良好。司徒铃教授运用针灸治疗关节有转移性剧痛的风湿热患者一般用上下肢相应法，在剧痛关节远端取穴，部分同时采取四肢肘膝以下有退热镇痛作用的腧穴，如手阳明经之原穴合谷及合穴曲池、足阳明经之合穴足三里、足太阳经之合穴委中等，用强刺激久留针的泻法手法针刺，对退热镇痛可以起到一定作用。但如合并有高热、关节有连续性迁移性剧痛或伴有心肌炎等症状，临床上可合并使用消炎止痛类药物综合治疗效果更佳，例如肩关节痛取曲池、后溪、大陵、足三里，髋关节痛针足三里、委中、太溪、曲池，膝关节痛取环跳、足三里、太溪、太冲、曲池等。

司徒铃教授针灸治疗慢性关节病关节型的关节痛，通常是根据《素问·痹论篇》叙述治痹证所指出五脏有俞，六腑有合，各随其所过则病，缪之法则，取患部关节附近的合穴或腧穴。例如膝关节痛取膝部附近之足阳明合穴足三里、足少阳经合穴阳陵、足少阴经之腧穴太溪、足太阳经腧穴束骨、足厥阴经腧穴太冲等，肘关节痛取手太阴经之合穴尺泽、手厥阴经之合穴曲泽、手少阴经之合穴少海，腕关节痛取手太阴经之腧穴太渊、手厥阴经之腧穴大陵、手太阳经之腧穴后溪等有效。其余髋关节痛兼取环跳，肩关节痛兼取肩髃，膝关节痛兼取膝眼、解溪、丘墟。

【病案一】

冯某，女，23岁，市民。1954年12月3日入院。

夜高热及有迁移性关节部痛，运动障碍已5天。患者本年10月下旬因夜高热、关节痛、运动障碍入某院留医，时诊断为“风湿性关节炎”，住院治疗后症状渐愈出院，出院后继续自服风湿痛片一段时期。但5天前，又突觉夜高热及关节有迁移性疼痛，现肩、肘、髋、膝、踝等关节均先后相继被累，关节运动障碍。既往无特殊病历史，否认性病史，育有3孩。检查：营养中等，神志清晰，五官端正，瞳孔对称，对光反射存在，咽喉充血，颈动脉是视诊明显搏动，颈项转侧时有痛感，甲状腺无肿大，胸部对称，肺呼吸均匀，心尖部有明显收缩期杂音，腹部柔软，肝脾未触及，体温升高，四肢肩、肘、髋、膝关节有移转性疼痛，动弹一下都痛得很，脊柱无畸形，未发现病理神经反射。经检查红细胞沉降增加（第一小时108mm），抗“O”高，C反应蛋白阳性，白细胞计数增加（18.2×10^9/L），尿蛋白质试验阳性。

诊断：急性风湿性关节炎（风湿热痹）。

治疗经过：针曲池、足三里、水分、合谷、肩髃、秉风等穴，交替使用，每次用2～3穴，用强刺激、久留针的手法，留针20min。经针刺，症状已完全消失，12月15日出院继续门诊，共针14次症状消失，随访调查以后未见再发作。

按：本病属风湿热痹，诚如《素问·痹论》中“其为热者，阳气多，阴气少，病气胜阳遭阴，故为痹热”，取多气多血手足阳明经穴曲池、合谷、足三里、肩髃等祛风泻热，配任脉水分利水祛湿，达到治疗目的。

【病案二】

夏某，男，31岁，机关干部。1954年2月25日入院。

腰部及腿部疼痛，运动障碍2周余。1950年2月起病时腰膝疼痛，不能弯腰，不能走路，不能转侧，气候转变时关节疼痛剧烈，痛时迁移性散痛。2周前突觉腰、髋、膝等关节剧痛，运动障碍，转侧时胸肋及腰部均痛，不能弯腰，时痛加剧，晚间痛不能宁睡。舌淡苔白，脉弦。既往多年前有关节剧痛史，1952年有胃病史。检查：营养中等，神志清晰，心肺无异常，肝脾未触及，腹部有轻微压痛，膝反射存在，胸椎无畸形。腰2—腰4及膝关节发热，运动轻度障碍。未发现病理神经反射。C反应蛋白阳性，红细胞沉降加速，第一小时35mm，第二小时69mm。

诊断：慢性风湿性关节炎急性发作（寒湿型）。

治则：化湿散寒。

治疗经过：入院后单纯用针灸治疗，每天1次。环跳（双）、阳陵泉（双）、委中（双）、小肠俞（双）等穴，用强刺激，久留针的手法，留针20min，针后温和灸小肠俞（双）、阳陵泉（双）10min。针灸6次后腰腿痛已消失，能宁睡，针灸12次后，已能恢复正常行动出院。

按：本病证属寒湿内阻，选足少阳经环跳穴、阳陵泉，足太阳经委中穴、小肠俞，针后加温和灸，具有温经散寒、除湿止痛功效。

十一、痹证

本病证候风气甚者多游移不定，寒气甚者多痛，湿气甚者多着而不移，每发于四肢或腰脊关节等处，酸重压痛，或关节屈伸不利，亦有知觉麻木而不痛者。患部常有冷感，得温暖者舒适，每因季节气候变化或剧烈劳动过甚而发作。

依《素问·痹论》叙述痹证系由风寒湿三气集至而发生的，并指出针灸治疗痹证的取穴谓“五藏有俞，六府有合，循脉之分，各有所发，各随其过则病瘳也”，临床上在关节附近取穴治疗风湿性关节炎有效就是根据这个法则。对风湿病有移转性关节剧痛至不能动弹的急性风湿关节炎症，应运用巨刺法，取健侧（左痛刺右）相当于患侧敏感性的腧穴或合穴关节附近的穴。或同时取患侧患处远隔部位的腧穴或合穴治之（身有发热者切勿用灸法）。对慢性风湿病应针灸并施，且要多灸患部附近腧穴或合穴，亦多灸背部腧穴，以防止复发。现将关节痹痛备用穴列后。

上肢部：肩髃，曲池，合谷，外关，太渊，大陵。

下肢部：太溪，京骨，昆仑，环跳，足三里，委中，阳陵泉，阴陵泉，血海，解溪，风市。

背腰部：大杼，腰阳关，肾俞，八髎。

十二、针刺麻醉

1959年广东省在针灸治疗疼痛性疾病的基础上，学习上海市第一人民医院针刺麻醉的经验，在广东省人民医院率先应用针刺麻醉进行扁桃体手术并获得成功。1966年2月成立“针麻手术研究小组”，成员有吴光熙、杨来宾、陈志明、陈仲贤、司徒铃、林文仰、李丙耀、吕菊梅、陈文娟、张尚礼等麻醉科、外科和针灸科医生，吴光熙任组长，他们来自广东省人民医院、广东省中医院、广州市中医院、中山医学院等单位。为了普及和推广针刺麻醉这一新技术，同年3月在广东省人民医院召开现场会并参观由查树兰院长主刀针刺麻醉下成功进行肺切除。针麻从五官到内脏手术的成功，是广东省针刺麻醉的一个里程碑。当时针刺麻醉手术的病种有扁桃体摘除、甲状腺瘤、三叉神经痛、胃切除、肺切除、阑尾炎、疝气及简单颅脑手术。由于某些原因，研究小组解散一段时间，针刺麻醉工作停顿，1968年恢复工作。1972年5月22—27日在广州召开针刺麻醉经验交流会，参加大会的代表共36名，报告针刺麻醉手术病种110多种、5万多病例，占全国针麻总数1/10，优良率（Ⅰ级、Ⅱ级）为70%。虽针刺麻醉方法简单，疗效显著、利于康复，易于推广，但因其镇痛不全、不能完全控制内脏反应和肌肉松弛不够满意等，限制其使用范围，后来主要用于头颈部手术，特别是甲状腺手术。下面是司徒铃教授等制定的针麻处方。

（一）颅骨（头皮）手术

毫针：手三里，养老，中渚，后溪。

耳针：额，皮质下，肺，神门。

（二）颈部手术

（1）毫针：内关上（双）。

（2）毫针：合谷，内关（双）。

（3）毫针：合谷，郄门（或合谷）。

（4）毫针：郄门，合谷，孔最。

（三）胸部手术

（1）毫针：腕骨，合谷，养老，郄门，内关。

（2）耳针：神门，肺，胸椎，背。

（3）毫针：合谷，养老，患侧上肢。

（4）耳针：神门，肺，胸，上背—下背。

上述穴位耳针、体针配合使用。

（四）胃切除

（1）毫针：合谷（左），内关（左），足三里，上巨虚，筑宾，太冲。加耳针：腹区右侧。

（2）毫针：合谷（左），内关（左），足三里，丰隆，筑宾，太冲；加耳针：胸腰椎之间。

（3）毫针：足三里，上巨虚，筑宾。

（4）耳针：神门，肺，交感，胃，三焦，腹。两耳分别取穴，加穴位注射。

（五）胆囊切除

毫针：阳陵泉，足三里，上巨虚（或筑宾）。

耳针：交感，神门，肝，胆，肺，腹（或采用水针）。

（六）阑尾切除

毫针：上巨虚，三阴交，筑宾，太冲（均为双侧）。

耳针：神门，肺，阑尾，皮质下（或水针）。

（七）腹部妇科手术

（1）毫针：三阴交，足三里，太冲（或加中渚）。

（2）毫针：三阴交，足三里，太冲，复溜。

耳针：神门，肺，子宫，皮质下。

（八）五官（眼）手术

（1）毫针：合谷，迎香。

（2）毫针：合谷，攒竹。

（3）毫针：合谷，内关，郄门。

（4）毫针：鱼上，见阳，合谷。

（5）毫针：鱼上，球后，合谷。

（6）毫针：合谷，鱼上。

（7）毫针：合谷，承泣。

（8）毫针：太阳，合谷。

（九）拔牙

（1）毫针：下关，内庭，颊车，合谷分别配用。

耳针：神门，口，咽喉。

（2）毫针：针刺合谷及拔牙穴。

（十）骨折手法复位

1. 上肢

（1）毫针：合谷，内关，养老，会宗。

（2）毫针：合谷，中渚。

耳针：神门，腕。

2. 下肢

（1）毫针：丰隆，上巨虚。

（2）毫针：丰隆，悬钟，昆仑。

十三、骨折

骨折主要表现局部疼痛、肿胀、活动功能障碍，局部可出现畸形、骨擦音，X线可协诊。如果出现畸形要进行骨科处理。针灸治疗早期以活血消肿止痛为主，后期以补肾生骨为主。早期取四花穴、悬钟、局部上下远端穴位，用毫针行泻法，可刺络或灸法；后期取肾俞、气海、关元、四花穴、局部远端，用灸法。

十四、扭伤

由于运动、劳动等导致指、腕、肘、膝、踝关节等肿胀青紫，压痛，运动不便。根据患部不同以邻近取穴为主（初期红肿痛不要取天应穴）。

腕关节：阳池，阳溪，合谷，外关。

肘关节：曲池，小海，手三里。

膝关节：犊鼻，梁丘，阳陵泉，阴陵泉，足三里。

踝关节：商丘，解溪，丘墟，昆仑，太溪。

十五、落枕

取穴：天柱，悬钟，后溪。

刺法：泻法，局部打梅花针后加悬灸。

【病案一】

黄某，男，45岁。1973年3月20日初诊。

患者昨天早上睡醒后，忽然感觉颈部连左肩胛区牵强疼痛，活动受限，不能向右、向后转动回顾，无手麻及头晕。查体：枕后下方左侧颈背有明显压痛区，舌苔薄白，脉弦紧。

诊断：落枕。

治则：祛风散寒，舒筋活络。

取穴： 后溪（左），列缺（右）。

治疗经过： 按照“刺寒清者，如人不欲行”“寒则留之”的刺法，在进针后，候其得气，然后进行“得气动而伸之”的泻针手法，针刺后溪和列缺穴，嘱边针边转动颈部，观察15min，达到气至而有效，颈项疼痛止，并能向后向右转动，脉象平缓乃出针。患者当即转动脖子，灵活自如。

按：依据《灵枢·邪气脏腑病形》中“荥输治外经”循经远道取穴之法，对症取手太阳经的腧穴后溪为主穴。并依据《灵枢·终始》中“刺诸痛者，其脉皆实。故曰：从腰以上者，手太阴阳明皆主之”的理论，选取对头痛有相应主治作用（头项寻列缺）的列缺穴为配穴，因此仿照《千金方》头项如有痛，后溪并列缺的循经远道配穴法，以组成配穴处方，达到通畅经气，祛风散寒，舒筋活络而获速效。

【病案二】

叶某，男，40岁，工人。1974年2月26日初诊。

今晨睡醒起床时，忽然感觉颈项部连左肩胛区牵强疼痛，活动受限，不能向右向后转动四顾。查体：枕后下方左侧颈部有明显压痛点，舌苔薄白，脉弦紧。

诊断： 落枕（风寒侵袭）。

治则： 祛风散寒，舒筋活络。

取穴： 后溪（左）。

治疗经过： 先用梅花针（又称皮肤针）叩打颈项及背俞穴区的皮部，使局部有潮红发热感，然后用毫针刺后溪穴，用泻法。并嘱患者边针刺边转动颈部，以观察针刺的效应，当时患者的反映是：颈项部强痛已消失，能转动如常人。获得立竿见影的显著疗效。

按：《灵枢·经脉》指出：手太阳经脉从小指端沿手臂外侧后线绕肩胛上颈项部，如因风寒侵袭经络而致经气变动，就可出现是动则“不可以顾”即落枕症状（急性单纯性颈项部强痛）。临床上选取手太阳经的输穴后溪为主穴，并使用梅花针点刺颈背区皮部以通畅手太阳之经气，共同发挥其祛风散寒，舒筋活络的治疗作用。实践证明，用此法治疗落枕症新感初发病有明显的疗效。

十六、颈椎综合征

取穴：夹脊，后溪。

刺法：泻法，局部打梅花针后加悬灸。

【病案】

杨某，男，60岁，干部。1975年5月7日初诊。

患者于2月发现颈部连左肩部疼痛，并觉左肩臂及手部有频发性麻痹，约每间歇1min发麻1次，经多种方法治疗3个月未见改善而来诊。X线检查发现：第4、第5颈椎椎间盘变性，第5、第6椎间隙变窄。舌苔白，脉缓略弦。

诊断：痹证（颈椎综合征），瘀阻脉络。

治则：通络活血逐痹。

取穴：肩三针（左），天宗（左）、夹脊（颈4—颈7找针挑点）。

治疗经过：用泻法针刺天宗（左）、肩三针（左）加以密波脉冲电流刺激，并在肩背部拔火罐3个。5月7—14日，用上方治疗3次后颈部连左肩部疼痛已减退很多。但左肩臂及手部仍存在阵发性麻痹。从5月17日四诊后，转用针挑疗法为主，在颈4—颈7夹脊穴处找2～3个阳性点（每日触及皮内有小结节点），进行较深的针挑，并向上、向下、向左、向右牵拉旋动，给予中等的刺激手法。并同时用温针灸肩三针、天宗穴，每周治疗2次。6月18日第十诊：自述针挑及温针灸8次后，左肩臂及手部阵发性麻痹症状已显著减退，只觉得每隔一两个小时才有1次轻微发麻感，继续照上方治疗，先后共16次，症状已基本消失，能恢复正常工作。

按：在病位邻近部取肩三针、天宗穴，用泻法针刺加以密波脉冲电强刺激，并结合拔火罐疗法，治疗颈部连肩部疼痛，有较好的止痛作用。在病位近部相应的颈椎夹脊穴区找结节点、阳性点针挑为主，配合温针灸肩三针、天宗穴具有温通经络、活血逐痹的作用，对消除肩臂及手部频发性麻痹有较好疗效。

十七、肩周炎

取穴：夹脊，肩三针，曲池。

刺法：泻法，局部打梅花针后加悬灸。

【病案一】

谭某，男，58岁，工人。1980年10月15日初诊。

去年10月间扭伤颈及右肩部后，引起右肩臂不能向后、向上举肩，活动受限。曾经治疗过半年时间，症状未见改善，现举臂时肩关节部作痛，活动受限，不能做内收外展活动，舌苔白稍腻，脉弦紧，X线片发现颈4—颈7椎体呈轻度肥大性改变。

诊断：肩凝症（肩周炎）。

治则：行气活血，疏通经络。

取穴：①针挑颈3—胸1夹脊附近反应点及肩胛区反应点；②电针肩三针、阿是穴、曲池（右）。

治疗经过：经上方针挑加电针后右肩部疼痛明显减轻，但活动仍受限，内收外展时仍有痛，再守原方治疗5次后病者症状已基本消失，肩部活动正常，无疼痛能举臂上单杠架。

按：本病由于平素气血衰退受损后局部复受风寒之邪，使机体气血凝滞不通畅流行，因此发生疼痛，即“不通则痛”。根据“治风先治血，血行风自灭”的方法，故取手阳明经，多气多血之经的曲池穴以行气活血。肩三针是根据循经局部近取法，针挑是通过针挑时对皮肤的刺激以达到疏通经络、运行气血的目的，在针挑到白色纤维后，用力来回摆动，给予适当强度的刺激，可起到按摩经络的作用。方中用颈3—胸1附近反应点，是大杼及大椎穴附近地方，根据骨会大杼的理论，临床上大杼有治疗骨关节疾病作用。大椎是三阳经交会于督脉经之交会穴，督脉为总督一身之阳气为阳脉之海，根据中医理论，气为血帅，气行则血行，故刺大椎能起到疏通经络，使瘀血疏通而达到治疗目的。针挑找点时应耐心细致，尽量找到疾病反应点，在反应点上进行针挑，应注意适当深度，挑断白色纤维较多，则疗效较好，但要患者能忍耐为度。针挑是通过针挑时对皮肤的刺激以达到疏通经络、运行气血的目的，如病案中患者肩关节疼痛活动受限，曾采用其他方法治疗半年时间，症状一直未见改善，而用针挑为主治疗仅5次即收到了显著效果。在临床过程中，有不少顽固性疾病，采用针挑为主治疗确实收到了一定疗效。

【病案二】

张某，男，57岁，干部。1973年3月9日初诊。

患者去年8月起觉右肩痛，日轻夜重，每于下半夜痛醒，因疼痛而肩部外旋、外展、后伸动作均受限制，不能上举至头部，并影响穿衣脱衣等动作，经用多种药物及针灸治疗，未见好转而来诊。本院X线检查：颈椎未见明显骨质异常，椎间隙无变窄。诊见右肩臂外展约90° 则痛，舌苔白，脉细缓弱。

中医诊断：肩凝症（气虚血瘀）。

西医诊断：肩关节周围炎。

治则：调理气血，通经逐痹。

取穴：取肩三针（右）、曲池（右）、臑俞（右）、天宗（右），夹脊穴（颈3—颈7找2个阳性反应点），右肩胛区找两个阳性反应点。

治疗经过：初诊用泻法针刺肩三针、曲池均右侧，并用针挑颈3—颈7夹脊两个点，右肩胛区两个点，每周治疗1次。治疗 5 次后，右肩痛减，但活动无明显改善。从4月13日第六诊转用针挑疗法和穴位注射综合治疗。每次用较强的刺激手法，针挑颈3—颈7夹脊两个点，右肩胛区两个点（相当于肩外俞、曲垣穴之处）。并用1支100mg维生素B_1，10%葡萄糖10mL混合注入臑俞，天宗（均右侧穴处）。按照本方，每周治疗2次，经治疗8次后，肩痛显著减退。肩臂活动显著好转。进行12次后，肩痛已完全消失，右肩臂活动亦已基本恢复正常。1976年10月27日，两年随访，经针灸治疗后肩臂活动功能正常，一直没有复发。

按：本例肩痛、肩臂活动受限和脉细缓弱，是由气血虚衰、局部感受风寒而引起肩关节周围的慢性炎症反应。根据辨证施治原则，用调理气血、通络逐痹的治法，运用针挑疗法为主，在病位邻近部取相应的夹脊穴及肩胛区的阳性反应点，使用较强的刺激手法，以腕力把针挑针向上下左右反复旋转牵拉，以按摩病位近部的经络，疏通经络之气，而达通络逐痹止痛的作用。由于患者气血虚衰，故配合具有调理气血作用的水针进行穴位注射，有利于共同发挥扶正祛邪，达到治愈疾病的效果。

【病案三】

谭某，男，58岁，工人。1976年5月19日初诊。

患者去年十月底在工作时因用力过猛而扭伤右肩部，此后疼痛不已，每于夜间尤甚，常因痛剧呻吟而不得眠，经服中西药及针灸治疗半年，仍未见好转而来诊。查右肩部压痛明显，活动受限，右臂外展约90° 则痛，不能上举摸及头部，舌淡红，苔白带腻，脉弦。

辨证：肩凝症（肩关节周围炎）。

治则：疏调气血，通络祛痹。

取穴：①针刺加脉冲电（密波）肩三针（右）、阿是穴、曲池（右）；②针挑：阳性点（在颈4—胸2夹脊及右肩胛部，每次找4～5个点）。

治疗经过：按上方隔天治疗1次，进行2次后，症状大减，5次后症状基本控制，功能逐渐恢复，8次后肩痛完全消失，脉转和缓，可进行单双杠活动而临床治愈。以后用当归注射液2mL，维生素B_1 100mg交替分注曲池（右）、天宗（右）、肩髎（右）穴，隔天1次，共5次来巩固疗效。5个月后随访，一切正常，未见复发。

按：病者以肩痛为主诉就诊，病已半年，目前仍剧痛难眠，活动受限，说明病邪亢盛，非用一般之泻法所能奏效，故使用较强的密波脉冲电流，并适当延长时间，再加以针挑阳性点以增强泻的作用来通络祛邪、缓急止痛。但病者年高病久，本必有虚，故在痛止之后，合用药物使用补法（水针），以促使它达到温经养血营筋之功，并可提高其抗病功能，以免复发。

第三节　心脑病症

一、中风病

中风病病名始见于《内经·风论篇》。《金匮要略》论中风“夫风之为病，当半身不遂，或但臂不遂者，此为痹，脉微而数，中风使然”。中脏腑有猝然仆跌，不省人事，口噤不开，面色潮红，二便阻闭，此属实而闭，脉多滑而劲。治宜开闭泻热，取十二井穴（刺出血），针百会、水沟、曲池、足三里、内关、合谷、颊车、涌泉等均用泻法。鼾呼痰鸣、面色苍白、多汗、撒手、遗尿，此属于虚而脉多细而散。治宜固脱回阳，取神阙（盐末填脐灸）、关元、气海、中脘、劳宫、内关均用大艾炷各灸数十壮以汗收、肢温、脉起、小溲不尿为度，然后再刺水沟、中冲以清神开窍。中经络（后遗症）有口眼歪斜，取地仓、颊车为主，其次下关、迎香、隐白、合谷、翳风以佐之；半身不遂取曲池、阳陵泉为主。上肢取肩髃、手三里、外关、天井，下肢取环跳、风市、足三里、悬钟。舌强不语常针哑门、廉泉、天突，或配通里、丰隆、涌泉、照海。再有类中风，其病因不同，见猝然昏迷醒后无口眼歪斜、肢体瘫痪，分为：①虚中，因烦劳过度，清气不升，忽然昏冒，人事不省。治疗选百会、中脘、气海、水沟、中冲，行针刺手法。②实中，因暴怒气逆，忽然昏倒，牙关紧闭，脉沉，肢冷。治疗取水沟、合谷、中脘、气海、足三里、内关均刺。

中风病的预防方法：除注意摄生与用药预防外，运用艾灸疗有一定作用，据《针灸大成·治症总要中风论》云：“但未中风时，一两月前，不时足胫发酸重麻，良久方解，此将中风之候也，但宜急灸足三里，悬钟四处各三壮，用生葱薄荷柳叶煎汤洗沐，灸令祛逐风气，自疮口出，如春交夏时，夏交秋时，俱宜灸、常令两足有灸疮为妙。”这说明一定要发灸疮方能有预防中风之功效。司徒铃教授的中风治疗六法为：①平肝熄风法：四关、百会；②清脑开窍法：十二井、水沟；③化痰通络法：丰隆、曲池，灸肺俞、足运动区；④滋阴活血法：太溪、膈俞、百会；⑤益气活血法：足三里、膈俞、百会；⑥调理五脏法：五脏俞、膈俞。

【病案一】

李某，男，55岁，干部。1972年6月14日初诊。

患者于1972年6月12日因头晕目眩，前往某医院检查，发现眼底动脉硬化改变明显，建议患者应作全面查体和进一步治疗，但患者急于回基层单位工作，未做进一步诊疗。6月13日突然出现心胸翳闷不舒，发音很困难，并觉右半身肢体活动不灵。诊时患者右半身肢体活动不灵，并觉有轻度麻木感，右眼不能完全闭合。口角向左歪斜，咀嚼食物藏于右颊之内，舌蹇，讲话不流利，饮水时水液从右侧口角流出，右侧鼻唇沟变浅，面微赤而暗淡无华，舌质淡红，舌边略有瘀黯，舌苔白腻，脉大而无力。血压146/110mmHg。

中医诊断：中风病中经络。

西医诊断：脑血栓形成。

治法：活血熄风，通行经络之气。

治疗经过：取穴：①方：风府、百会、水沟、曲池（双）、足三里（右）、太冲（左）。②方：风池（右）、地仓（右）、合谷（左）、足三里（左）、阳陵泉（右）、曲池（右），用中度刺激，平补平泻手法刺之。每次针刺退针后，同时用梅花针点刺头面背腰夹脊区皮部。第一周每天针1次，①、②方交替选用。第二周隔天针1次，按照②方取穴。2周共针刺9次之后，口角歪斜、言语障碍、半身不遂诸症均已显著减退。后改③方：曲池（左）、合谷（右）、阳陵泉（右）、足三里（左）、内关（左）、三阴交（左），左右交替取穴，或选三穴刺双侧，用平补平泻手法刺之，退针后，同时用梅花针点刺头项背腰骶部夹脊区及眼区皮部。第三周按照③方取穴，隔天刺1次，同时加上用艾绒直接灸足三里穴，每穴灸尽5粒如麦粒大的艾炷，让他留有小瘢痕。在连续针灸治疗1个月内共针灸16次，上述症状均已消失，血压降至140/88mmHg，告临床治愈，恢复正常工作。此后还坚持取灸足三里预防中风病的方法，每隔一二周或隔一二个月进行瘢痕灸足三里1次。经观察2年多，没有复发。

【病案二】

梁某，男，57岁，退休工人，1970年8月27日初诊。

下半夜起床小便时，突然昏倒在地，牙关紧闭，两手握拳，不省人事，已6h，面色潮红，舌质红、舌苔黄白腻，脉弦大有力，左侧肢体瘫痪，血压210/116mmHg。

中医诊断：中风病（中脏腑）。

西医诊断：半身不遂（脑血管意外）。

治则：平肝熄风，和血醒神。

治疗经过：取太冲（双）、足三里（双）、曲池（双）。用泻法针刺太冲、曲池、足三里穴，在留针约0.5h当中，反复用泻法行针。观察到牙关紧闭、两手握拳的症状已消失，神志较清醒，脉象亦较前好转，即出针。出针后20min，血压下降为180/90mmHg。8月28日二诊：神志已完全清醒，左侧肢体偏瘫现象仍然存在，因而给他针刺肩髃、曲池、环跳、阳陵泉、足三里等穴，并用梅花针点刺背部背俞穴区及头眼区皮部，每天1次，针3次后，患者已能扶杖起床站立学行，照上方再针3次后，即能自己扶杖前来针灸治疗。

按：太冲用以平肝，曲池用以活血，足三里是胃经的合穴，胃经具有“是主血所生病”的功能。手、足阳明经都是多气多血之经，故取足三里与曲池合用，可以和血降压，本方三穴配合使用，具有降低血压、平肝熄风醒神的作用。

二、口眼歪斜（面神经麻痹）

主要症状有眼睑不能交睫，面肌弛缓，无表情，额纹变浅或消失，口角斜偏一侧，咀嚼说话有妨碍。治疗：主穴有地仓、颊车、合谷；配穴有迎香、太阳、颧髎、瞳子髎、攒竹、四白、翳风、承浆、水沟、睛明、鱼腰、下关、听会（针后悬灸效果好）。以上穴位，每次轮流取5～6穴即可。

【病案一】

仲某，男，16岁，学生。

患者2天前发现面向右歪斜，漱口饮水时，水从口角流出，吃东西时，食物藏在左侧颊内，左侧鼻唇沟变浅，额纹消失，左眼闭合不完全，舌苔薄白，脉缓。

中医诊断：中经络。

西医诊断：周围性面神经麻痹。

治则：温通经络，活血散寒。

治疗经过：取地仓（左）、翳风（左）、合谷（右）、阳白（左）、外地仓（左）（地仓穴外旁开2横指）。用中等刺激手法针刺地仓透颊车及翳风穴，用补法刺合谷穴之时，觉有针感循经传导，气至病所，然后直接灸外地仓和阳白，并嘱患者回家后悬灸患侧外地仓、阳白及大椎两旁、下颈夹脊区域处。第一次复诊时面瘫已改善。后按原方针灸3次（隔天1次），诸症消失而告临床治愈。1个半月后随访，未见复发。

按：本病病位在经络，多属阳明经络受寒邪侵袭而致，患者左侧口角下垂、鼻唇沟变浅，乃阳明经经气下陷的一种表现。根据“陷下则灸之”的原则，在器官近部穴位，采用艾灸以温通经络、活血散寒为主。临床观察对这一类疾病，应针与灸并施，早灸、多灸就能获得显著的疗效。

【病案二】

王某，男，64岁。

病者于6月7日早起洗脸时发现右眼不能完全闭合，口角向左歪斜，右口角下垂，之后吃东西藏物于右颊内，耳后乳突疼痛，眠可，经当地人民医院诊为“右面神经麻痹”，服用维生素B_1、维生素B_6、肌苷、川芎嗪等治疗无明显好转。1987年6月17日来广州求医。查右眼闭合不全，右鼻唇沟变浅，右额纹消失，翳风穴处有压痛，鼓腮漏气，人中沟偏左，舌黯红，苔黄白腻，脉滑。

中医诊断：中经络。

西医诊断：右面神经麻痹。

辨证：痰瘀阻络证。

治则：活血涤痰通络。

治疗经过：第一诊，针泻水沟，地仓透颊车（右），泻丰隆（右），补合谷（左），留针15min。然后右耳尖放血0.5mL，梅花针轻点叩右面部，头项背腰膀胱经区皮部。第二诊，6月19日，经针刺治疗后，吃东西藏食物减少，继续针刺上方加灸丰隆（右）、牵正（右），隔日治疗，经针灸6次后口角歪斜的症状基本纠正，吃东西藏物消失，但右眼仍闭合不全。除针灸上方外，加针攒竹（右），继续治疗7次，面眼恢复正常。

按：本病因痰瘀阻络，以致气血运行受阻，面部肌肤筋脉失于濡养所致。根据《针灸甲乙经》中“水沟主㖞僻”，《百症赋》言“颊车、地仓，正口㖞于片时”，《针灸铜人》述地仓疗“目不得闭”，《玉龙歌》说“头面纵有诸般症，一针合谷效通神”，故选用泻水沟、地仓透颊车，补合谷，配丰隆涤痰，耳尖放血以活血通络，牵正纠偏。全方共奏活血涤痰通络之功，治疗面瘫效果神速。

三、面肌痉挛

取穴：太冲，涌泉，大椎，至阳。

刺灸法：太冲透涌泉（双），针刺加拔罐：大椎，至阳。

四、核黄疸后遗症

“核黄疸”是由新生儿溶血性疾病所致，即新生儿胆红素胆病所遗留的神经系统严重的后遗症，称为核黄疸后遗症。表现为精神异常，易惊恐，不寐易醒，烦躁，智力低下，坐迟，立迟，行迟，发齿迟，语迟，运动障碍，头颈软，四肢无力或手足徐动或抽搐，汗多便秘，流涎耳聋，吞咽不利，数岁还不会讲话等。司徒铃教授根据其临床表现认为，核黄疸后遗症属中医“五迟”“五软”范畴。病机多为先天胎禀不足，脑髓虚损，加之后天失养所致。治当补肾益髓、滋水涵木，交通心肾为主，助以健脾活血等。处方以百会、大椎、命门、悬钟、肾俞、太溪、阴郄为主，配穴四神聪、太冲、神门、水沟、廉泉、承浆、曲池、合谷、支沟、内关、通里、阳陵泉、三阴交、足三里、丰隆、照海等。每次选取主穴3～4个，依症选加配穴1～2个。施以平补平泻，留针30min。针后直接艾炷灸或悬灸百会、大椎、命门、关元、肾俞、足三里等穴中的1～2穴和梅花针叩打项背夹脊、十二原皮部、眼区皮部。每天或隔天针灸治疗。

五、不寐

不寐的病因病机有思虑劳倦、内伤心脾，房劳伤肾、心肾不交、情志抑郁、肝阳扰动。若心脾亏损，则见多梦易醒、心悸、健忘、易汗出、脉细弱，取神门、三阴交，用补法针刺，配灸心俞、脾俞。心肾不交者，症见失眠多梦、头晕耳鸣、腰酸、舌红、脉细数，取神门（平补平泻）、三阴交配太溪（补法刺之），灸肾俞、心俞或用梅花针点刺颈背腰骶背俞穴区，重点心俞、肾俞穴区和眼区皮部，偏虚则用灸法巩固。肝阳上亢者，见情志抑郁、性情急躁易怒、头晕、头痛、胁肋胀痛、脉弦，取神门、三阴交，配间使、太冲、肝俞，毫针泻法或平补平泻法；梅花针点刺颈背腰骶背俞穴区，重点心俞、肝俞穴区及眼区皮部。司徒铃教授曾总结治疗的800多例失眠患者中，有部分是单纯用梅花针点刺收效者。

【病案】

蔡某，男，20岁，工人。1966年6月15日初诊。

诉患慢性肾炎2年余，曾西药治疗。近月来睡眠很差，每晚要在后半夜2点左右才能入睡。虽服镇静药物但未见良效。面色无华，苔白质红，脉沉数。

诊断：失眠（心肾不交）。

治则：交通心肾。

治疗经过：先针三阴交（双）补法，神门（双）平补平泻，太溪（双）补法，留针20min。出针后梅花针点刺眼区及背腰部。6月17日二诊时自述昨晚10点钟便能入睡，至今早8时才起床。再针郄门（双）泻法，三阴交（双）补法，留针20min。以后每两天针刺1次，连针5次。治疗期间每晚睡眠都很好。

按：本因肾水亏虚，不能上济于心，心火炽盛，不能下交于肾。按“五脏六腑有疾皆取之于原”，选取心经原穴神门、肾经原穴太溪交通心肾，三阴交是肝脾肾三阴经交会之穴，有补肝肾安神之功；配梅花针点眼周及背腰部理肾调神。

六、精神病（癫狂症）

司徒铃教授认为癫狂症的发病因素：其一，根据《灵枢·经脉》叙述“阳明经络病则癫狂”，《伤寒论》叙述“阳明病翕翕如有热状，奄然发狂”。由此可见六淫之阳热实邪，侵犯阳明，由经络入于脏腑，可以出现身热发狂之症状。其二，根据《灵枢·癫狂》叙述“狂症有得之忧饥，有得之大恐者，亦有得之大喜者”，《素问·奇病论》叙述“人生而有癫疾者，病名为胎病，此得之在母腹中时，其母有所大惊，气上而不下，精气并居，故令子发为癫疾也”。由此可见精神病（癫狂症）的发病因素，是由于内因七情过度，以致诸经气乱，阴阳失调；并且说明了精神病（癫狂症），亦可能有一部分是由于遗传因素而发病的。按症状分类，如《灵枢·癫狂》以癫痫及癫痫样发作精神病为癫症，该篇所述的狂症，除指出了狂言高歌、谩骂不避亲疏、气力逾常、妄行日夜不休等躁狂症状外，还将同时出现悲观失望的自悲症，被害妄想的善恐症和善见鬼神痴笑而不休，发作时癫症的症状，亦作为狂症论治。例如《灵枢·癫狂》上说“狂始生，先自悲也，喜妄苦怒者得之忧饥，治之取手太阴阳明，血变而止，及取足太阳阳明”。这里就可以见到《内经》所述“狂者”是包括癫症与狂症所综合的一类疾病，常称这类病为癫狂症（相当于现代医学的精神分裂症）。在临床上，如见到癫症与狂症综合出现而狂症较显著者，称为偏狂型癫狂症；如见到癫症与狂症综合出现而癫症较为显著者，称为偏癫型癫狂症。

该篇另一节指出：“狂始发少卧，不饥，自高贤也，自辨智也，自尊贵也，善骂詈日夜不休，治之取手阳明、太阳、太阴，舌下少阴，视之盛者，皆取之”。从这里就见到《内经》另有一部分狂症，虽见情感高涨，动作显著增加，有自高自大的狂言、骂詈，日夜不停，但尚有智力存在，甚或与人争辩夸大而不甚荒谬，并很少做出不可理解的举动者，就是“重阳者狂”的狂症（这相当于现代医学的躁狂性精神病）。

治疗方法上，司徒铃教授根据《灵枢·癫狂》所叙述，在辨证施治的基础上，以多经取穴法为主治疗，因多经气乱、阴阳失调而发生癫狂症；并指出治疗狂症应采取刺之出血、血变而止的泻法，以泻其上盛诸经。根据《灵枢·五乱》所叙述，用导气刺法为治诸经气乱的治则。司徒铃教授运用导气刺之，以治疗因诸经气乱所引发的癫狂症。临床上，对偏狂者常用导气带微泻手法刺之。对偏癫者，常用导气带微补手法刺之，或配合灸法以补而调之，有很好疗效。

在中医探讨针灸治疗精神病（癫狂症）的理论根据中，《灵枢·癫狂》已叙述了癫狂症的发病原因和症状，以及几种不同的针灸治疗方法。《灵枢经》指出：“狂始生，先自悲也，喜妄，苦怒者，得之忧饥，治之取手太阴阳明，血变而止，及取足太阴阳明。”结合临床上见到患者曾某因过度忧虑的精神因素下所引起的精神病，在发病的前一阶段，是具有拒食受饥的过程，继而出现自悲、喜妄、苦怒等癫狂症状。根据《内经》叙述“胃为水谷之海”“脾为后天生化之本”“经脉者，所以行气血、营阴阳、濡筋骨，而利机关者也”。今患者因拒食发病，而致饥饿伤脾、意识紊乱（脾藏意），由此可见《内经》所指出的，除先天遗传性癫狂症外，后天性癫狂症是以脾胃二经为发病机制的主要关键。结合该篇所列举的几条治疗癫狂症的方案，都采取足太阴阳明经穴作为综合治疗，体会到癫狂症的发病过程与脾胃二经有很重要关系。

按多经取穴治疗癫狂症有一定的疗效。司徒铃教授在辨证施治的基础上，根据《灵枢·癫狂》，用多经取穴法，取手太阴阳明及足太阴阳明经穴，治疗偏癫型癫狂症和偏狂型癫狂症（精神分裂症）均有显著疗效。司徒铃教授采用孙真人十三鬼穴方治疗“重阳者狂”的狂症（躁狂性精神病）12例，获得显著疗效。临床上根据《灵枢·癫狂》，治狂症取手阳明太阴、舌下少阴的多经取穴法，仿照十三鬼穴方，取手阳明太阳、手少阴厥阴及足太阴阳明、督脉之经穴治疗偏狂型癫狂症，也有良好效果。在这样异病同治的具体事例中，我们体会到躁狂性精神病和精神分裂症虽然在症候上有部分差别，但两症都是由内伤七情的精神因素引起诸经气乱、阴阳失调所致，所以上述同一种方法，能治疗两种不同类型的病，这就是异病同治的明显例证。

在精神分裂症妄想型的病案中，有部分病者由于偏癫偏狂的部分不同的症候而使用不同的治疗方法处理，例如某精神分裂症妄想型癫狂症患者，间有被害妄想，并间有冲动性行为的表现，所以要用导气带泻的手法刺之有效；而另一精神分裂症妄想型癫狂症患者，间有被害妄想，而没有冲动性的行为出现，所以要用导气带补的手法刺之有效。由此可见，同一类型的病，而用不同的手法治疗，就是同病异治的例证。上述异病同治和同病异治的例证很好地体现了中医辨证论治取得卓越疗效的优越性及其临床现实意义。

另从测知十二经原穴皮肤电阻探讨精神病癫狂症的经络活动机制中，以及从《灵枢·癫狂》指出的癫狂症的发病原因及多经取穴治疗方法中，说明癫狂症的经络活动变化是很显然的。司徒铃教授在临床上曾用经络测定仪，对114例癫狂症（精神分裂症）患者，探测其十二经原穴皮肤电阻进行观察，其中平均值较高者为肝经，从测知偏狂型癫狂症患者有肝经偏高（平均值56Ω）的现象，符合狂者多怒、脉弦等症候。癫狂症因为忧伤肺而起，故测得肺经较低（平均值35Ω），故中医理论“忧伤肺”是有其一定理由的。从测知心包经较低（平均值36.5Ω）的现象，符合癫狂症因大喜伤心而有神志紊乱，多幻觉、善见鬼神等症候的。从测知膀胱经较低（平均值36Ω）的现象，根据肾与膀胱相表里，可见是符合癫狂症因恐伤肾而有被害妄想、自悲等症候。例如：偏狂型癫狂症病者林某，在1960年6月11日针灸治疗前经络测定结果，是肝经较高（80Ω），脾经左39Ω、右59Ω，有不平衡现象，膀胱较低，左28Ω、右49Ω，亦有不平衡现象，可见是符合此患者具有善怒、狂奔、脉弦、思维破裂，存在幻觉妄想等症候表现的。经针灸20次症状消失后，1960年7月4日经络测定复查结果，肝经（52Ω）、心包经（27Ω），肺经（26Ω）、膀胱（左22Ω、右22Ω），从这里可见到癫狂症患者的经络变化，是具有参考价值的。

【病案一】

林某，男，21岁，工人。1960年5月19日入院。

病者于今年5月9日上完夜班回家后，精神不安，不眠，次日则突然目光炯炯，神色慌张，拉着母亲声称有一“大头鬼”追他，要害他，突然向外狂奔乱走，随街大吼，要去海南岛等幻觉妄想，生活被动，因而入院求治。检查：精神状态意识模糊，整天卧床，冷淡，对外界事物毫无兴趣，而呈现沉思默想状态，回答问题迟钝少答，思维破裂，思想内容为妄想及妄觉，间中有兴奋动作，在床中蹦跳，睡眠不佳。查体中皮肤感觉过敏，计算力、自知力、定向力等均缺损，甚至消失，一般生活要工作人员督促、护理。住院后，经服盐酸氯丙嗪片虽然躁动稍减少，但尚存有明显的幻觉和妄想，时有冲动行为，睡眠仍欠佳，6月11日转用针灸治疗，症见面红、舌红、脉弦数。

诊断：精神分裂症妄想型（偏狂型癫狂症）。

治则：清热化痰，醒脑开窍。

治疗经过：取上星（督）、迎香（手阳明）、血海（足太阴）、鸠尾（任）、曲池（手阳明）、列缺（手太阴）、公孙（足太阴）、丰隆（足阳明）。用导气带泻法刺之。针刺5次后，神志略为清醒，但仍有欲自杀妄想，继续针灸治疗，意识转清，针至第11次，便觉饮食俱佳，情绪安定，已无幻觉妄想等病态。总共针20次，已痊愈，休养观察了两周出院。

按：本病乃神志失常之疾，为七情所伤，神志错乱，思维紊乱，难自控所致。《灵枢·癫狂》有“狂始生，先自悲也，喜忘、苦怒、善恐者得之忧饥，治之取手太阳、阳明，血变而止，及取足太阴、阳明”，故取督脉上星、手阳明迎香、足太阴血海、任脉鸠尾、手阳明曲池、手太阴列缺、足太阴公孙、足阳明丰隆。用导气带泻法刺之。

【病案二】

曾某，女，29岁，干部。1960年2月3日入院。

患者于1958年底分娩一小孩，不久小孩死亡，随后患者又染上慢性肝炎，思想抑郁不安，于1959年12月，突起精神失常，言语错乱，自言自语，有一晚突然跑到天台，放声大哭，晚上不入睡。入院检查：患者拒食已两个月，近来不说话，问亦不答，动作减少，整天坐在一隅，俯首做沉思状，生活被动，病态日趋严重，乃要求入院留医。2月8日诊得面色淡黄，舌淡白无苔，脉缓弱。

诊断：精神分裂症紧张型（偏癫型癫狂症）。

治则：调气化痰醒神。

治疗经过：第一方为针少商（手太阴）、水沟（督）、鸠尾（任）、大陵（心包）、足三里（足阳明）、公孙（足太阴），灸百会（督）、大椎（督）。第二方为针列缺（手太阴）、三阴交（足太阴），灸关元、中脘（任）。二方交替应用，用导气带补法刺之，每天1次。针至第6次，能对答简单问题，自寻饭食，症状日渐好转，针至30次，意识完全恢复正常，计算力、记忆力、定向力均佳，言语有条理，共针38次，便告治愈出院。

按：本病为偏癫型癫狂症，病在手足阳明、太阴，诚如《灵枢·癫狂》中“癫疾始生，先不乐，头重痛，视举目赤，甚作极，已而烦心。候之于颜。取手太阳、阳明、太阴，血变为止”，取手太阴少商、列缺；足太阴公孙、三阴交；足阳明足三里调理太阴、阳明；配督脉水沟、百会、大椎，任脉鸠尾、关元、中脘，心包经大陵等调任督、醒脑开窍。

【病案三】

丘某，男，32岁，屠工。1960年8月7日入院。

患者于今年7月下乡生产未完成任务，表现为精神恍惚，无目的地到处乱走，不知归家，言语错乱，后连续3天不言不语，不敢出门，见人即慌张不安，不进食，终日卧床，有时突然打人，撕毁衣物。入院时意识欠佳，表情冷淡，沉默寡言，多问少答，定向力、自知力丧失，对外界事物不关心，生活不知自理，舌苔白腻，脉象弦数。

诊断：精神分裂症紧张型（偏狂型癫狂症）。

治则：化痰开窍醒神。

治疗经过：第一方为列缺（手太阴）、迎香（手阳明）、足三里（足阳明）、公孙（足太阴）、血海（足太阴）、极泉（手少阴）、曲泽（手厥阴）、上星（督）、风府（督）、鸠尾（任）、攒竹（足太阳）。用导气带泻法刺之。患者入院后，在完全没有服药情况下，经用第一方针刺，每天针1次，经针2次后，症已好转，能对答问题，与别人讲一些笑话，针5次后，自觉症状消失，意识清楚，对答流利，眠食俱佳。继续用第二方公孙（足太阴）、曲池（手阳明）、丰隆（足阳明）、大椎（督）、中脘（任），巩固治疗，用导气法刺之。每天针1次，连针15次，完全治愈出院。

按：本病精神分裂症紧张型以偏狂型癫狂症为主，针灸通调手足太阴阳明、足太阳，配以泻手厥阴心包经穴醒神宁心、任督脉经穴调神开窍，疗效显著。

【病案四】

谭某，女，27岁。1960年7月13日入院。

病者于今年6月20日突然发病，说别人害她，无打人毁物行为，7月13日由家属护送入院治疗，头发衣着整齐、安静，情绪冷淡，言语尚清楚，自诉头晕，夜间气不畅如有痰阻喉，脚软，家人讲她神经不正常，自己也觉得头脑不清醒，讲错话，查体：定向力、自知力存在，心肺腹阴性，面红，舌红，脉弦数。

诊断：精神分裂症妄想型（偏癫型癫狂症）。

治则：化痰行气醒神。

治疗经过：取公孙（足太阴）、丰隆（足阳明）、列缺（手太阴）、曲池（手阳明）、迎香（手阳明），用导气法刺之，有时用导气带微补法。患者入院后未经任何治疗，7月14日开始用上述处方针刺2次后，能清楚对答问题，对外界事物有认知，知道这里是精神病院，喉间已舒畅，无气阻现象，随后觉有伤风鼻塞头痛，兼刺上星、太阳等穴，共针20次，眠食俱佳，症状消失而出院。

按：本病精神分裂症妄想型以偏癫型癫狂症为主，取手足太阴、阳明经穴调气带补法，取效明显。

七、心悸

周某，男，29岁，军干。1975年3月20日初诊。

患者于1970年间接受防疫注射，注射前身体已感不适，低热。注射后不省人事，经急救后苏醒，由于思想顾虑过重，以后常觉心悸，左胸闷痛不舒，有时失眠，几年来经医院多次检查心电图，呈窦性心律，节律正常，X线检查心肺正常。经采用各种方法治疗，没有明显效果。就诊时患者心悸，左胸闷痛不舒，失眠，神疲乏力，血压不稳定，有时偏高。舌质淡红，苔白，脉细弱。

诊断：心悸（心肾不交型）。

治则：调整心肾，使阴阳协调以宁心安神。

治疗经过：先选耳针心、肾、皮质下、神门（左右交替）。用5分毫针刺入耳穴后，留针0.5h然后出针，并用皮肤针叩打背腰骶区和眼区，同时取足三里一穴（左右交替），用中刺激，平补平泻，每天针刺1次，10次为1个疗程。单纯用针灸疗法，不使用任何药物。4月5日二诊：用上方针灸10次后，心悸、左胸闷痛等症状显著减退，睡眠较前明显好转，血压趋于稳定。继续如上方隔天针1次，共10次。两个月后随访，患者经针灸治疗两个疗程后，心悸、左胸闷痛等症状完全消失，血压稳定，睡眠恢复正常，精神很好，照常工作。

按：刺耳穴心肾区，用以调整心肾经气相交，水火既济，使阴阳相对平衡协调，“阳中之太阳心也，阴中之太阴肾也”。皮质下能调整神经中枢慢性神经衰弱障碍，以调整气血达到相对平衡和协调。耳针使用留针捻转，时间为0.5h，增强调节中枢达到有效的作用，这就是耳针能见到疗效，仅使用一疗程就有显著疗效的原因。点刺背腰骶区和眼区皮部，这是中西医结合理论指导配穴处方，疗效好。

八、病毒性脑炎后遗症

郭某，男，3岁。1975年5月31日初诊。

因抽搐而送入某医院住院，诊断为“病毒性脑炎”，经治疗40天，高热抽搐等急性症状消失而出院。出院后继续门诊治疗后遗症近半年，用过各种中西药物均未见效而转来针灸治疗。就诊时见神情呆滞，失语，听觉迟钝，不能坐稳，不能独行，有人扶持才能勉强迈步，左手活动不灵。舌质淡红，舌苔白，脉细。

中医诊断：痿证（气血不和，经脉失养）。

西医诊断：病毒性脑炎后遗症。

治则：疏通经络，起痿养神。

治疗经过：治疗选夹脊穴（颈3—颈7）用针挑法；头项腰骶区督脉经及膀胱经所分布经穴的皮肤及掌指皮肤，用梅花针点刺；耳针选皮质下、肾、神门埋针。第一次用针挑法在右颈5—颈7夹脊穴找3个针挑点，用中等刺激量的手法针挑并用梅花针点刺上述部位。6月4日复诊时，患者已能自己坐稳，初步取得疗效。第二、第三次仍按照第一次方法针挑及点刺，并加上埋耳针（耳穴同上），先后共治疗3次，即能独自行走，手足活动正常，能说会笑如常人。3个月后随访，见小孩健康活泼。1976年5—6月前来我院复查，一切正常。

按：《内经》有肾主骨，生髓，通于脑，腰为肾之府等理论，对热病伤阴伤气而出现腰脊不举，足不任身（即不能坐，不能行）者称为肾热病。后期出现痿证，是由于热邪伤阴伤气所致，临床上用中等的刺激手法针挑相应的夹脊穴为主，配合用梅花针点刺，达到通经络、行气血、调动机体抗病的一切积极因素，促进神经营养的改善和功能恢复的结果。再配合埋耳针（肾、神门、皮质下）调整大脑皮质的兴奋和抑制过程，而使受损害的皮质功能得以恢复生理常态。

九、小脑共济失调

黄某，男性，43岁，工人。1954年8月8日初诊。

患头晕、双足痿软无力、震颤，经多处医治未有改善。曾在某医院神经科检查，诊断为小脑损害疾病。现症见：头晕，双足痿软无力，睡眠不好，行路时摇摆不定，表现为醉酒步态，指鼻试验阳性，运动震颤显著，具有共济失调的征象，面色赤，唇红，舌苔薄，舌质红，脉弦略数有力。

诊断：小脑共济失调（阴虚阳亢证）。

治则：滋阴潜阳。

治疗经过：①加味大补阴丸汤：生地黄、知母、黄柏、龟板、怀牛膝、旱莲草、女贞子、水蛭、天麻、白芍。8月8日至12日，每天1剂。②针挑针按摩长强穴周围阳性点，梅花针点刺腰背骶区、眼区。经过以上治疗后，患者头晕减轻，做指鼻试验时患者已能多次准确点指鼻尖，运动震颤症状已减轻，对改善症状方面取得较满意的效果。

按：患者阴虚阳亢，肝火亢逆之气厥逆脑中，因而渐发为小脑损害病变。先用大补阴丸滋阴潜阳，再用针挑督脉长强穴调督熄风，配梅花针肾俞、膀胱俞调补肾气。

十、视神经萎缩

冯某，女，2岁。1957年11月19日初诊。

患者于今年9月1日患脑膜炎，两目失明，经市传染病医院诊断为两侧视神经萎缩，两目失明80天。后经某医院再诊断为视神经萎缩，该院医生建议针灸治疗。查体：视力消失，瞳孔散大，不能视物，角膜部呈伪膜。舌淡红苔腻，脉滑。

诊断：1. 双侧视神经萎缩；2. 化脓性脑膜炎后遗症。

治疗经过：取天牖（双），睛明（双），用毫针捻转法。11月19日、21日取天牖（双），睛明（双）速刺，多捻转，共针刺2次。11月23日复诊，视力有进展，能见医生衣服。守原方治疗。11月25日、27日、29日继守原方治疗3次，视力有显著进展，能看见猫追猫，瞳孔已较前缩小。再守原方治疗10次，视力明显好转。

按：本病因痰浊内阻所致，取手少阳三焦经天牖通调三焦之气，结合足太阳经局部睛明穴，标本兼顾，疗效显著。

十一、桡神经损伤

罗某，男，31岁，干部。1972年12月18日初诊。

患者于1972年10月中旬，因左手扭伤后，出现左肩臂部疼痛。几天后，发现左手腕无力伸举。在当地医院治疗2个月后无效，转来广州某医院门诊，因检查时压迫右上臂部持续时间达1h之久，随即出现右手腕下垂，继而左手腕亦下垂，遂成为两手腕下垂之症。该医院诊为双侧桡神经瘫痪。就诊时患者两手腕下垂不能平伸，手指弯曲，手腕与大拇指都失去伸举能力，肌肉轻度萎缩，拇指皮肤感觉迟钝，眼部结膜充血。舌边红，舌苔薄黄，脉略数。

诊断：双桡神经损伤（湿热瘀阻）。

治则：活血通络清热。

治疗经过：取穴曲池（双）、外关（双），用泻法，在大椎穴周围选取疾病反应点进行针挑，并用皮肤针点刺项背腰区、前臂桡侧及全掌指区，每隔2天针刺1次，6次为1个疗程，同时给予桑枝、龙胆草等通络清火之剂辅助治疗。

1973年1月12日复诊：用上方针刺治疗6次后，患者的面赤、舌边质红，眼部结膜充血等症状已显著减退，但手腕仍下垂，无力伸举。改用阳池、曲池、大椎，每次轮选一穴，用艾炷（如麦粒大）各灸5壮，让艾炷渐渐烧尽，灸完后涂油以保护其皮肤，每穴5～7天灸1次，6次为1个疗程。

3月9日复诊：用上方艾灸1个疗程后，患者手腕部已逐渐恢复伸举的活动功能。选取阳池、外关、曲池、大椎穴区周围悬灸，每次每穴艾灸30min，每天灸1次，20次为1个疗程。

4月3日复诊：两手腕与拇指部能伸举，肌萎缩已显著改善，症状已基本消失，精神明显好转。守3月9日方治疗，每2～3天悬灸1次，以巩固疗效。

半年后随访，患者于1973年5月已完全恢复健康，重返工作岗位。

按：曲池是手阳明经的合穴，手阳明经是气血俱多之经，故取曲池用以行气血。阳池为三焦经的原穴，外关为三焦经的络穴，用以行气。大椎属督脉经穴，有强壮作用，又为督脉与手足三阳经所交会之穴，“阳主动”，故灸大椎配曲池、阳池，可共同发挥促进上肢运动功能恢复的作用。

第四节　呼吸系统病症

一、感冒

临床表现：风邪袭表以恶风发热、头痛鼻塞、咳嗽喷嚏、有汗、脉浮为主，寒邪袭表以发热恶寒头痛、骨节烦痛、无汗、脉浮为主。

治疗方案：穴位选用风池、大椎、肺俞、外关、合谷、少商等。如伴有鼻塞加迎香、上星，如伴有头晕头痛加太阳，如伴有恶心加中冲，如伴有出汗、呕吐加百会、合谷、廉泉，手法均选用点刺手法。

二、咳嗽

咳嗽属于肺系疾病的一种症状，多见于支气管炎症。咳嗽按病因可划分为两类，外感咳嗽和内伤咳嗽。

（一）外感咳嗽

临床表现：发热恶寒，鼻塞头痛，咳嗽频发，牵引胸骨下疼痛，稀白或黄浓痰，苔薄白，脉浮或浮数，外感咳嗽病程短易愈。

治疗方案：主穴选用天突、大椎、肺俞、尺泽、合谷、太渊。

（二）内伤咳嗽

临床表现：咳嗽日久，兼见干咳无痰或痰多，身体瘦弱，天寒咳剧，夜间咳多，痰为黏稠状、泡沫样或脓样不一，苔白厚或舌绛红，脉细数或滑，内伤咳嗽病程长难愈。

治疗方案：主穴选用天突、肺俞、膏肓、膻中、中脘、气海、尺泽、足三里，针刺或艾灸疗法均可；备穴可用肩井、身柱、太渊、丰隆、太溪。

【病案】

刘某，男，2岁。1964年2月28日初诊。

患儿高热，体温39℃，咳喘，呼吸急促，面微赤，舌质红，苔薄黄，指纹紫，脉滑数。听诊：两肺野可闻湿性啰音。

中医诊断：肺热喘咳。

西医诊断：支气管肺炎。

治则：宣肺，泄热，平喘。

取穴：少商（双），商阳（双），合谷（双）。

治疗经过：先针刺双侧少商、商阳出血，后用泻法刺合谷穴，经过1h，患儿身热已退，气喘已平，能下地行走玩耍，诸症基本消失，脉转平缓。1周后随访，未见复发，亦未使用过任何药物治疗。

按：肺热喘咳是肺所生病之一，病位在脏，表现为邪盛证实，治则应用泻法刺之，而非属“不盛不虚以经取之”的范畴，所以运用循经远道配穴法，选取本经井穴少商，配以相表里经的商阳（井穴）、合谷（原穴），以宣肺泄热平喘。由于病属新发，无合并病症，能及时使用针刺治疗，故能获得如食顷已的显著效果。

三、哮喘

哮喘是以呼吸喘促、喉中有哮鸣音为特征的一种肺系疾病，多见于支气管哮喘、慢性支气管炎、阻塞性肺气肿等，常反复发作、缠绵难愈。

临床表现：实证多见于风寒外袭夹痰饮者，症见形寒无汗、咳嗽、咯吐稀痰、头痛、苔薄白、脉浮紧；风寒夹痰热者，则证见咳痰不爽、吐黏腻色黄痰、胸中烦满、咳引胸痛，或见身热口渴、大便秘结、苔黄腻、脉滑数。虚证多因久病以致肺气不足，症见气息短促、言语无力、动则汗出、舌质淡或微红、脉细数或软无力。如喘促日久，以致肾虚不能纳气，则神疲，动则喘息，气不得续，汗出肢冷，脉象沉细。

治疗方案：实证以手太阴肺经经穴为主，用毫针泻法，风寒可酌用灸法，处方为天突、定喘、肺俞、膻中、尺泽，风寒加风门；痰多加膻中、丰隆。虚证以调补肺肾之气为主，用毫针补法，处方为肺俞、膏肓、肾俞、气海、太渊、足三里、太溪，痰多加丰隆，呼吸困难者加天突、鱼际。虚证可选用灸法，以大椎、风门、肺俞、膻中为主，选用麦粒灸法，每穴3～5壮。

四、痨瘵（肺结核）

临床表现：本病阳虚者临床表现为精神不振，身体倦怠，微咳，有时胸痛，饮食减少，体重减轻，皮肤呈苍白色，女性则月经减少。阴虚者临床表现为咳嗽痰多，不时咯血，体力显著衰弱，骨蒸潮热，夜间盗汗，有时遗精，女性则月经闭止。

治疗方案：阳虚者选用强壮灸法，可灸肺俞、膏肓俞、关元、足三里。直接灸，每3日灸1次，每穴3壮，足三里可灸7壮。阴虚者如发热取大椎、曲池、间使、三阴交，如盗汗取阴郄、后溪，如咯血取肺俞、膈俞、尺泽、行间、鱼际，如咳嗽取肺俞、尺泽、太渊，如食欲不振取中脘、足三里。

五、疟疾

疟疾是疟原虫感染人引起的寄生虫病。临床上以反复发作的间歇性寒战、高热，继之出大汗后缓解为特点，我国民间俗称“打摆子”。疟疾是人类一种古老的疾病。我国早在3000多年前的殷商时代就已有疟疾流行的记载，《黄帝内经·素问》中《疟论》和《刺疟论》就是两篇疟疾专论，全面总结了秦汉及其以前人们对疟疾的认识，形成了较为系统的疟疾医学理论。

（一）普疟一方

适应证：普通疟，间日疟，三日疟，寒热往来，头疼身痛，胸闷作呕，汗出热退，脉弦数。

取穴：大椎，内关（双），陶道，脾俞（双）。

操作方法：取俯伏坐位，取大椎穴，用1.5寸毫针针4分至1寸深，以有酸麻感下传至第6、第7胸椎为准，用中等强度刺激，间歇使用提插捻转手法，刺激时间为5～10min。退针用半进半退手法，同时用上述手法针刺两手前臂屈侧的内关穴，退针后用精细的艾绒搓如绿豆大直接灸陶道、脾俞，每穴各3壮。

疗程：在疟疾发作前2～3h施行针灸，每天1次，连续针灸4次为1个疗程，一般以连续治疗2个疗程为度。

其他：疟疾初期有脾脏肿大者，可照上方加灸背部膏肓及脾脏肿大的周围取穴。对疟疾多次复发者，可在疟疾发作前2h，先用圆利针挑刺至阳穴出血，然后同时照普疟一方施行针灸治疗。

（二）温疟一方

适应证：间日疟，三日疟，热多寒少（温疟），口苦舌干，作呕，脉弦数。

取穴：大椎，内关（双），合谷（双），后溪（双）。

操作方法：取侧卧位或俯伏坐位，针上列诸穴，手法如普疟一方。

疗程：在疟疾发作前2～3h施行针灸，每天1次，以连续针灸4次为1个疗程。

（三）温疟二方

适应证：间日疟或三日疟，热多寒少（温疟），头重腰痛，烦躁渴饮，疟发多次不止，脉弦数滑实者。

取穴：大椎，至阳，委中（双）。

操作方法：取俯伏卧位，用圆利针刺背部第7胸椎下至阳穴，挑破该部位微细血管出血，继用三棱针刺腘窝静脉，致委中穴出血；再取侧卧位，用1.5寸毫针针大椎穴如普疟一方。

疗程：在疟疾发作前2～3h施行针灸，每天1次，以连续针灸4次为1个疗程。

（四）恶疟一方

适应证：间日疟，为疟疾发作时高热，烦躁脉弦细数实者，或脉伏不见者。

取穴：大椎，十宣穴。

操作方法：取卧位，用短毫针或圆利针，点刺手法针十宣穴出血；后取侧卧位，用1.5寸毫针针刺大椎穴，用强刺激重雀啄手法，刺激时间为15～20min，留针期间须频频给予重雀啄刺激。

注意：疟止后至下次疟发前2～3h，用温疟一方或酌用温疟二方施行针灸治疗。

（五）疟发二方

适应证：间日疟，三日疟，低热型的久疟之疾发作期间，恶寒身热，头痛。

取穴：大椎。

操作方法：取侧卧位，用艾卷煨灸大椎穴20min。

注意：疟止后至下次疟发前2～3h用普疟一方施行针灸治疗。

疗效评价：针灸治疗以8天为全疗程。一般针灸4天后，症状当见消失或减轻，8天后当见痊愈，表现为疟疾完全停止发作，体力食量恢复，此为有效病案。停止针灸1周，未有再复发者为已愈病案。

第五节 消化系统病症

一、噎嗝

噎嗝是指进食后吞咽困难、饮食梗阻胸膈的疾患。中年以上患者，一般应通过各种检查排除癌症后，可采用中医辨证论治。《简明中医辞典》记载《医学统旨》指出"噎嗝证，因脾气亏损者，宜益气健脾为治"，临床上依据《灵枢·背腧》理论指导，运用健脾理膈立法为治，可获迅速恢复纳食消化功能的显效。

【病案】

庾某，女，59岁，工人。1987年7月26日初诊。

患者平素体健，今年6月15日因爱思劳累过度，突发心下剧痛（胸膈部痛），食不下，继而连续40多天完全没有吃过一点饭，每天只能喝一些暖开水，吃一些隔去渣的稀粥水或隔去渣的米汤。伴有胸膈烦热，睡眠障碍，形体消瘦。曾经多方治疗未效，遂由香港前来我院治疗。诊得面色白，舌质淡，苔白黯，脉象浮弱涩。

诊断：噎嗝（虚劳血痹，膈气障碍，脾失健运）。

治则：行气活血，健脾理膈。

治疗经过：取膈俞（双）、脾俞（双），用半截枣核大的艾炷，每穴均灸7壮。经治疗1次后，患者觉得胸膈舒畅。回家后，约1h许，即能吃进大半碗米饭，同时还再添食小半碗，饭后觉得饱暖舒适，休息15min后，便能安睡数小时。随后继续针灸调理2周，隔2天针灸1次，方法用：①麦粒灸膏肓、足三里各3壮；②用补法针刺大椎、内关。调治1周后胃纳正常，食量渐增，脉象和缓有力。继续针灸调治，2周后，患者已恢复健康，乃告治愈。返港恢复工作，追访6个月，未见复发。

二、呃逆

呃逆，又叫嗳证（即膈肌痉挛），是由于气逆而致呃出作声，声短而频。临床辨证有寒呃、热呃、阴虚呃、阳虚呃和气滞呃等。寒呃因感受冷气而发，证见脘中冷、喜温恶寒、苔白脉迟。热呃为呃声响而频，或兼口渴便秘，面略赤，脉稍数或滑数。阴虚呃则呃声微弱而迟，隔好几分钟才呃一声，兼见咽燥口干、虚烦脉细或细数。阳虚呃是呃声无力，声低且长，证见肢冷恶寒而脉细。气滞呃是胸膈气滞不舒作呃，呃声较有力。治疗上寒呃宜温中散寒，热呃宜清火降逆，阴虚呃宜养胃益阴，阳虚呃宜温中回阳，气滞呃宜顺气导滞。其一方取内关、膻中为主，配膈俞、肝俞。其二方取天突为主，配内关、中脘。其三方取中膈穴，穴在中指一二指节骨内侧（桡侧），屈指横纹头处是，用毫针直刺或沿皮刺且强刺激。

三、黄疸

本病以皮肤黄染、目黄、小便黄为特征。本病多由湿邪引起，由于致病因素的影响，湿可从寒化、热化之不同。临床表现则有阳黄、阴黄、急黄的差异。阳黄者为湿从热化、湿热相蒸而发黄，证见发热，皮肤发黄、颜色鲜明，尿短黄，口渴，大便秘结，舌红苔黄腻，脉弦而有力。阴黄为湿从寒化、湿壅发黄，证见无热或热不高，皮肤黄色晦暗，畏寒少食，精神困倦，四肢欠温，大便烂，小便不利，脉沉迟而细，舌白苔黄。急黄为湿热炽盛、热灼伤津、实热发黄，证见神昏谵语、胸闷气促、便血、皮肤出血、舌绛苔少、脉细数或细弱，此症极少见，但症急病重，应立即进行抢救。针灸治疗取胆俞（双）、太冲（双）为主，配至阴、足三里、翳明，毫针针刺，行泻法。若仅转氨酶增高者可用大椎、至阴、足三里为主，配行间、阳陵泉。

【病案】

梁某，男，24岁，工人。1970年6月30日入院。

患者发病已20天，疲倦无力，胃纳差，小便黄，大便秘结，身黄鲜明，眼巩膜黄染，舌质红苔黄，脉弦数。患者经20天中西医治疗黄疸消退不满意，建议加用针灸治疗。

中医诊断：阳黄（热重于湿型）。

西医诊断：急性黄疸型肝炎。

治则：清热利湿退黄。

取穴：第一组为至阳、肝俞（左）、胆俞（右）、足三里（右），第二组为至阳、肝俞（右）、胆俞（左）、足三里（左）。每天1次，两组轮流交替，毫针泻法。

治疗经过：经第一组穴针后第二天患者精神好转，胃纳增加，改第二组穴针刺。第四天身黄已退，巩膜黄疸消退，精神好，胸闷腹满减，大便变软，小便微黄，睡眠佳，黄苔已减，脉弦略数。第六天巩膜黄疸已消失，小便转清，胃纳大增（每餐食用米饭从100g增至250g），精神舒畅，其他无不适，舌质微红苔薄白，脉缓略弦。

按：“阴病引阳”之意取背部腧穴为主穴，至阳（督）、肝俞（膀胱经）、胆俞（膀胱经），实则泻之的原则强刺激达针刺疏通经络，清热利胆退黄，提高机体应激能力之效。

四、细菌性痢疾

司徒铃教授从1960年9月至1961年8月参加59级西医学习中医高级研究班临床教学工作，整整一学年期间，长期在某军医院住院部传染科病区，负责痢疾研究组工作，总结了262例急慢性细菌性痢疾，运用辨证论治原则，取阴陵泉、足三里、天枢为主穴，配穴气海，有发热兼选刺合谷、曲池、大椎等穴。用泻法刺之，每天针2次，待热退下痢症状显著减退后，可用平补平泻法刺之，留针约20min，每天针1次，并灸足三里、气海等穴，以助充实元气防止复发。用针灸补法治疗久痢脾虚型慢性菌痢，用针灸泻法治疗急性菌痢，治愈222例，全部达到治愈标准（痢疾临床症状消失，病脉消除，连续3次大便细菌培养阴性，直肠窥镜检查正常的治愈效果）。同时在针刺感应传导的观察中，选择20例患者进行了针刺足三里等87穴次，在针刺得气而循本经感传者12穴次，循本经感传并内联脏腑者10穴次，循本经并向他经感传者12穴次，行补法针下有热感，行泻法针下有凉感者共33穴次，并有飞经走气的现象。同时通过经络测定数值的观察，用补法刺胃经足三里穴后，发现胃蠕动波速加速，波深加深，波频率加快，胃排空时间加速。针灸调理脾胃治痢主穴阴陵泉、足三里、天枢后发现结肠排空时间加速，肠蠕动功能加强。若中毒型细菌性痢疾出现发热、肢厥、昏迷、抽搐，则认为是温毒邪留闭证。

针灸取穴：曲泽、委中、十宣、曲池、太冲、足三里、中脘、水沟、风府、涌泉（多经取穴原则）。

中药：内服升降散、白头翁汤合剂为主，同时另煎升降散、白头翁汤合剂保留灌肠。

西药：解毒，静脉补液降温，止痉剂，对抗呼吸及循环衰竭治疗。

【病案】

黄某，男，20岁，军人。1960年10月26日入院。

患者于1959年2月开始患痢疾，经治疗症状减退后，同年6月又复发1次，近半年迁延不愈，大便带脓及黏液，每天4次，腹隐痛有里急后重，大便培养发现弗氏痢疾杆菌阳性，直肠镜检查有少数浅溃疡。面色黄，唇淡，舌质红，苔白，脉虚弦。

中医诊断：久痢脾虚。

西医诊断：慢性细菌性痢疾。

治则：调理脾胃，理肠治痢。

取穴：阴陵泉，足三里，天枢，关元，气海。

治疗经过：每天用补法针刺双侧足三里、天枢、阴陵泉，在针刺足三里穴时，患者有针感沿胃经向上传导扩散到腹部。针3天后腹痛已消失，便次减少。随后每天除针刺上述各穴外，并加灸足三里、关元、气海等穴。共针灸治疗10天，完全没有使用过中西药物，全部症状消失，连续3次大便细菌培养阴性，直肠窥镜检查溃疡已消失，治愈出院。

按：足三里是胃经之合穴，阴陵泉是脾经之合穴，取“合治内府”之意义，配大肠之募穴天枢共同组成为调理脾胃、理肠治痢的主穴。临床证明针灸这组穴位，具有明显促进胃肠运动功能，并促进机体的代谢和增加白细胞吞噬痢疾杆菌的能力，从而产生治疗菌痢的作用。

五、便秘

（一）实热便秘

症见喜冷饮，小便短赤，大便燥结，舌苔黄。

取穴：大横，丰隆，支沟，照海，用泻法刺之。

（二）气滞便秘

其人多嗳气，心腹痞闷，胁肋胀闷。

取穴：中脘，天枢，大肠俞，足三里，针灸并用。

制作通便条的药物：细辛（12g）、皂角（12g）、蜜糖500g。

制法：先把细辛、皂角研为粉末，待将蜜糖煮至滴水成珠后加入搅匀，然后做成长约5cm、直径0.5cm的通便条（外抹滑石粉，用塑料薄膜包装备用）。

用法：每天1次，塞入肛内，在针大横后2～4h，用通便条塞入肛内，或用生姜制成通便条成甘油塞样大。

六、痔血

症状：痔疮有内痔、外痔之分，自觉症状为大便时感到肛门紧张不适，或有疼痛，同有出血，检查可发现有痔核。

治疗：针长强、承山，灸二白、腰阳关。脱肛或大便出血时，取腰俞、阳关、百会，各灸5～7壮。

七、脱肛

（一）虚证

症状为直肠脱出不收，不甚肿痛，但神情萎靡，体弱少力，脉虚弱者。
治疗：针承山、大肠俞，灸长强、百会、腰阳关。

（二）实热证

症状为直肠脱出红肿，刺痛作痒，大便闭，脉实。
治疗：针承山、二白、长强。

八、臌胀

此症古代分为单腹蛊、水臌、实胀、虚胀、气胀等。现代的血吸虫病常表现有单腹胀症状，用针灸疗法效果颇好。症状有腹胀如臌，青筋暴露，面及四肢瘦削，二便不利，肤黄晦暗，食少，口干，脉弦，苔腻舌红。治疗先于腹部青筋处刺出血；再针肝俞、脾俞、大肠俞、章门、中脘、足三里；备用穴有三焦俞、胃仓、建里、气海、阳陵泉。也可用瘢痕灸，取大椎、中脘、痞根（十三椎下旁开3.5寸）、食仓（中脘穴旁开3寸）、章门、膏肓、痞块（建里旁3寸）。

司徒铃教授利用瘢痕灸治疗晚期血吸虫病的经验比较丰富。主要穴位有大椎、中脘、痞根、食仓、章门、膏肓、痞块。如脾脏肿大，灸大椎穴5～7壮，中脘及食仓穴各5～7壮；如肝脾均肿大时，即灸两侧痞根。瘢痕灸对晚期血吸虫病、肝脾肿大症的疗效，包括体征的改善、肝脾缩小、肝功能恢复、血常规的变化，基本上都取得一定的好转，同时由于改善了体征，也对锑剂治疗创造了有利条件。

九、肠痈（急性阑尾炎）

症状有自觉右下腹痛，恶心，呕吐，发热，口干，胃纳不佳。查体右下腹压痛，右下腹反跳痛，白细胞增高。

取穴：足三里，气海俞，大肠俞，肓俞，压痛点（在右下腹压痛最明显的地方）。

【病案一】

李某，女，24岁，工人。1984年1月10日晚上9时45分急诊。

主诉：右下腹抽掣样疼痛超过1h。患者来诊当天早上自觉畏寒、发热，脐周不适，继则右下腹抽掣样疼痛，欲呕不得，欲便未能。查面色苍白，腹平软，麦氏点压痛（+），轻度反跳痛，肠鸣音存在，舌尖红苔薄，脉弦数，白细胞9.0×10^9/L。1981年有阑尾炎住院保守治疗史。

中医诊断：肠痈（气滞型）。

西医诊断：急性阑尾炎。

治则：行气止痛。

治疗经过：用子午流注纳甲法取涌泉双穴，用泻法刺之，有胀感，行针操作15min后汗出，右下腹疼痛明显减轻，取效显著。

按：1984年1月10日为癸卯日，为阴日。来诊时辰是晚上9时45分，为癸亥时，属阴时，因而按阴日阴时开阴经穴的规律取涌泉穴。

【病案二】

熊某，女，21岁，学生。1959年6月28日入院。

患者出现右下腹疼痛1天。昨天晚上11时起上腹部持续性痛，今早转为右下腹疼痛，阵发性加剧，无呕吐，体温38℃，昨日大便1次，胃口差，腹软，麦氏点压痛，肝脾未触及，右足伸膝时痛甚，舌淡红，苔薄黄，脉滑数。

诊断：急性阑尾炎（湿热型）。

治则：清利湿热。

治疗经过：取阑尾穴（右）、内庭（双）、阿是穴（右腹结穴处），行毫针泻法，留针1h，每15min行泻法1次，照此法，每天2次。6月29日复诊时腹痛显著减轻，昨晚大便1次，先硬后溏，体温从38℃降至37.5℃，照原方，每天2次。7月1日复诊，今晨腹部未觉痛，体温降至正常，脉平缓，照原方，每天1次。7月3日，腹部症状完全消失，同意明早出院。随访半年未复发。

按：本例阑尾炎，证属阳明湿热，取本病经验穴阑尾穴，泻胃经荥穴内庭及阿是穴，有清热利湿作用。

十、暴泻

取穴：阴陵泉，天枢，水分，上巨虚。

刺灸法：毫针泻，可灸。

【病案】

潘某，男，1岁。1966年4月23日会诊。

患儿因发热、急性腹泻一天十余次，起病已超过1天，病情发展严重，于1966年4月22日送入当地中心卫生院住院治疗。入院后已经进行静脉滴注葡萄糖、生理盐水等补液和多种药物治疗，但近24h未有小便，病情进一步恶化，4月23日进行中西医会诊。症见腹胀满，近24h未有小便，频频恶心作呕，不能纳食，食下即吐，烦躁不宁，身热，面微赤，舌质红，苔黄腻，脉沉细数，指纹紫。

诊断：暴泻，尿闭。

治则：泄热利尿，调整胃肠功能。

治疗经过：取中冲（双）针刺出血；涌泉、阴陵泉、足三里、内关，用毫针泻法刺之，并用梅花针点刺腹部，即肠胃病位近部穴区皮部。经针灸治疗后，约15min，烦躁不宁、恶心作呕已明显减退。当时给他喝了开水，亦没有作呕，腹胀已减。约过1h，就有450mL小便排出，身热已退，当天晚间已能安睡。继续调治2天，诸症状消失，临床治愈出院。

按：涌泉是肾经的井穴，可用以通调肾气使泌尿功能增强。阴陵泉能助其清湿热以利尿，并协同足三里以调整肠胃功能。内关用于止呕吐，刺中冲出血可泄心包脉络之热，以除心烦。加之梅花针点刺腹部，即肠胃病位近部穴区的皮部，以促其共奏泻热利尿、调理胃肠之功而使疾病康复。

十一、消化不良

取穴：四花穴，中脘，胃俞，足三里。

刺灸法：毫针平补平泻，配合灸法。

【病案】

川某，男，45岁，干部。1954年4月1日就诊。

患者食后嗳气打嗝胸腹部有不舒畅感，大便不畅，有时有胃痛已10年。26岁开始有食后嗳气胸腹部有不舒畅感，大便不畅，时有胃痛，工作过忙时感有发剧痛。经其他医院详细检查未发现肠胃内脏有特殊病变，诊断“神经性的消化系统疾病”。每食饭后看书报则觉胸腹部发胀、打嗝不舒不能支持下去，且该晚不能宁睡，该天食欲减退，经休息安静后可逐渐恢复胃纳，病发时大便绿色，甚则便秘，病好则大便转见黄色，恢复通畅。查体：体格检查未见异常。经某医院X线检查心肺正常，肝胆胃液均正常。

诊断：神经性消化不良（胆郁脾胃虚弱证）。

治则：调胆理脾胃。

治疗经过：先针足三里（右）、曲池（右）、支沟（左）、阳陵泉（左），后悬灸膈俞（双）、胆俞（双）、胃俞（双）各5壮。4月4日复诊，经治疗后症状有所改善，守原方治疗2次。4月9日自觉打嗝已好些，仍有疲倦感。给予针刺足三里（右）、曲池（右）、支沟（左）、阳陵泉、太冲（左），灸膈俞（双）、胆俞（双）、胃俞（双）各5壮。4月13日再诊时觉打嗝已显著减少，精神较好，守4月9日方3次而愈。

按：《医学见能》指出“胆者，肝之腑，属木，主升清降浊，疏利中土”，故胆郁不舒，加上脾胃虚弱则消化不良。取少阳经支沟、阳陵泉，厥阴经太冲疏调肝胆，阳明经足三里、曲池健脾胃调肠腑，加上灸膈俞、胆俞、胃俞疏胆行气健胃。

十二、肠痉挛

陈某，男，45岁，干部。1982年8月18日急诊。

主诉：脐周及上腹绞痛已15min。现病史：近几天来风雨交加，工作四处奔波，睡眠不足，劳倦内伤中气，饮食不定时，食物冷热不择。脾胃运化失职，稍受寒邪，气不宣通而至腹痛。于10多分钟前起病，突感上腹部及脐周剧烈绞痛，伴头晕、乏力、冷汗出、恶心、口淡、流涎。查体：体温、血压正常，急性痛苦面容，精神疲乏，面色苍白，头额布小滴汗珠，全身皮肤湿冷，心肺未见异常体征，脐周及上腹部轻度压痛，喜按，肠鸣音活跃，肝脾未触及，肝浊音界存在。舌嫩红略胖，苔灰略厚腻。脉沉细无力。

中医诊断：腹痛（气虚寒湿）。

西医诊断：肠痉挛。

治则：益气温中化湿。

取穴：足太阴、阳明经穴，补泻兼施。

治疗经过：针补足三里（左），泻公孙（右），在针的周围发胀传至足背并向上传。腹痛及诸症顿感缓解，全身舒适，面色由苍白渐转红润，脉转和缓有力而趋平。

脉图特征变化：主波幅由17mm降至13mm，波顶由圆钝变为较尖，重搏波及降中峡消失，其与主波幅比值由0.6变为不可测得。

按：腹痛时，机体处于应激状态，副交感神经亢奋，胃肠平滑肌痉挛收缩而出现腹痛、恶心、口淡、流涎等症状；交感神经亢奋，冷汗出；末梢血管痉挛收缩，出现面色苍白、肤冷、头晕、乏力及脉沉细无力等表现。据有关研究表明，针足三里及公孙穴有调整胃肠功能作用，使痉挛收缩之平滑肌松弛。从该例针刺疗效分析，具全身性的调整作用。解除自主神经系统的兴奋状态，痉挛的末梢血管得以舒张，皮肤外周血循环及汗腺功能恢复正常。外周末梢血管阻力降低，血流从动脉迅速灌注入末梢血管，对动脉壁的压力减少，故主波幅下降，尤其是重搏波及降中峡已消失。

十三、急性胃（肠）炎

取穴：关元，下巨虚，曲池。

刺灸法：泻法，可灸。

【病案一】

许某，男，11岁，学生。1981年10月20日急诊。

患者因吃不洁东西，腹痛腹泻3天，日腹泻3～4次，水样便，无脓血，无呕吐，无发热，腹胀，小便短少，经服黄连素、藿香正气丸无效，夜晚腹痛甚，7时30分来急诊。查全腹无压痛及反跳痛，舌红苔薄黄滑，脉略数。

中医诊断：腹泻腹痛（湿热型）。

西医诊断：急性肠炎。

治则：清利湿热止痛。

治疗经过：立即给予针泻关元、下巨虚（右），约留针10min腹痛缓解。当晚无腹泻，第二日无腹痛腹泻，1次治疗告愈。

按：《素问·阴阳应象大论》有“清气在下，则生飧泄”，《难经·五十七难》有“小肠泻者，溲而便脓血，小腹痛”。《素问·灵兰秘典论》指出“小肠者，受盛之官，化物出焉”。若小肠泌别失职，清浊不分，注入大肠则为腹泻，因其水流不走膀胱，故伴有小便短少。所以本病案选用小肠募穴关元和小肠下合穴下巨虚配合治疗，有分清别浊的作用，针到病除。

【病案二】

周某，男，50岁，工人。1981年6月5日初诊。

腹痛腹泻2天。前晚吃些未熟的瘦肉之后第二日凌晨开始腹痛腹泻，2次/h，开始为水样便，继则仅泻黏液，微畏寒，尿黄，口干苦。查体：心肺正常，腹部平软，左中腹轻度压痛，肠鸣音亢进。舌质红，苔黄腻干，脉滑数。

中医诊断：腹痛腹泻（湿热型）。

西医诊断：急性肠炎。

治则：清利湿热止痛。

治疗经过：针太溪（右）、太白（左），胀麻感向大腿内侧传导，20min后腹部疼痛完全消失，无压痛。第二日未复发。

按：本病为湿热内阻实证，按“实则泻其子”原则，取肾经及脾经土穴太溪、太白泻之，达到治疗目的。

【病案三】

李某，男，18岁，工人。

左腹部阵发性疼痛2h余。患者中午吃萝卜牛腩之后下午5时突然左上腹部阵发性疼痛，腹泻，无恶心呕吐、疼痛，无向背部放射。查体：心肺正常，腹部平软，左上腹及左下腹轻度压痛，无反跳痛，麦氏点（-），肠鸣音活跃。舌质红，苔黄微腻，脉弦数。

中医诊断：腹痛腹泻（湿热型）。

西医诊断：急性肠炎。

治则：清利湿热止痛。

治疗经过：诊时辛巳日戊戌时为闭穴，主闭开客，取丙日戊戌时开内庭。针后疗效迅速，针内庭（双）行泻法，左侧有触电感，右侧有痛痹感，10min后腹痛消失。在行针10min腹部无压痛，乃出针，取得明显疗效。

按：本病证属胃经实热，按“荥主身热”原则，取胃经荥穴内庭穴泻其实热之邪，体现司徒铃教授辨证逢时取穴观点。

【病案四】

马某，45岁。1983年10月19日上午8时40分初诊。

患者于10月18日晚饮糖水后即觉腹部隐隐作痛，痛时喜按，继而腹泻4次，为稀溏便，伴神疲、纳呆，舌质淡苔白，脉沉细。

辨证：腹痛（脾胃虚弱）。

治则：益气和胃。

治疗经过：上午8时40分为辰时，辰时为胃经所旺，故取胃经原穴冲阳（双）及本穴足三里（双），采用徐入徐出的导气法3次。针足三里（左）针感向足底传导，针足三里（右）有酸胀感上下传导，针冲阳（双）有酸胀感，行针20min，腹痛完全消失，无压痛，第二日来报自针灸后未服过任何药物，腹泻完全停止，腹痛无压痛，疗效显著。

按：本病证为脾胃虚弱的虚证，按“五脏六腑有疾皆取之于原穴”，取胃经的原穴冲阳，配合健脾的足三里，手法行补法，达到益气和胃作用。

第六节　泌尿生殖系统病症

一、痛经

实证：经期前小腹胀或经期小腹痛，月经多先期而至，血色紫黑，口干燥，脉细数。

治疗：主要针气海、合谷、三阴交、血海。

虚证：常在经期后腹痛，月经多后期而至，血色淡而少，经常畏冷，脉细涩。

治疗：主要灸关元、肾俞、足三里、归来。

二、尿闭

尿闭古称为癃，多由三焦气化失常或膀胱之湿热稽留，孕妇之胎气下陷，产后之血虚气滞种种因素所致。在临床上腰腹部或会阴、肛门等做过手术亦会引起尿潴留；或者患有脊髓炎、腰部受伤、前列腺肥大等亦会引起尿潴留，用针灸治疗效果良好。其症状为小便点滴而出，或小便不通。如症见大便硬结或腹胀痛，脉见滑实，烦躁不宁者，属实热；如小便闭结，呕哕，上不能食，下不能出，脉实大无力，是为关格危症；如厥冷恶寒，脉见沉细，为阳虚不运；如午后发热，脉象细数，为阴虚不化；如胸中痞闷，咳逆喘息，为肺气不宣；妇人怀孕，气虚下陷，压塞膀胱，则称为孕妇转胞，亦有产后失血过多而小便不通。

治疗：以肾俞、膀胱俞、气海、关元、曲骨、阴陵泉、三阴交等穴为主，或针或灸，酌情选用。实热者加用曲泉放血，针阴陵泉；虚寒者用针灸关元、三阴交；肺气不宣者针合谷、尺泽；发热者针大杼；呕吐、关格者针内关、中脘；胎前气虚下陷者灸百会、气海、关元；产后血虚气滞者以针曲骨、三阴交为主。

如麻醉手术后尿潴留及孕妇（超过8个月）尿潴留针下列穴位常收效。主穴有关元、膀胱俞、阴陵泉、三阴交（孕妇不用关元，改气海），配穴为大椎、足三里。

三、崩漏

按其证候分为血崩和漏下。血崩者月经突然暴下不止；重证者面色白，头晕心悸，肢冷汗出，脉沉细；漏下者为月经淋漓不断，日久者亦显头晕心悸等贫血症状，脉沉细。治疗血崩取关元、三阴交、隐白，备用穴为脾俞、肾俞、气海、大敦。治疗漏下取气海、脾俞、三阴交，备用穴取太冲、然谷、大敦、隐白。针灸治疗月经过多效果良好，取穴灸大敦，备用穴取三阴交、关元。

四、遗尿

其症状多在夜间就寝后，不知不觉或梦中排尿故而遗溺于床，甚有一夜二三次者。身体虚弱的儿童常伴有营养不良症，本病多见于十四五岁以下的儿童。

治疗：取肾俞、膀胱俞、关元、气海、中极、三阴交交替治疗。备用穴：八髎、大肠俞、气海俞、大敦、涌泉。

每次腹部取2～3个穴，再配合骶部及下肢腧穴，先针刺达到一定的深度，有酸麻感等针感后，提至2～3分，再留针15～20min，然后再予艾灸辅助，以巩固疗效。在治疗时，需对患儿进行健康教育，矫正其不良习惯。

五、阴挺（子宫脱垂症）

妇女阴户中有物挺出，如阴茎状，大者如鹅卵，色淡红，面色萎黄，精神抑郁。其因湿热下注者，兼有气秽之物排出，间有发热等现象；产后尚未复原，或从事体力劳动者常患之。治疗取关元、三阴交、子宫（维道下2寸，斜向少腹边缘）、会阴、中极、曲泉、大敦、八髎，每天1次，7次为1个疗程，用补法刺之，留针15min，可给患者艾卷每天自灸曲泉1次，连灸三四周，以巩固疗效。

六、产后腹痛

（一）虚证

症状有生产时出血过多，及受寒而痛者，腹痛喜按，得温则较舒，面色清白，身体清冷，脉沉迟，舌苔薄白。

（二）实证

症状有恶露瘀凝及伤食积滞者，腹痛拒按，按之有块，积食者，且见脘腹胀满，吞酸嗳气，大便不通，小便赤涩，脉弦数，苔黄质绛。

（三）治疗

主穴：关元，气海，三阴交。

配穴：中脘，归来，足三里。

（四）治疗方法

虚者宜灸，实者宜针，可针灸并用。

七、妊娠恶阻

症候：受孕后月余在清晨呕吐，食欲不振，喜酸食等。

治疗：针内关、足三里。

八、月经病

主穴：关元、三阴交。热蕴胞宫加劳宫、行间、血海，寒凝血瘀加气海、中极、天枢、命门、合谷、外关、地机，肝气郁结加太冲、阳陵泉，气血虚少加气海、关元、百会、脾俞、膈俞，伴有经痛加次髎、中极，崩漏灸隐白、大敦，闭经加合谷、三阴交、血海、膈俞、足三里。

刺灸法：除气血虚用补法外，一般用泻法。俞募穴可以多灸。

九、带下

主穴：三阴交、带脉。脾胃虚加脾俞、胃俞、足三里，湿重加阴陵泉，赤带加阴陵泉、气海、行间。

刺灸法：虚证可针用补法加灸，湿热可以泻法。

十、滞产

主穴：三阴交、合谷。气血虚少加气海、关元、百会、天枢，胎位不正加至阴，产后宫缩痛加关元、足三里、太冲。

刺灸法：三阴交用泻法，合谷用补法。气血虚少多加灸，胎位不正加灸至阴20min，产后宫缩痛针后加灸。

十一、乳少

主穴：合谷、少泽，灸膻中、乳根。肝气郁结加期门、太冲，脾胃虚弱加足三里、脾俞、胃俞。

刺灸法：四肢穴可以泻法，俞募穴多予灸治。

十二、脏躁

主穴：内关、神门、照海。肝气郁结加太冲、阳陵泉，心脾不足加心俞、脾俞，昏迷不醒加水沟、百会、涌泉。

刺灸法：毫针用泻法。

十三、水肿

主穴：水分、气海、关元、中极、足三里、阴陵泉、肾俞。

刺灸法：针用补法，多灸。

【病案】

梁某，女，26岁，工人。1956年11月6日初诊。

患者从1955年8月起全身浮肿，经中西医治疗后未见好转。诊时头面腹足俱肿，小便少，面色淡黄，晦暗，舌苔白，脉细沉。足部指压有凹陷，腹部检查未见移动性浊音，腹围77cm。

中医诊断：阴水（脾肾两虚）。

西医诊断：慢性肾炎。

治则：温肾健脾，利水消肿。

治疗经过：11月6日针灸处方：脾俞（双）、肾俞（双），直接灸5壮。针刺三阴交、足三里、涌泉，均双侧，行补法。11月10日肿未消，腹胀，小便少，咳嗽喉痛，腹围80cm。针灸处方：膏肓（双）、脾俞（双）、肾俞（双）、水分、气海，直接灸5壮。针刺三阴交（双）、足三里（双），留针20min。遵上方治疗3天后小便转多，夜间有小便，头面腹足浮肿消除甚多。治疗10次后腹围67.5cm。

按：本病乃脾肾两虚、水寒内聚所致，如《景岳全书·肿胀》所言“脾虚则土不制水反克，肾虚则水无所主而妄行”。选用膀胱经背俞脾俞、肾俞、膏肓俞、胃经足三里、脾经三阴交、任脉气海、肾经涌泉，健脾温肾固元利水；任脉水分利水消肿，针灸并用疗效显著。

十四、阳痿

主穴：以关元为主。梦遗加三阴交、神门、太溪，滑精加肾俞、命门。

刺灸法：关元用补法，梦遗宜泻心经补肾经及任脉，滑精宜补法且多施灸。

【病案】

吕某，男，28岁，农民。1966年4月22日初诊。

自述过去素有手淫习惯，婚前经常遗精。从1961年起出现阳痿不举现象。1962年结婚至现在，症状更加严重，曾服过中药治疗无效。望其面色稍黯，舌质稍淡苔薄，说话声低而细，精神不振，脉沉细弱无力。

诊断：阳痿（肾阳虚衰）。

治则： 温补肾阳。

治疗经过： 针灸处方：关元（补法）加灸7壮、命门灸7壮。中药处方：吴茱萸、生姜、巴戟天、淫羊藿、锁阳、山萸肉。针灸7次、服药4剂后，恢复正常。自述针灸、中药并用已获得较好的近期疗效。

按：本病因命门火衰、精气虚冷、筋宗失养所致，故选用督脉关元、命门温命门之火，佐以补肾中药相得益彰。

十五、肾炎

【病案】

谢某，男，23岁，工人。1955年10月19日入院。

全身浮肿4个月，经某医院治疗后浮肿消退后出院，约1周后浮肿再现，现指压头面四肢均有压痕，腹部有移动性浊音，听诊呼吸音粗、左上肺水泡音，尿常规：蛋白（+++），蛋白定量8.5mmol/L，腹围88cm。

诊断： 慢性肾炎（脾肾两虚）。

治则： 健脾温肾利水。

治疗经过： 入院后，初期用宣肺补阳法及泻水法未效，1956年3月7日，发展为尿毒症兼有肺水肿，予雀啄灸：水分、膏肓、脾俞（双）、肾俞（双），针刺足三里（双）、复溜（双）、水沟，行补法，约5min。针刺后服用中药。3个月后，6月14日浮肿消退，腹围66cm，继续用前方。6月25日改针灸处方为：肩髃（右）、曲池（右）、足三里（右）、委中（双）、合谷（左），行平补平泻法。症状继续好转，8月16日改针灸处方为：内关（右）、章门（右）、足三里（右）、曲池（左）、三阴交（左）、大椎，处理后浮肿大大减轻，于1956年11月出院。

按：本病同属脾肾两虚水肿。《素问·水热穴论》有“肾者，至阴也，至阴者盛水也；肺者，太阴也，少阴者冬脉，故其本在肾，其末在肺，皆积水也”。故取水分、膏肓、脾俞、肾俞、复溜、足三里、章门、三阴交、大椎等穴以温肾健脾、利水消肿，水沟利水消肿，曲池、肩髃、委中、内关等活血解毒。

第七节　外科病症

一、破伤风

症状：在受伤后短时间内，往往无全身症状，常在肿痛已退、创口逐渐收敛时，发现牙关紧闭，不能张口饮食，渐至四肢抽搐，角弓反张，阵阵发作。发时汗多神疲，语声不出，病情颇为危险。

主穴：百会，后顶，强间，风府，哑门，大椎，下关，大肠俞，承山，手三里，长强，颊车。

备用穴：督脉自大椎以下至腰俞的腧穴及四肢的合谷、曲池、阳陵泉、悬钟等交换取穴。

刺灸法：毫针用泻法，留针时间宜长。

二、脚气

（一）湿脚气

症状：两足先肿，酸重，无力或顽麻或缓纵，浮肿至膝，腱反射消失，运动障碍，脉濡缓。

治疗：针足三里、三阴交，灸阳陵泉、水分，艾灸5～7壮。

（二）干脚气

症状：下肢软弱无力，肌肉日瘦，麻痹冷痛较前加重，知觉障碍，食欲差。

主穴：足三里，三阴交，阴陵泉，阳陵泉，悬钟，风市。

刺灸法：用平补平泻法，加灸阳陵泉、悬钟、风市。

（三）冲心脚气

症状：恶心，呕吐，心悸，呼吸困难，声嘶，胸闷。

主穴：足三里，三阴交，内关，太冲，悬钟。

刺灸法：用平补平泻法，加灸悬钟，当配合内科服药治疗，注意局部灼热者不宜灸。

三、疔疮

症状：本病多生于头面四肢部，初起如粟，或发黄疱，中或紫黑，局部红肿痛颇剧，兼有寒热，脉数。

主穴：灵台。再按循经取穴法，生于面部配合谷，生于背部配委中等。

刺灸法：灵台用刺络法，其他用泻法。

四、湿疥

症状：皮肤小疮，奇痒如癣疥，搔破则流黄水。

主穴：曲池，血海，委中，大陵。

刺灸法：用泻法。

五、痄腮（耳下腺炎、腮腺炎）

症状：腮部肿胀并有灼热，压痛及寒热，一般以小儿为多见，脉数。

治疗：合谷，列缺，颊车，翳风，商阳。

刺灸法：用泻法，商阳用刺络出血。

六、乳痈（乳腺炎）

症状：常患于妇人乳房部，局部红肿，疼痛或结硬块，兼有寒热、烦渴等。

主穴：肩井。

配穴：足三里，尺泽，鱼际。

刺灸法：用泻法，留针20min。

七、瘾疹

主穴：曲池，合谷，血海，风市，膈俞，环跳。

刺灸法：多用泻法。

八、乳痛

主穴：肩井，足三里，尺泽。

刺灸法：用泻法，局部可用梅花针点刺10min。

九、瘰疬

主穴：翳风，天井，百劳，肘尖，少海，臑俞。

刺灸法：泻法。

十、瘿气

主穴：合谷，足三里，天突，天鼎，水突。

刺灸法：平补平泻。

十一、外科术后鼓肠

手术后引起暂时性肠麻痹，患者觉腹饱胀不适。

主穴：中脘，天枢，足三里，三阴交。

刺灸法：补法刺之留针5min，艾灸中脘或天枢15min，有显效。

第八节 五官科病症

一、风热眼（急性结膜炎）

症状：初起双目红肿，刺痛，流泪，怕光，结膜充血。

主穴：风池，合谷，睛明，瞳子髎，太阳。

刺灸法：用泻法，留针20min。

二、雀盲（夜盲）

症状：两眼每到晚上看不见东西，白天即复明。

主穴：睛明，肝俞，足三里，合谷，大椎

刺灸法：针刺用补法，并灸肝俞。此外，针灸对中心性视网膜炎、视神经炎眼科术后疼痛均有良好效果。

三、耳疾（附聋哑）

（一）暴聋实证

症候：由肝胆实火上逆而致暴聋的属实。

主穴：外关，翳风，听会，侠溪。

刺灸法：用泻法。

（二）暴聋虚证

症候：肾亏精气不足而致暴聋的属虚。

主穴：听会，肾俞，百会，合谷。

刺灸法：用补法，可灸。

（三）耳鸣实证

症候：体形强壮，按两耳鸣声不减，多为肝风上犯。

主穴：听会，中渚，足临泣。

刺灸法：用泻法。

（四）耳鸣虚证

症候：多见于老人，按两耳鸣声减少，多为肾虚风阳上扰。

主穴：听会，肾俞，足三里。

刺灸法：用补法后加灸。

（五）聋哑

症候：由于先天或后天热病后两耳不闻，口不能言。

治疗：聋症：听会、翳风为主，配外关，侠溪，合谷，听宫，百会。

哑症：针哑门、廉泉、通里、合谷、关冲、听会，翳风可深刺至1寸。一般采取先治聋后治哑的原则。

【病案一】

余某，女，40岁，工人。1973年8月10日初诊。

患者从1972年11月起发作性眩晕，每次发作时剧烈眩晕持续半天之久，要经过3天才能上班，每30～40天发作1次，对工作影响很大。患者因耳聋症，曾于1972年5月做“鼓室成形术”。初诊时患者眩晕发作，感到四周景物绕自己旋转，站立不稳，呕吐，面色苍白，舌苔白，脉弦滑。

中医诊断：眩晕（痰浊中阻）。

西医诊断：耳源性眩晕。

治法：行气豁痰理眩。

治疗经过：百会一穴，用直接灸法，每壮取艾绒如花生仁大小，用压灸法直接灸百会穴，约烧至半段即用力压熄，促使带有艾叶挥发油的热透射到百会穴深部，使其发挥温行阳气、散除痰浊，通过行气豁痰而达到理眩的作用。灸时要使局部由麻木不知痛，灸至知痛为止（如不知痛可以增加壮数）。该患者灸完12壮之时，已觉眩晕消失，8月18日复诊：眩晕症状已消失，照上方再灸百会12壮（每壮取艾绒如黄豆大）以巩固疗效，先后共诊治两次已告痊愈，经观察一年多，眩晕再没有复发。

按：本病乃痰浊中阻、清窍不清所致，百会为“诸阳之会”，灸百会有温阳行气、豁痰理眩作用。

【病案二】

林某，男，42岁，矿工。1976年3月5日初诊。

患者于2月19日晚突然发现剧烈眩晕，感觉天旋地转，伴有恶心作呕及右耳耳鸣，并觉耳部有发胀压感，约过2min，随即出现耳聋，右耳听不到声音。行路时站立不稳，眩晕发作时约持续2h后逐渐减退。自此以后，仍有轻度反复发作性眩晕，神疲肢倦，胃纳差，大便烂。患者近两周机体显著消瘦。经五官科检查，发现听力减退，双耳膜内陷，眼球震颤（+），用过中西药治疗10余天未效，舌苔白，脉濡滑。

中医诊断：眩晕（痰浊中阻）。

西医诊断：耳源性眩晕。

治则：温行阳气，豁痰理眩。

取穴：百会，翳风，听会，风池，耳门。

治疗经过：用大艾炷直接灸百会，以压灸法连灸10壮之后，患者当天已觉眩晕症状明显减轻，听觉较好。3月8日二诊及3月10日三诊时，处方：①压灸百会穴10壮，②温针灸翳风（右）、听会（右）。3月12日四诊及3月15日五诊，处方：①压灸百会10壮，②温针灸风池（右）、耳门（右）。3月22日六诊，阵发性旋转眩晕、耳鸣等症状已全部消失，听觉恢复正常，临床治愈。6个月后随访，没有眩晕复发。

按：用压灸法直接灸百会穴和温针灸耳门、听会、翳风、风池穴，可使艾灸的热量刺激到穴位的深部，从而发挥温行阳气、祛除痰浊中阻的治疗作用。

四、鼻疾

（一）鼻塞

症状：呼吸不利，鼻鸣，多涕，嗅觉较差。

主穴：迎香，合谷。

刺灸法：用泻法，留针15min。

（二）变应性鼻炎

主穴：印堂，迎香（双），合谷。

刺灸法：用泻法，留针15～20min。

五、喉疾

（一）喉风

症状：初起恶寒发热，咽喉红肿刺痛，甚则咽喉肿闭，喝水不能下咽，呼吸困难。

主穴：合谷，少商，尺泽，风府。

刺灸法：用泻法，少商刺络。

（二）乳蛾（扁桃体炎）

症候：生于咽喉之旁状如蚕蛾，红肿疼痛，急性者多属于实火，缓慢者多虚火。

主穴：少商，合谷，天柱。

刺灸法：用泻法，留针15～20min，少商用刺络。

（三）口腔炎

症状：口腔颊及舌唇等处红肿溃烂，有疼痛，不欲食或涎沫多，间有发热者。

主穴：合谷，颊车，少商，足三里。

刺灸法：用泻法，留针15min。

【病案一】

邓某，男，45岁，干部。1976年2月15日初诊。

患者近几个月来因工作关系，讲话过多，于今年1月5日发现喉部不适，声音改变，进而发展为声音嘶哑。1月12日经广州市某医院检查诊断为“慢性喉炎”，曾用多种药物治疗20余天，没有改善而来诊。检查：咽喉部黏膜呈弥漫性充血，舌质淡红，舌苔黄白，脉滑略数。

诊断：音哑（慢性喉炎），金破不鸣。

治则：清肺泻热，通络理喉。

取穴：大椎，肺俞（双），百劳（双），少商（双）。

治疗经过：在肺俞、大椎、百劳穴区找疾病反应点，用较强的刺激手法，反复深挑刺，并用泻法针刺少商穴出血。2月19日复诊：声音嘶哑症状大减，遂照上方治疗。2月22日三诊：声音嘶哑症状已基本消失，照上方治疗一次以巩固疗效。3月12日随访，讲话发音已完全恢复正常。

按：治疗本病采用针挑疗法为主，在病位附近选取对本病有相应主治作用的大椎、百劳、肺俞等穴位区找疾病反应点针挑，用较强的刺激手法，以粗的钩针较深地钩起皮下纤维组织，以腕力将针上下左右反复旋转、摆动，同时按摩病位附近的经络，以疏通经络之气，创口存在着组织再生过程，故在一段较长的时间内仍有一定的刺激作用。喉连气管通于肺，用泻法刺肺经之井穴少商出血，可促进其共同发挥通络泻热理喉的治疗作用。

【病案二】

卢某，男，25岁，工人。

咽痛全身不适3天。3天前开始畏寒、发热、咽痛、全身不适。查体见咽部充血，无脓性分泌物，心脏听诊并无杂音，肺部正常，舌质淡红，苔白，脉弦缓。

诊断：咽痛（金实不鸣）。

治则：清热泻火利咽。

治疗经过：诊疗时为丁酉日庚戌时，故开曲池，针曲池有酸胀感，以左侧为甚，双侧用泻法，10min后，咽部疼痛明显减轻。

六、牙痛

主穴：上牙痛取下关、合谷、内庭，下牙痛取合谷、颊车。

刺灸法：泻法，留针15min。

第九节 儿科病症

一、急惊风

症候：壮热，昏迷，咬牙呲齿，两目上视，角弓反张，四肢抽搐，脉弦滑数，舌苔黄或糙。

主穴：十宣，水沟，涌泉，合谷，颊车。

刺灸法：十宣刺络出血，针刺水沟、涌泉、合谷、颊车，行泻法。急性脑膜炎、昏迷、抽搐用此方急救有效。

二、脐风

症候：多嚏，吮乳口松，眼角、鼻准处色黄，脐上有青筋，上冲心口，腹胀，口撮，牙关紧闭，角弓反张。

主穴：然谷，照海。

配穴：脐轮四周及青筋头上，口噤者加针颊车、合谷。

刺灸法：用泻法，脐轮四周及青筋头上用灸法，牙龈有小疱者须将疱擦破。

三、疳积

症候：面黄肌瘦，不思饮食，腹胀，便溏腥，啼哭无常，潮热无定，皮肤甲错，舌苔花剥，质光尖绛。其特征为两手四指中节纹内有红色络纹瘀点一二粒。

主穴：四缝穴。

配穴：合谷，足三里。

刺灸法：针刺四缝穴，出黄色黏液。其余用平补平泻法。

四、小儿瘫痪（小儿麻痹症）

症候：本病为小儿惊风遗留症，如急性热病后造成四肢瘫痪，患部失去知觉，不能活动，如迁延时日较长，则患部肌肉消瘦，称为痿证。

取穴：

上肢：取大椎、身柱、曲池、合谷、尺泽、肩髃，配穴：手三里、大杼。

下肢：取环跳、阳陵泉、昆仑、解溪、三阴交、商丘、足三里，配穴：腰阳关、风市、承山、悬钟、肾俞、大肠俞。灸八髎，点刺背腰骶区及患部。

颜面：取合谷、听会、下关、颊车、地仓，配穴：承浆、水沟、隐白、翳风、迎香。

肠麻痹：取足三里、天枢。

尿潴留：取三阴交、关元。

刺灸法：采取补法针刺无须留针。同时针无病手足比单纯针患侧手足效果好。治疗小儿麻痹宜早期治疗，疗效更佳。

五、小儿气喘性支气管炎

本病发作时，呼吸急迫，喘气，甚者嘴唇青白，多汗，日夜不停如虚脱状。本病多数在受凉或感冒后发生，因此多伴有气管炎。

主穴：大椎，大杼，肺俞，太渊，合谷。

刺灸法：用灸法5～10min。

用灸法效果良好，年龄越小，效果越好，在1周岁以内患儿大多数可以获得痊愈。

六、百日咳

本病初期咳嗽类似感冒，渐次发作如母鸡啼叫样之短促阵发性咳嗽，连续数十声，面红，耳赤，呛咳不已。

主穴：四缝，身柱，太渊，合谷，十宣，内关。

刺灸法：用泻法刺之不留针。

第五章　司徒铃教授论著精选

第一节　中医学理论体系的核心

一、中医学理论体系的核心是“以藏象经络学说为基础的分经辨证施治规律”

中医学的藏象经络学说在长期与疾病作斗争的过程中，积累了丰富的实践经验，其中比重相当大的就是针灸治疗的经验。它结合对人体解剖组织形态、生理活动、病理转变过程的种种征象，以及针刺感传现象和天人相应等多方面的观察而总结出来的理论。它贯穿在色诊、脉诊、论病、辨证、论治等各个方面，是比较系统和完整的。概括起来，指导临床实践具有重要意义者，主要就是“分经辨证施治规律”。例如《素问·藏气法时论》指出“肝病者……两胁下痛引少腹……取其经厥阴与少阳”，《素问·刺热篇》指出“肺热病者，右颊先赤，热争则喘咳，刺手太阴、阳明出血如豆大，立已”，《灵枢·经脉》在系统叙述十二经脉的循行分布上下左右交会及所络所属脏腑当中，每经都冠以所属脏腑之名称（如肺手太阴之脉），并明确指出各经均能主治各本藏的所生病（如肺经可主治肺所生病）。这都可以见到中医在辨证施治的医疗过程中，脏腑与经络是互相结合不可分割的统一体。这个以藏象经络学说为基础的分经辨证施治规律的传统精神充满在《内经》的各篇典籍之中，《伤寒论》亦根据《内经》分经辨证施治规律，制定出以六经辨证为施治的纲领。

司徒铃教授在临床上治疗心肾不交之失眠，取心包之原穴神门配三阴交（肾经交会所到之穴）治之有效，就是根据“肾经之脉，从肾上贯肝膈，入肺中，从肺出络心”的理论为指导的。又如治疗肺热病身热咳喘，刺手太阴经之少商，手阳明经之商阳、合谷治之有效，就是根据肺经都可治肺病，和手太阴（肺）经之络脉能通到手阳明经的理论为指导的。古代医家说：“治病不明经络，开口动手便错。”通过临床事实验证了各经能治愈该经所属的本脏有关之病变，可见脏腑与经络是不可分割的。从中医学的传统精神及临床实践的运用来看，中医学理论体系的核心，就是以藏象为经络学说基础的“分经辨证施治规律”。

二、阴阳五行学说在中医学理论体系中的地位

阴阳五行学说是古代的哲学思想。阴阳五行学说与中医科学密切结合起来以后，它贯穿在人体脏腑经络、生理、病理、辨证、治疗中，能起到指导思想作用，解决了不少实际问题。例如《灵枢·寿夭刚柔》篇说“审知阴阳，刺之有方”，《九针十二原》篇说“胀取三阳，飧泄取三阴”。临床上治疗实证胃脘痛上腹部胀取足阳明胃经之足三里穴，用泻法刺之，可使痛止胀消。临床上治疗脾经湿胜飧泄下利之症，取足太阴脾经之阴陵泉，泻之有显效。

古代医家根据分经辨证施治、按经取穴，结合天人相应的思想方法，以人体十二经五输穴与阴阳交错五行生克之理和日时的天干地支相配，定出了“阳日阳时开阳穴、阴日阴时开阴穴”之法则，制定子午流注逐日按时开穴法，有非常好的治疗疗效，这就是阴阳五行学说与藏象经络学说结合起来的具体体现。但在应用子午流注取穴法治疗时，尚有一个原则是，所开之穴必须“穴与病宜”才能采用。所以，归根到底还是必须符合“分经辨证施治”和“按经取穴”的原则，才能适当运用阴阳五行学说与医学科学相结合的治疗方法。由此可见，以藏象经络学说为基础的“分经辨证施治规律”，显然是中医学理论体系的核心。

第二节　如何学习针灸学

针灸治疗是通过“四诊”将所见病候进行分析与归纳，在“辨证分经”和“八纲辨证”的基础上，确定为何经何脏的病变之后，选取适用于该病的某经腧穴，或该经与有关之经的腧穴配合施治，并根据病变之邪正虚实、表里阴阳及属寒属热等不同情况，确定应针、应灸，当补当泻而进行治疗。由此可见，学习针灸必须遵照“理论联系实际”的原则和一切通过实验的精神进行学习，才能得到一定的收获。

一、熟记十四经腧穴

首先应在概括认识针灸治疗基本理论的基础上，进行经络学说的温习，熟悉经络之循行分布和各经所主治的病候，同时应面对十四经穴模型或经穴图，熟读十四经穴分寸歌，并经常与同学相互在人体点穴，或经常在自己身上点穴。根据以指掐穴位陷中之处，觉有酸麻感之准则，系统熟记各经腧穴的准确位置及其主治作用，以充实针灸治疗的基本知识。

二、熟练掌握刺灸补泻手法

学习补泻刺法的具体操作后，必须与同学互相针刺或自行针刺，体验如何才能达到进针无痛、得气的关键。从针刺得气循经感传中，可亲身体验“经络所通，主治所及”的针灸作用原理，这是掌握准确取穴的一个重要环节。通过勤学苦练、细心领会技术操作的主要内容，便可掌握针灸补泻、导气等手法的基本技能。但在练习针刺手法之前，必须全面认识各部腧穴针刺的深浅、针刺的角度、针时的体位、施术前后和在针刺过程中应注意的事项，以及晕针、滞针、弯针、折针等异常情况的处理方法，有些穴位是禁针禁灸的，做好充分准备，才能开始练习刺法操作。

三、掌握针灸治疗的处方原则

针灸治疗学是针灸基本理论知识在临床上的具体应用。在学习治疗学部分时，应区别各个不同病候或某种疾病不同阶段，运用不同配穴，或不同针灸法的处方案例中，切实体会运用十二原和各经井、荥、俞、经、合的原则，本经五输穴和有关之经五输穴配合的原则，俞募配穴、局部与邻近循经配穴、多经配穴、循经筋配穴等方法的基本原则和运用补、泻、导气、刺络、艾灸，或针灸并施，或针刺不灸，或少针多灸的原则。通过对各种病案的深入讨论，切实掌握针灸治疗的基本法则，和常见病的处方准则。在此期间应该多参考《针灸甲乙经》《针灸聚英》《针灸大成》等古代针灸专著及针灸医案，以广泛吸取古代针灸治疗的经验结晶，深入探讨古代针灸医师在临床上对针灸专业知识的运用，学习好基本理论知识，为展开临床学习打下良好的基础。

四、临床实习

在开始临床实习前，首先要熟读十四经穴歌，十二经井、荥、输、原、经、合歌，八会穴歌，并十四经循行、主病歌，四总穴歌，《千金方》千金十穴歌诀，马丹阳天星十二穴治杂病歌。并泛读金针赋、肘后歌、行针指要歌、百症赋、通玄指要赋、席弘赋、玉龙歌、胜玉歌、子午流注逐日按时定穴歌、十二经纳天干歌、十二经纳地支歌、十二经子母穴补泻歌、八脉交会穴歌、八法交会歌等。做好临床学习之准备，在带教老师指导下，进行治疗操作。取穴时，应尽可能依据“取五穴用一穴必端，取三经用一经而可正”的古训，严格要求自己取穴准确。在施针前应注意关心患者疾苦，和蔼地询问患者的病情如何，一方面认识该病辨证施治和处方的用意，一方面争取患者乐意接受施术的情绪，然后集中精神，全心全意为患者针灸。在施术过程中，应注意不可在患者面前看图对穴，或频频问患者痛不痛，应细致地在针刺得气循经感传之基础上，按“徐疾”“迎随”“呼吸”“开阖”等原则施术，尽可能达到“补则针下热，泻则针下凉”之感应，或“补者，必然若有得也；泻者，恍然若有失也”的效应。同时应注意领会哪些病根据什么原则取哪些穴，用补法或泻法针刺或艾灸治疗，有良好效果，或领会某种病或某病在某个阶段，可以单独用针灸治疗取效，以及领会在某阶段则应该用针灸与药物综合治疗，才能取得良好效果。在此期间应有计划地每天结合临床实例，请带教老师讲授各种病的针灸治疗经验。同时应该多阅读现代针灸治疗报道资料，吸收各地治疗经验，丰富针灸专业知识，要求切实掌握常见病的针灸疗法。结合各种临床病案的讨论，深入认识到善于运用针灸治病，且善于运用中药与针灸综合治疗充分发挥中医治病的优势，是提高医疗质量的关键。要学习针灸，必须认真重视临床学习的环节，如执业医生自学针灸，无从联系实习单位者，亦该把展开针灸治疗的前一个阶段，自行划定为临床学习时期，严格要求自己，做到定穴准确，熟练掌握补泻手法，能将针灸基本理论知识，具体运用到临床治疗上，精通业务，以达到提高医疗质量之目的。

五、从科学实验中进一步学习

通过基本理论知识学习和临床实习，能独立展开针灸治疗工作之后，就必须从治疗实践中，结合科学的实验观察，具体分析针灸的理论和作用机制，才能不断提高针灸学术水平。例如：在临床上治疗脾肾气虚、饮食无味、胃纳不佳、四肢疲倦、面黄、唇淡、舌苔白、脉缓弱之病候，用补法针刺及艾灸胃经之后，见到胃肠蠕动波速加速，波深加深，波频率加快和胃排空时间加速等胃运动功能增强的现象，从而证实了《灵枢·本输》指出的：十二经五输（井、荥、输、经、合）是“气之所处，病之所合”。针灸五输穴能治疗小儿肠套叠的病案中，患儿突然剧烈腹痛，哭闹不宁，频频呕吐，不能纳食，腹胀，腹部可扪及有平滑的痞块，钡餐灌肠透视检查证实是肠套叠，发病后一天内，曾从大便排出含有血液的粪水两次，曾用中西药剂配合针灸治疗（刺足三里、内关、天枢、中脘等穴）未效。症渐增剧，发病24h后，在准备外科手术治疗之前，我们通过深入研究，着重用艾炷直接灸背部膈俞、三焦俞二穴，用“疾吹其火”的泻法灸之，配合针刺足三里一穴，停止其他药物治疗，并进行观察。经针灸后，腹痛腹胀即觉显著减退，哭闹亦显著减少，针后6h，再做钡餐透视检查，发现肠套叠已明显缓解，当时患儿已能纳食米汤，乃给予内服炭末，试探其肠道能否通利排泄。结果，翌晨即见有炭末从大便排出，证实其肠道之梗阻已经解除，该患儿得以免于外科手术治疗而获愈，从而验证了《灵枢·背腧》专题论述五脏背俞穴能解除内脏疾病的专长作用。又例如我们在针灸治疗细菌性痢疾的临床观察中，体会到治疗痢疾杆菌，对湿热痢与脾虚寒湿久痢，同是取脾胃二经足三里、天枢等穴治疗为主，必须根据邪正虚实、偏寒偏热等不同病候，使用适应于该病的当补、当泻、应针、应灸的法则施治，才能使痢疾症状减退，痢疾杆菌清除，肠溃疡消失而获愈。如临床上治慢性细菌性痢疾，症见下痢、大便溏泄有黏液、经久不愈、时轻时重、有时便脓血、里急后重、面黄、唇淡、舌苔白润、脉缓弱，属久痢脾虚寒湿之病，若误用泻法针刺脾胃二经穴，且针而不灸，就违背了“虚则补之”的原则，势必形成寒湿未获温散，而脾虚则越甚，正气不能胜邪，抗菌乏力，则病邪不能除矣。如治疗急性细菌性痢疾，症见下痢、里急后重、便脓血黏液、腹痛、身热面赤、唇红、舌苔黄白、脉滑数，属湿热痢之病，若误用补法，针灸脾胃二经经穴，就违背了“盛则泻之”的原则，势必形成湿热不除，病当益甚。从而验证了《灵枢·经脉》所指出治疗各经病候均以“盛则泻之，虚则补之”为共通法则的重要意义。

通过临床治疗经验，结合科学实验观察，使十二经五输穴与五脏背俞穴的运用，应针、应灸与应补、应泻的运用及其治疗原理，均得到更深的认识，所以要进一步学习针灸学，就必须从临床实践中，结合科学实验之观察，进行理论联系实际的具体分析，达到边做、边学、边提高之目的。这样做对提高医疗质量和针灸学术水平，继承与发扬中医学遗产，具有一定的积极意义。

第三节　略论《灵枢·九针十二原》

《灵枢·九针十二原》是《灵枢》卷一之首篇，司徒铃教授认为此篇文章中着重把针灸医疗的理、法、方、穴位进行了纲领性的阐述，让后学有所遵循，易用难忘。篇中首先具体说明辨证区别使用9种不同针具治病的方法，肯定了我国古代劳动人民在针灸医疗方法和技术上的一部分成果。特别是抓住使用毫针治病疗效明显、适应证广、副作用少的优越性，文内首节就提出："欲以微针通其经脉，调其血气，营其逆顺出入之会。"初步说明了小小毫针能治病的道理，重点突出讲述运用小针治病的要领，主要是必须在辨证施治的原则下，运用脏腑经络腧穴的理论指导循经配穴处方进行针灸治疗实践。由于篇中所提出的理论亦贯穿于全书，乃将其置于冠首，篇中古人提出了下列4个中心问题。

一、九针是我国古代针灸用具发展的结晶

九针各不同形，各有所为，长短大小，各有所施，不得其用，病不能移。

（一）镵针

头大而末端尖锐，用于在病所周围浅刺，以去肌肤在表的阳邪，此与近代梅花针、皮肤针相类似。

（二）员针

针尖如卵形，用以按摩病所分肉之间，而去除分肉之间的疾患。

（三）鍉针

其针尖如黍栗之锐，用于按压经脉，但不宜穿破脉管，适应于病在脉气

少，当补之者，用鍉针在相应井荥分输，以调补其脉气。

（四）锋针

刃三隅，针尖锐利，即今天所用的三棱针，主用于痹证，病在经络的痼痹，或病在五脏的痼疾。

（五）铍针

针尖如锋，可作刺破排脓之用。

（六）员利针

针身稍粗大，针尖且圆且锐，相当于现代锐利的粗针，用于治病痹气暴发者。

（七）毫针

是目前经常使用的毫针，可静以徐往，微以久留之，用于治疗痛痹、病痹、气痛而不去者。

（八）长针

针尖锐利，针身薄，可取以治远痹之症。

（九）大针

尖如梃，其锋微圆，病水肿不能通关节者，取大针用以泻机关积水也。

以上这些是古人总结的运用九针治疗的经验体会，至今仍是临床治疗的准则。例如，同是痹证，有因邪气久留经络，以致络脉瘀阻不通而形成实证痹证，病在经络的痼疾者，宜用三棱针刺出血泻之，则可获得立竿见影之显效。如痛痹证，病痹气痛而不能言语者，又非取以锋针所宜，此症可用较长的毫针，静以徐往，微以久留之，待阳气隆至，推而行之，使痛痹可除，这是临床有效的常用方法。司徒铃教授曾遇一先兆中暑的患者，病新发，先用毫针刺内关穴后，心胸翳闷稍舒，但神志昏蒙不能回答问题，乃根据“心藏神”“病在脏，取之井”和“病在五脏固居者，取以锋针泻于井荥分输，取以四时”（《灵枢·官针》）的理论，考虑时当盛夏，暑邪侵及心包，乃采用锋针刺心包经井穴中冲出血，患者即应针而愈。

二、小针之要

必须坚持在辨证的基础上施针，必须集中精神注意“针下辨气”，得气时分邪正而行补泻的手法，要求达到补则实、泻则虚、气至而有效的治疗作用。

（一）必须坚持在辨证的基础上施针

篇中提出“粗守形”“上守神”“凡将用针，必先诊脉”。简单几句传统医话，便对临床医生提出了要求，就是用针之前，首先要通过辨证，并注意“治神”的工作。所谓“治神”就是全面观察患者的神态和机体气血盛衰的情况，通过“守人之血气有余不足”而定出“可补泻”的治疗原则和方法。相反，“粗守形”就是把针刺补泻片面地看成是孤立的徐疾、迎随、开阖等形式的刺法，而忽视气血、正邪之往来的情况。一言而鼓励医者应以“上工”的要求对治疗工作认真负责，严格要求在辨证施治的基础上施针。

（二）必须注意“针下辨气”

篇中提出“粗守关，上守机，机之动，不离其空，空中之机，清静而微，其来不可逢，其往不可追，知机之道者，不可挂以发，不知机道，叩之不发，知其往来，要与之期，粗之暗乎，妙哉工独有之”。这主要是强调作为一个针灸医务工作者必须以“上工”的要求，专心致意，神在秋毫，属意患者，认真细致地观察针下所触知经气往来的有机活动，以便通过针下辨气，分邪正，而利于在得气时行针补泻。早在两千多年前的医务工作者就是以高度负责的态度施行每一根小小的毫针，都全神贯注，将注意力集中在手握的针上，“手如握虎”仔细地观察针下所触知经气往来的有机活动。这属于“上工”独有的技术，因此极力鼓励针灸医务工作者在技术上狠下功夫。

（三）补泻之时，以针为先

篇中先后提出“凡用针者，虚则实之，满则泄之，宛陈则除之，邪盛则虚之”等施用针刺补泻的原则，说明针刺补泻是解决虚实两个不同性质病变的两种方法。同时，具体地提出了几种补泻手法是：“逆而夺之，恶得无虚，追而济之，恶得无实”（迎随补泻手法）；“泻曰，必持纳之，放而出之，排阳得针，邪气得泄。补曰，随之，意若忘之，若行若按，如蚊蝱止，如留如还，去如弦绝，外门已闭，中气乃实”“按而引针，是谓内温”（开阖补泻手法）；“徐而疾则实，疾而徐则虚”（徐疾补泻手法）。同时指出“言实与虚，若有若无，察后与先，若存若亡，为实与虚，若得若失”。又指出“为刺之要，气至而有效，效之信，若风之吹云，明乎若见苍天”。这正是说明临床上每每遇到患者体质不同，邪正消长状况有异，需要用针刺补泻技术加以调整，经过针刺补泻后，机体则达到“补则实，泻则虚”的准则，也就是机体原来状态是虚的，经用补法针刺后就应该感觉到机体犹如若有所得一样，而实证经泻法针刺后，机体犹如若有所失一样。在《灵枢·终始》解释“气至而有效”的含义说：“所谓气至有效者，泻则益虚，虚者脉大如其故而不坚也，坚如其故者，适虽言故，病未去也；补则益实，实者脉大如其故而益坚也。夫如其故而不坚者，适虽言快，病未去也。”这就具体说明针刺有效的准则，不但临床症状消失，而且必须病脉显著改善，达到“补则实，泻则虚”的效应，才能称为确实取得疗效。

本节指出“补泻之时，以针为之”的医话，就是说明针刺技术具有为补为泻的两种效能，并要求医者必须认真掌握具体操作的技术深度，才能做到有作有为。

三、十二原主治五脏六腑疾病

本篇所举出的十二原穴，是心、肺、肝、脾、肾五脏之原各二穴，膏之原鸠尾一穴，肓之原脖胦（气海）一穴，并显示了五脏的原穴皆出于远离脏腑的四肢肘膝关节以下的部位（属于循经远道取穴治疗的范畴）。膏之原穴与肓之原穴皆出于胸腹脏腑的近部（属于病位近部取穴治疗的范畴）。本篇列举十二原名称和穴位出处之后，同时即提出“凡此十二原者主治五脏六腑之有疾者也”，这句是“明为之法”的传统医话。由此可见，古代医家把总结了临床上行之有效的十二原穴，远近兼选，相提并论，把规律性的东西制定为运用十二原穴主治五脏六腑的法则，也就是循经远近取穴配穴治疗方法的理论基础。这种方法直到今天仍具有一定临床意义。例如，在临床上治疗冠心病，常常循经远取心之原穴大陵（或取内关），并取膏之原穴鸠尾（或取膻中），就能缓解冠心病患者心绞痛等临床症状。这就是运用“十二原主治五脏六腑疾病”的法则，亦属循经远近配穴治疗的例证。

四、四关主治五脏

篇中提出：“五脏有六府，六府有十二原，十二原出于四关，四关主治五脏。”这里所谓的十二原，实质是指以十二原为代表的井、荥、输（原）、经、合等五输穴。参阅紧接本篇的《灵枢·本输》其内容就是详细记载了五脏五输、六腑六输的全部穴名和穴位位置，能使我们对“十二原出于四关”有更清楚的认识。

至于“四关主治五脏”这句“明为之法”的传统医话正是古代医家总结了循经选取四肢肘膝关节以下的五输穴治疗相应内脏疾病，具有良好的疗效，因而把规律性的东西制定为“四关主治五脏”的法则，这种方法直至今天仍具有一定临床意义。例如，在临床上治疗小儿肺热喘咳（急性支气管肺炎）初发病期，循经选取肺经之井穴少商，并取与肺相表里经之井穴商阳和原穴合谷，并依据篇中提出：“刺诸热者，如以手探汤，刺寒清者，如人不欲行”的刺法，因而对本病热证系用速刺泻法刺之，便能取得宣肺泻热平喘的卓效。

此外，在《灵枢》其他篇中，亦有论述“四关主治五脏”的引文。如《灵枢·五邪》有“邪在心则病心痛，喜悲，时眩仆，视有余不足，而调之其输（大陵穴）也”。《灵枢·五乱》有“气在肺者，取之手太阴荥（鱼际），足少阴输（太溪）”。《灵枢·顺气一日分四时》指出：“五脏有五变，五变有五输。”“病在脏者，取之井。病变于色者，取之荥。病时间时甚者，取之输。病变于音者，取之经。经满而血者，病在胃，及以饮食不节得病者，取之于合。”《灵枢·邪气脏腑病形》指出：“荥输治外经，合治内腑。”可见，假若本篇中只强调“五脏有疾，当取之十二原”而不提出这项“四关主治五脏”的法则，那么各篇运用五输穴治疗五脏病就缺乏了理论根据。

在运用针灸治病中，如果能明确地诊断疾病，合理地选用适当的针具，辨证循经取穴，认真做好针灸补虚泻实的操作手法，那么许多疾病就能迎刃而解，得到显著的疗效。有些针灸医务人员，只掌握几个常用穴位，简化操作了事，结果许多病解决不了，就是因为没有很好掌握针灸医疗技术。篇中就很肯定地指出：“言不可治者，未得其术也。”作为针灸医务工作者，应该刻苦钻研，努力把传统的针灸治疗的理、法、方、穴掌握好，针灸医疗技术是大有作为的。

第四节　本经取穴、他经取穴和多经取穴

司徒铃教授认为利用十二经脉，主要是积累针刺感传的体会和经络所及的治疗经验作为指导针灸诊疗的理论。临床上从各经所主治的证候群和病变经络所过区域的过敏点、麻痹区等证候便可区别某经之病变，结合四诊所得之寒热虚实的具体情况，以使用适应于各疾病的补、泻、疾、留等刺激手法，进行灸刺有病变的经络，便可起到一定的治疗作用。司徒铃教授根据《内经》记载，结合临床体会，归纳为刺十二经经络和十五络穴两类。并根据《灵枢》《素问》有关针灸治疗记载，归纳为本经取穴、他经取穴、多经取穴等多种治疗。

一、本经取穴

根据《灵枢·经脉》记载："不盛不虚以经取之。"结合《灵枢·终始》指出"故阴阳不相移，虚实不相倾，取之其经"的原则，司徒铃教授认为凡取用本经经穴以治疗本经之病变者，就叫本经取穴法。而在本经取穴中，又可分为循经取穴法和五输取穴法两种。

（一）循经取穴法

凡取用该经所过病区局部的经穴治疗，或取该经的原穴进行治疗者，就叫作循经取穴法。例如在临床上治疗一例双手前臂部内侧前廉痛，右手下连右拇指部疼痛3天的桡神经痛患者，用指头切循右前臂屈侧桡侧，近腕关节太渊穴部有明显压痛点，根据十二经证候群属手太阴经经病，所以按循经取穴法，着重刺手太阴经之原穴太渊，便收到明显的镇痛效果。又如治疗一例口角向左歪斜的面神经瘫痪的患者，根据十二经证候群属足阳明经病，按足阳明经循面部所过区域有病变，针灸足阳明经在面区所过的下关、颊车、地仓等穴，针灸数次便症状消失，这都是循经取穴法的例证。

（二）本经五输取穴法

《灵枢·九针十二原》上说："经脉十二络脉十五，凡二十七气，以上下所出为井、所溜为荥，所注为输，所行为经，所入为合。"《灵枢·顺气一日分为四时》上说："病在脏者取之井，病变于色取之荥，病时间时甚者取之输，病变于音者取之经，经满而血者病在胃，及饮食不节得病者取之于合。"该篇指出了"以五输主治五变"的应用纲要，从这里也可看到五输穴在治疗上各具不同的特殊作用。取本经五输穴中的某一二腧穴来治疗该经的病变，就叫作本经五输取穴法。

1. 井

十二井之井穴，位在四肢末梢部，临床上治疗一个外伤性癫痫发作昏迷不省人事的患者，灸足厥阴经穴大敦，能迅速苏醒过来。

根据《灵枢·本藏》叙述，五脏者所以藏精神血气魂魄者也，古人以失神形无知者为病在脏，由于井穴用于形无知、不省人事急救有显效，可见，"病在脏者取之井"是经验的结晶。此外，灸足太阳经之井穴至阴能治疗难产，灸足厥阴经之井穴大敦能治月经过多，刺手太阴经之井穴少商能治气喘呼吸困难，有显著效果。

故井穴可用于神志突变之急救，或某一脏器之功能失调，具有一定的治疗作用。

2. 荥

位在井之次，临床上治疗肺热病（急性支气管发炎）喘咳右颊先赤之初发病期，刺手太阴经之荥穴鱼际和手阳明经之荥穴二间，有退热镇咳平喘之效。《灵枢·五邪》指出：邪在肝即病胁中痛，取之行间（肝经之荥穴）以行胁下，临床上治疗肋间神经痛刺行间，是有镇痛疗效的。从这里可见到各经荥穴对各经热病病变于色的初发病期及原发性神经痛是有一定治疗作用的。

3. 输

位于荥之次，在腕踝关节部或关节稍前处，《难经·六十八难》指出：

输穴主体重节痛。如临床上一般风湿性关节痛，多是阵发性、时间时甚的疼痛，上肢关节痛刺太渊、大陵等输穴有效，下肢关节痛刺太白、太冲等输穴有效。又例如间歇性身寒热，刺手太阳经输穴后溪有效，这正符合《灵枢》所述“病时间时甚者取之俞”的原则。一般看来输穴可用于阵发性的神经痛和间歇性的发热，均有效。

4. 经

位于输之次，《灵枢》叙述病变于音者，取之于经，从这里可看到各经经穴对各经病变累及某一器官，功能失调者适用该经经穴治之，对器官功能紊乱失调是有显著疗效的。例如脾经之脉连舌本散舌下，《针灸大成》记载刺脾经之经穴商丘，能治舌本强痛，肺经之经穴经渠能治喘咳，也是有调整呼吸器官功能紊乱失调的作用。

5. 合

位于经之次，在肘关节及膝关节的部分，为较多神经血管汇合之处。《灵枢·五邪》叙述胃中寒、腹胀调足三里（足阳明经合穴），《难经·六十八难》叙述刺灸合穴，能主治逆气而泻。结合临床上刺足太阴经之合穴阴陵泉，能促进排尿作用；刺灸足阳明经之合穴足三里，具有促进消化、吸收、新陈代谢的强壮保健作用。故各经合穴对调整内脏各器官之生理功能活动，具有一定作用。

由此可见：五输的每个腧穴内可深达脏腑，远可影响全身，是五脏病变的施治点，对改善机体生理状态消除因病理变化所产生的十二经证候群，具有一定治疗作用。

二、他经取穴

凡在某经病变的证候群中，不取本经的经穴，而取他经之经穴治疗，就叫作他经取穴治疗。他经取穴的方法有多种。

（一）表里相关的他经取穴法

根据太阴与阳明、少阴与太阳、厥阴与少阴相互为表里之关系，在某经病变的证候群中，使用与本经相表里之经穴治疗，就是他经取穴治疗的一种方法。例如治疗邪客于手太阴经，症见微恶寒，咳嗽，胸满，肩背部痛，脉浮略数的上呼吸道感染的患者，常根据古代的配穴成方，即大椎、曲池、合谷一方，刺手阳明经合穴曲池，手阳明经上出于柱骨之会上所会之大椎穴，便可收到显著效果。这就是根据太阴与阳明互相表里的表里相关的他经取穴法。又如针手阳明经之合谷，对治气喘有效，也是一个例证。

（二）要经取穴法

根据《灵枢·始终》指出，刺诸痛者其脉皆实，故曰“从腰以上者手太阴阳明皆主之，从腰以下者，足太阴阳明皆主之”的法则。四总穴歌所述：肚腹三里留，头项寻列缺，面口合谷收。这都是古代医师根据《灵枢》的这个法则总结出来的经验结晶。如《灵枢·杂病》叙述耳聋而痛者，取手阳明（《灵枢·经脉》记载：“手阳明之脉入下齿还出挟口交人中，上挟鼻孔”），该经之脉不入耳中而用以治耳聋而痛者就是上述要经取穴的例子。又如我们在临床上，刺手太阴经列缺穴，治头痛有显效，按手太阴经之脉由胸走手，完全没有分布于头部，但用以治头痛有效，这就是根据《内经》治腰以上之痛症，主刺手太阴阳明的“要经取穴法”中的一个明显例证。

（三）脏器附近取穴

例如治疗支气管喘息（不取肺经之经穴）单取足太阳经之肺俞治疗可收效。这是根据《灵枢·背腧》指出：用背俞穴治五脏有疾的背俞取穴法。又如治疗急性胃炎腹痛呕吐，不取胃经之经穴，而取任脉之中脘穴治疗有效，这就是取十二经募穴治五脏有疾的募穴取穴法。例如治肺经呼吸系统疾病，不用手太阴经经穴，而取用足少阴经经过胸部之俞府或中府穴治疗收效。这都是脏器附近取穴法之例证。

（四）器官附近取穴

例如《灵枢·寒热病》叙述“足太阳，有通项入于脑者属目本，名曰眼系，头目苦痛，取之在项中两筋间”；又指出暴聋气蒙，耳目不明取项部天牖穴治疗有效，这都是器官附近取穴的例子。结合临床上暴聋刺耳翳风穴有显效，乳腺分泌障碍灸刺膺窗、乳根有显效。这都是器官附近取穴之例证。

三、多经取穴

根据《灵枢·经脉》指出“盛者泻之，虚者补之”的原则，在发现某经病变进行中，具有阴阳相移、虚实偏胜或在疾病后期有营养障碍机体新陈代谢减低，倾于功能衰退状态者，可根据辨证论治的原则，使用太阴与阳明、厥阴与少阳、少阴与太阳相为表里之关系，或根据“实则泻其子，虚则补其母”之法则，同时用本经与其有关经络之经穴配合治疗，就叫作多经取穴。

（一）表里经取穴法

例如司徒铃教授在临床上曾根据《素问·刺热论》叙述“肺热病者，刺手太阴阳明出血如大豆立已”之治则，曾治疗10例患急性支气管炎的小儿患者，用疾刺手法，刺手太阴经之井穴少商出血，手阳明经之井穴商阳出血，并刺手阳明经之原穴合谷，获得90%的疗效，这就是表里相关的多经取穴法。又如司徒铃教授根据《素问·五脏生成篇》上说：“头痛巅疾，下虚上实过在足少阴巨阳，甚则入肾。”还根据《肘后歌》说“顶心头痛眼不开，涌泉下针即安泰”的经验，曾治疗一例头痛（神经性头痛）的患者，多次因头顶发剧痛至不省人事，住院治疗无改善，经针足少阴经井穴涌泉、足太阳经之合穴委中有显著功效。愈后数年未发，这都是表里相关多经取穴的例子。

（二）原络配穴法

以取发病本经之原穴为主，再取相表里经之络穴为客。例如肺经与大肠经合病，有咳嗽喘促并有胸胀溏泄等症时，先取本经的原穴太渊为主，再取大肠经的络穴偏历为客，治之有效；如大肠与肺经合病，有大指次指不用肩臂疼痛，并同时有面颊腮肿者，先取本经的原穴合谷为主，再取肺经之络穴列缺为客治之有效。这法通常适应相表里两经合病，同时有两经症状表现者。

（三）补母泻子多经取穴法

根据《灵枢·五乱》叙述：气乱于肺，则俯喘喝，取之手太阴荥（鱼际）、足少阴俞（太溪）。这里已指出了“实则泻其子”的法则，在临床上治疗胸胁痛，取肝经之原穴太冲、肝经之募穴期门，再配合我生之经心包经之络穴内关，治疗有效，这就是根据“实则泻其子”之法则，用本经经穴与我生之经的经穴配合的多经取穴治疗的一个例证，这是多经取穴法的一种。又如在临床上治疗肺虚、寒咳、咳时有气喘（慢性支气管炎），针肺经之输穴太渊和合穴尺泽，同时灸背部足太阳经之肺俞穴，配合灸生我之经的脾经之背俞脾俞穴有效，这就是根据“虚则补其母”之法则，进行补泻多经取穴治疗的方法。

（四）脏器附近配合俞募取穴的多经取穴

《灵枢·五邪》叙述：“邪在肺，则病皮肤痛，寒热，上气喘，汗出咳动肩背，取之膺中外俞（中府）背三节，五脏之旁以手按之，快然（肺俞）乃刺之，取之缺盆以越之。”这就是俞募取穴之法则。司徒铃教授在临床上治疗慢性胃病消化不良，常觉胃脘胀满而痛者，可灸胃经之背俞胃俞穴，同时配合针胃经之募穴中脘、胃经之合穴足三里，治疗收效。这都是脏器附近配合治疗有显效，也是脏器相关配合俞募取穴的多经取穴的例证。

（五）器官附近配合五输取穴的多经取穴

例如治疗咽喉炎、扁桃体炎、咽喉肿痛，取颊区足阳明经之颊车穴、手部手阳明经之原穴合谷、手太阴经之井穴少商配合治疗有显效。又治疗流涎症，取后颈区足太阳经之天柱穴和手阳明经之原穴合谷，配合治疗有效，这都是器官附近配合五输取穴的多经取穴的例证。

（六）按病侵部位对症治疗的多经取穴法

受寒型面神经麻痹导致的口眼歪斜症，可单取足阳明经所过之颊车、下关、地仓等穴，治疗收效。如果病邪同时侵犯足阳明、少阳之经而形成口目为僻之畸形者，就需要同时取足少阳经之瞳子髎、听会穴，以及足阳明之颊车、下关、地仓等穴配合治疗收效。这就是按病侵部位对症治疗的多经取穴法。

根据《素问·痹论》指出治痹证之方法说："五脏有俞，六腑有合循脉之分，各有所发，各随其所过则病疗也。"各经之输穴皆在腕踝关节附近，各经之合穴皆在肘膝关节附近。临床上治疗风湿病关节痛，常以关节附近取穴为主，是基本符合古代治疗痹证取穴原则的。例如我们治疗一例风湿病的髋膝关节痛、行动障碍的患者，针灸髋关节附近的环跳、腰椎关节附近的肾俞、膝关节附近的足三里（足阳明经合穴）、阳陵泉（足少阳经合穴）、委中（足太阳经合穴），每天针灸1次，针灸6次后关节痛已显著减轻，10天已痊愈出院，返回原单位工作，这便是按病侵部位的多经取穴法的一个例证。

《素问·水热穴论》叙述"治热病之热甚者，为五十九刺，是刺头上五行，行五，以越诸阳之热逆也，刺大杼、膺俞（中府）、缺盆，背俞（风门），此八者，以泻胸中之热；刺气街（气冲）、三里、巨虚、上廉、下廉，此八者，以泻胃中之热；刺云门、隅骨（肩髃）、委中、髓空（腰俞），此八者，以泻四肢之热；刺五脏俞傍五，此十者，以泻五脏之热。"从这里可知该病变进行甚剧，且侵犯部位很广，所以五十九刺也一共采取了督脉、足太阳经、足阳明经、足少阳经、手太阴经、手阳明经等六经的经穴配合治疗，这就是多经取穴的一个例子。

《素问·水热穴论》论述："水俞五十七穴者，皆脏之阴，络水之所客也。"由于病变侵犯部位很广，所以治水肿用的水俞五十七穴，也就是一共采用了督脉、足太阳经、足阳明经、足少阴经等四经的经穴配合来治疗，这也是多经取穴法的一个例子。在临床上治疗慢性肾炎水肿的患者时，有根据刺水俞的多经取穴法，取涌泉（足少阴经）、三阴交（足太阴经）、足三里、水道（足阳明经）、脾俞、肾俞（足太阳经）、水分（任脉）等穴配合治疗收效。

（七）根据多经病变的多经取穴

《素问·阴阳别论》叙述："三阳三阴发病，为偏枯痿易，四肢不举。"《灵枢·癫狂》叙述："狂始生先自悲也，喜忘苦怒善恐者，得之忧饥，治之者取手太阴阳明血变而止，及取足太阴阳明。"《素问·缪刺论》叙述："邪客于手足少阴太阴足阳明之络……令人身脉皆动而形无知也，其状若尸，或曰尸厥。"并指出刺该五经之井穴治之立已。结合《灵枢·九针十二原》叙述："五脏之气绝于外治之者，反取四末刺之。"综合上述可见到，古人认为偏枯痿易、四肢不举（包括四肢瘫痪、偏瘫、截瘫），形无知的尸厥（昏迷不省人事）和癫狂（精神病）等均属多经病变，而且指出了多经病变的明显例证。曾治疗一位脊髓休克引起下肢截瘫的患者，经刺足阳明经的足三里穴，足少阳经之阳陵泉穴、环跳穴，足太阳经之大肠俞穴，足太阴经之阴陵泉穴和手少阳经之三阳络穴来配合治疗，2周便能开始举步行动。又治疗一例脑血管痉挛引起右侧上下肢偏瘫，兼手足颤动的患者，经刺手阳明之肩髃、曲池穴、足少阳之环跳、阳陵泉、风池穴，足太阳经之承山穴和灸督脉之大椎、身柱、命门、腰俞等穴，针灸2周便能开始行动。又治疗一例四肢发作习惯性瘫痪，即周期性麻痹的患者，给他刺足阳明经之犊鼻，足少阳经之风市、阳陵泉（针后加灸），针后翌晨即能恢复行动，自行搭公共汽车来复诊3天，便完全恢复常态，这都是以多经取穴治疗多经发病之截瘫、四肢截瘫有效的明显例证。在临床上治疗一例精神分裂症的患者，在过度紧张学习的情况下，发生头痛，神志不清醒，精神失常，胡言乱语甚至打砸玻璃窗门的妄动。经取手少阴经的输穴神门，手阳明经之原穴合谷，以及足厥阴经之输穴太冲配合之治疗2次，头痛减轻，精神较清醒及宁静得多，胃纳增加，针灸2周后，精神已恢复常态，返回原单位学习，这是以多经取穴治疗多经病变有效的一个例证。在临床上曾治疗一位神经衰弱的患者，由于大脑皮质过度疲劳，以致内抑制过程减弱，兴奋过程占优势，有严重睡眠障碍现象；同时觉头面四肢有虫行蚁走麻木感和肢体极度疲倦感等症状表现。经多种方法治疗无效，针刺督脉经之大椎、百会穴及足太阳经之委中，手阳明经之曲池、合谷，足太阴经之隐白，同时灸足太阳经之风门、膏肓、肾俞，足阳明之足三里，任脉经之关元等多经经穴配合来治疗，很快就收到显著的安眠效果。用多经配穴治疗神经衰弱，实际是给予躯干四肢各部神经以良性刺激，使大脑皮质高级神经活动逐步强健起来，消除因神经衰弱而致内抑制过程减弱所引起的神经官能失调症状，从而改善脑部营养状况，能促使身体各器官彼此间的功能联系更紧密，使它们合作得更协调，逐渐恢复健康。这也是有关中枢的病变适应多经取穴治疗收效的例证。

总的说来，十二经脉在针灸治疗应用上，基本是根据"盛则泻之""虚则补之""不盛不虚以经取之"的原则，按各个疾病变化的具体情况对症使用循经取穴，就可以收到一定预期效果。结合临床经验的初步分析，归纳为本经取穴、他经取穴、多经取穴等几种法则，尤其是在他经取穴中的"要经取穴"和"多经取穴"这两种法则，在临床应用上具有一定实用意义，值得进一步研究（表5-1）。

表5-1　循经取穴简表

方法	原则	例症
循本经取穴	不盛不虚以经取之（病初起阴阳未偏盛偏虚）	1. 远端本经取穴（以五输穴为代表，不限于五输穴）。如咳嗽、气促、脉浮滑，取尺泽；如中暑昏厥取手厥阴心包经井穴——中冲。 2. 近端本经取穴。如口眼歪斜取地仓透颊车（病变局部取穴）
循他经取穴	某一脏腑经脉病变累及他经，取有关之经（他经）治病变之经的病症	1. 相表里经取穴（脏腑互为表里关系） 外感风热的咳嗽，咽喉痛取手太阴肺经井穴——少商，选配手阳明大肠经原穴——合谷。 2. 要经取穴 （1）取手阳明经穴配手太阴经穴，如头痛取合谷、列缺。 （2）取足阳明经穴配足太阴经穴，如痛经取足三里、三阴交。 （3）阳气虚脱取任脉经脐下诸穴。如神阙、气海、关元用灸法（督脉生病治督脉，甚者在脐下营）。 3. 子母经取穴 按五行生克关系，虚则补其母，实则泻其子。如虚劳久咳取胃经足三里配肺俞、孔最，就是运用虚则补其母的子母经取穴法。 4. 俞募取穴 邪在肺取中府（肺之募）、肺俞（肺之背俞穴）
本经配合他经取穴	对治疗本经病变具有密切关系者	1. 小儿发热咽喉痛微咳嗽，取合谷、少商、商阳。 2. 感寒咳嗽，取列缺、肺俞、风门（灸）。 3. 咳喘逆气，取鱼际、太溪

（续表）

方法	原则	例症
多经取穴	多经发病或一经发病、病变累及多经	1. 《内经》三阴三阳发病。 如中风昏厥闭证取人中、十宣，为常用多经取穴处方。如中风偏瘫取阳明经穴配太阳、少阳经穴，常组成多经取穴处方。 2. 《灵枢·四时气》治气上冲心，多经取穴处方。例邪在小肠者，取“肓之原”气海以散之，刺太阴以予之，取厥阴以下之，取巨虚下廉以去之，按其所过之经以调之
经络取穴	宛陈则除之，刺浮络出血，或取相应络穴	1. 治左侧血管神经性偏头痛，取左侧太阳穴部及左瘛脉穴部浅静脉，“耳前后脉涌处”泻出其血。 2. 治挫伤胸部后胸痛，刺肺经之络穴列缺出血

第五节　临床辨经选穴的规律

经络学说始见于中医学现存最古老的一本经典著作《黄帝内经》。根据《内经》所载：经络包括有经脉、经筋、经别、络脉、别络、孙络等，它最主要的为经脉和络脉。其中有指出经络分布、主治证候群者，主要是十二经脉、奇经八脉、十二经筋和十五络脉，在针灸诊疗上具有指导实践作用。

一、经络在治疗上反应的机制

在《灵枢·经脉》的记载中，便可见到针灸疗法是按十二经脉、十五络脉分经辨证论治的，通过分经辨证论治之后，临床实践就是按经取穴治疗。从《灵枢·九针十二原》篇指出“五脏有疾，当取十二原”，并列举了五脏原穴的名称，这就是按经取穴治疗的开端；从该篇所指出十二原穴的名称及位置来看，五脏经气所输注之原穴，皆在于四关（肘膝以下）。《难经》所述十二经原穴，是三焦之所行，气之所留止之处，而三焦是主通行上中下三气，经历于五脏六腑，是人体原气之别使，所以针各该经之原穴就能通达于各该脏腑器官，起到治疗作用，这就说明经络是具有作用于五脏六腑各个器官的整体性反应的有机联系。

再从该篇所指出十二原位置中，见到膏与肓之原（鸠尾和脖胦）皆在于腹部脏器附近，这便指出了采取脏器附近之腧穴，治疗五脏六腑疾病的开端。从《灵枢·背腧》篇叙述五脏之俞皆出于背夹脊相去1.5寸之所，这指出了在脊柱两旁分节分布在足太阳经的五脏六腑背俞穴，是与相应的内脏有密切联系的。这具体说明了人体经络之作用，除整体性反应之外，还具有从背俞作用于内脏的反应。

从《灵枢·经筋》篇叙述“有治痹证以痛为腧取阿是穴”的方法，可见到在经络应用上，尚有一种从阿是穴作用于肢节局部的反应。《灵枢·九针十二原》篇又叙述了“人体有经脉十二，络脉十五，凡二十七气所行皆在五输（井荥输经合）”。《灵枢·本输》篇在叙述了五输的名称位置后，继续指出了按季节应用五输的法则说：“春取荥，夏取输，秋取合，冬取井。”根据《内经》所载：“春主肝其病发惊骇，在变动为握……”所以临床上，在春季遇到发热病而发现有惊骇抽搐握拳等症状时，则可取肝经之荥穴行间治之，收到退热镇惊、缓解抽搐之效。《针灸大成》也记载行间可治小儿急惊风，所以经络的五输在临床上的应用与季节有密切的关系。根据《灵枢·顺气一日分为四时》篇说：“春生夏长秋收冬藏是气之常也，人也亦应之。以一日分为四时，朝则为春，日中为夏，日入为秋，夜半为冬。朝则人气始生，病气衰，故旦慧；日中人气长，长则胜邪，故安；夕则人气始衰，邪气始生，故加；夜半人气入藏，邪气独居于身，故甚”。所以经络在临床上的应用与一日四时有密切的关系，该篇指出以五输应变之法，并说明治疗因外感四时六淫之气生病者，要按时辨证取五输应五变，便可达到预期之疗效。

临床上治疗一般肺经外感风温，有发热咳嗽的患者，如在早晨发热、咳嗽症状渐减轻之时来诊，可以根据症状和时辰，针肺经的荥穴鱼际以治之，便可以收退热止咳之效。如患者在中午症状停止时来诊，可以根据病情时甚的时间和当时的时间，针肺经之输穴太渊治之，便可收到助长肺经之气，以扶正祛邪之作用。如患者在夕阳的时间，因饮食不节，而致痰盛，咳亦加重的时候来诊，就可以根据患者的症状，结合患者的生活关系和当时环境的时辰，针肺经的合穴尺泽治之，便可收到消除痰水、肃降肺气、减少咳嗽的效果。如患者在深夜喘咳，甚剧之时来诊，就根据患者的症状和当时环境的时间，刺肺经之井穴少商，治之便可以收到肃肺气以制止喘咳的效果。

《内经》指出按时辨证使用相应五输治疗，便体会到经络在临床应用上与外界环境是有密切联系的。《灵枢·经脉》篇记载：十二经与奇经八脉是各经具有主治不同之证候群的。例如在临床应用中手太阴肺经经穴能治喘咳等呼吸系统疾病，足太阴脾经经穴能治疗胃脘痛、腹胀、食则呕、溏泄等消化器官疾病，所以临床上针灸肺经穴位治疗呼吸系统疾病有显效。

又如奇经八脉中的督脉能治脊强反折，带脉能治腹满、腰溶溶（无力貌）如坐水中。临床上应用督脉的水沟、百会、风府、长强，治疗脊强反折，是有效的。如果督脉疾病不取督脉经穴，反取带脉经经穴，就会没有效果，从这里我们可以见到十二经脉与奇经八脉，在临床应用上确实是各具不同效应。

二、经络在临床应用的规律

根据《内经》叙述，十二经脉和奇经八脉对应不同的证候群。刺肺热病者，取手太阴、阳明；治气乱于肺者，取之手太阴荥、足少阴输等文献记载，结合临床实践的体会。司徒铃教授认为经络在临床应用上，包括本经取穴法、本经与他经配穴法、他经取穴法和多经配穴法等四种规律。

（一）运用本经经穴治疗本经病变的法则

根据《灵枢·终始》所指出“故阴阳不相移，虚实不相倾，取之其经”的原则。他认为凡根据这个原则取用本经经穴以治疗本经之病变者，就叫作本经取穴法。

例如在临床上治疗肺经受六淫之邪所侵而患发热咳嗽气喘者，针刺肺经之鱼际穴可收到退热镇咳平喘之效。如果患者久咳肺气虚而有寒，单纯针刺鱼际穴就会没有显效。

又如脾经受湿，大便溏泄，一般针灸脾经之阴陵泉，配合相表里经之足三里治之，就可收效。如病久体质虚寒常在五更时溏泄较甚者，单纯给他针足三里、阴陵泉二穴就没有显效，所以在临床治疗中，取本经之腧穴肯定是可以用于治疗本经的病变。但必须在“阴阳不相移，虚实不相倾”的范围内，治疗才可收到一定效果。

（二）运用本经取穴和他经取穴配合治疗的法则

在临床应用上，常运用本经取穴与他经取穴配合法。如疾病在发展过程中，发现邪盛而实，或邪盛正虚，有阴阳相移，虚实偏盛的征象者，可取本经五输穴与背俞穴配合治疗或采用本经五输穴与募穴配合法，亦可采用本经取穴“实则泻其子”与他经经穴配合法。以发病本经的原穴为主，相表里经的络穴为客，做配合治疗。

临床上治肺经感寒咳嗽，取本经之尺泽穴，同时根据从阳引阴之法则灸足太阳膀胱经之肺俞穴，以祛除其肺经阴寒之邪配合治之。这就是一种本经取穴与他经取穴配合治疗的处方。

临床上肠胃病、腹痛吐泻交作，取胃经之足三里，并刺任脉经之中脘穴（即胃的募穴），同时灸胃经之天枢（即大肠之募穴）和任脉经之神阙可愈。

据《灵枢·五乱》篇叙述：“气乱于肺，则俯仰喘喝，取之手太阴荥（鱼际）、足少阴俞（太溪）。”从这里已指出了本经取穴“实则泻其子”与他经经穴作出配穴的方法。在临床上治疗肝阳偏盛的高血压病者，常常针刺肝经之原穴太冲，肝经之募穴期门，再配合我生之经心包络穴内关，治疗有效，这就是根据“实则泻其子”之法则，用本经经穴与我生之经的他经经穴配合治疗的一个例证。

（三）运用他经经穴治疗本经病变的法则

经络在临床应用上根据《内经》指出阴阳互相表里关系、脏气所输所聚的俞募关系、八脉交会的关系，刺实痛取太阴阳明为主的要经关系，进行采取对本经病变有关的他经经穴治疗，就是运用他经经穴治疗本经病变的法则。

临床上针手阳明经之合谷，能治疗手太阴肺经病变之气喘，这就是根据太阴与阳明相互为表里之关系，运用与本经相表里之他经经穴治疗本经病变的例证。

临床上治疗肝火上升、头痛、心胸烦热、夜不能寐、小便黄、腰痛、脉弦者，根据他经补母泻子法取手少阴心经（我生之经）的荥穴少府泻之，同时补足少阴肾经（生我之经）的腧穴太溪治之，这就是根据生化的原则，取用他经经穴治疗本经病变的例证。

临床上治疗肝病胁痛胸满、呕吐、脉弦者，根据制化的原则，取用脾经

（受克之经）的太白穴，或同时灸膀胱经之脾俞穴，以实其脾气，防其肝病传脾，收到治未病的作用。临床上治疗肾病水肿，亦有根据制化的原则，取脾经三阴交或阴陵泉，以及脾俞、肾俞配合以培土制水，收到健脾利尿消肿作用。

临床上治疗支气管喘息，不取肺经之经穴，单取足太阳经之肺俞收效。又如急性胃炎腹痛呕吐，不取胃经之经穴，而取任脉经之中脘穴治愈，这就是根据脏腑经气所聚之募穴或经气所输注的背俞穴能治疗各该脏腑病变之效应，运用与本经有俞募关系的他经经穴以治疗本经病变的例证。

临床上治疗疝气痛，常取任脉本经之气海、关元治疗有效，但在临床上亦有取手太阴络穴列缺治疗，亦获得显著效果，这就是运用八脉交会的取穴方法。如治疗阴维病的怅然失志、若心痛之病者，常有采取本经之筑宾、大横、府舍、期门、天突等穴位治疗有效。但临床上取用手厥阴心包经之内关穴治疗亦可收到显著效果。现代常用刺内关穴治癔症怅然失志，若心痛之症获得显著的疗效。这也是使用八脉交会取穴方法，采用有关的他经经穴以治疗本经病变的明显例证。

临床上刺手太阴肺经列缺穴，治疗头痛有显效。按手太阴经之脉由胸走手，根本是完全没有分布于头部，但用以治疗头痛有效。这是根据《内经》中“治腰以上实痛症，刺手太阴阳明”的“要经取穴法”的一个明显例证。

临床上治疗产后腹痛（宫缩痛）取足阳明胃经足三里穴治疗有显效。按足阳明经是从头走足没有分布于子宫部的，但用以治疗宫缩痛有显效。这是根据《内经》治腰以上之痛症，足太阴阳明皆主之的“要经取穴”原则而取得疗效的一个例证。

（四）运用多经经穴治疗多经发病的法则

根据《内经》指出，治疗多经发病，采取多经经穴配合治疗有效。这就是运用多经经穴治疗多经发病的方法。

临床上治疗小儿麻痹后遗症。根据《素问·阴阳别论》指出“三阳三阴发病，为偏枯痿易，四肢不举”的理论，司徒铃教授采取足太阳经的肾俞、委中、昆仑，足太阴三阴交、商丘，足阳明经足三里、解溪，足少阴经的太溪，足少阳的环跳、风市、阳陵泉、悬钟，足厥阴的太冲等穴交替应用治疗有效，这是运用多经取穴治疗多经发病的例证。

根据《素问·缪刺论》记载："邪客于手足少阴、太阴、足阳明之络此五络，皆会于耳中，上络左额角，五络俱竭，令人身脉皆动，而形无知也，其状若尸，或曰尸厥，刺足大趾内侧爪甲上各一痏（厉兑）。再刺少商，中冲，神门等穴有显效。"在临床上刺十宣穴治疗昏厥不知人事有急救疗效。这也是运用多经取穴治疗多经发病的例证。由此可见，神志突变的脑症状及脑脊髓的疾患，是可以运用多经取穴治疗方法处理的。

《灵枢·癫狂》指出，同时采取手太阴、阳明和足太阴、阳明四经的经穴配合治疗狂症的方法。《素问·刺热论》指出五十九刺同时采取督脉经、足太阳经、足阳明、足少阳、手太阳、手阳明等六经经穴配合治疗热病热甚之症。《素问·水热论》指出同时采取督脉、足太阳经、足阳明经、足少阴经等四经经穴配合治疗水肿症。由此可见，某经与内脏联系是有一定范围的，对某些多经发病或病侵多经部位的病变，应运用多经取穴配合治疗收效是有一定意义的。

（五）运用刺络治疗络脉病实证的法则

经络在临床应用上，根据《灵枢·经脉》篇指出，采取对本经络脉有关的络穴治疗，就是运用刺络穴或刺浮络出血，治疗络脉病的方法。

临床上治疗一位神经性头痛症的患者。近一年多来常有失眠病史，最近连续2个多月每天都有很多次发作性左侧偏头痛，左侧耳颞区有跳动闷痛，有时有麻木感，每次发作约几分钟渐缓减，有时剧痛时间较长。每稍用脑时则头部发剧痛，影响工作，脉弦，经X线检查心肺无异常，血压正常，头部五官无异常，左耳颞区前后有静脉曲张，诊断：厥头痛（血管神经性头痛）。按《灵枢·厥病》上说："厥头痛，头痛甚，耳前后脉涌有热，泻出其血，后取足少阳。"用三棱针刺左太阳穴部浅静脉出血，以及手少阳经之左瘈脉穴部浅静脉出血，同时用泻法刺足少阳经之风池和足太阳经之委中，针刺1次后头痛已减轻，隔日针1次，共针5次，症状已完全消失，1个月后经追查头痛症状已无复发。

例二：治疗一位胸部外伤后胸痛的患者，2个月前因从汽车上跌倒在地上，左手中指指关节脱臼，同时挫伤胸部，经中医治疗，现左中指指关节已复位，但仍有关节强直，胸部仍常有痛感，诊断外伤后胸痛，手太阴经经络所过之处疼痛。所以我们的治疗处理：用三棱针浅刺肺经的络穴列缺出血，每天1次，连针2天胸痛已消失。

三、结语

经络在治疗上反应的机制，包括四肢部的五输穴和十二原穴，具有循经络所通、作用于整体性的反应；背俞穴具有循背俞分节作用于相应内脏的反应；阿是穴具有作用于肢节局部的反应。

十二经脉、奇经八脉、十五络脉，都是各具不同主治作用的，它是指导针灸辨证施治的经络理论，循经取穴治疗，是具有一定原则的。经络在临床应用上，有运用循本经取穴以治疗本经病变的循经取穴法，并有选取有关之经的他经经穴，以治疗本经病变的循经取穴法。

对各经病变常运用取本经经穴与有关之经的他经经穴共同组成配穴处方进行针灸治疗。

对某些多经发病或病侵多经部位的疾病，应运用多经取穴共同组成配穴处方进行针灸治疗。

对络脉病实证，运用刺相应络穴或刺浮络出血治疗，具有一定治疗作用。

第六节 经络学说的论证

经络学说是中医学的重要组成部分，它通过古人广泛的临床事实并结合针刺传感、解剖、组成形态、生理活动现象的观察，然后总结出来，在治疗上富有指导意义。司徒铃教授从临床疗效和试验观察方面对经络学进行了研究。

一、从针灸疗效观察探讨经络学说

《灵枢·经脉》篇已指出经脉在诊病上有“决死生、处百病、调虚实”之作用，并系统地叙述了十二经脉能治疗五脏六腑和气血津液筋骨的病变。《灵枢·本输》篇已提出：“凡刺之道必通十二经络之所终始，络脉之所别处，五输之所留，六腑之所与合，四时之所出入，五脏之所溜处。”就是具体提出按经取穴治疗的原则，来作为针灸临床应用的依据。司徒铃教授在临床上利用针刺和艾灸十四经腧穴治疗很多病种。

在观察105例久痢脾虚（慢性细菌性痢疾）的治疗中，取脾经之阴陵泉合相表里经胃经足三里、天枢穴调理脾胃治痢为主，获得疗效。

在观察10例肺热病（急性支气管炎）小儿患者的治疗中，用徐疾泻法，刺手太阴经之井穴少商合表里经的商阳、合谷二穴治疗，有9例平均针刺1.7次，就获得身热退清、喘咳已平的治愈效果。

治疗47例肝阳上亢眩晕头痛（高血压病）中，取肝经之太冲、期门配心包经之内关，用泻法刺之，多数病案获得血压下降、眩晕头痛症状消失的效果。

治疗843例心肾不交（神经衰弱）失眠为主症状的观察中，以取心经之神门和足少阴肾经、足厥阴肝经、足太阴脾经三经交会之三阴交，合胃经的足三里，使失眠、食欲不佳症状消失。有部分病案单用梅花针点刺背腰骶区膀胱经、督脉经的穴位，合眼区、颞区皮部有显效。

在治疗小儿疳积（小儿慢性营养障碍症）的观察中，刺四缝以泄菀积于手阳阴、少阳太阳络脉之浊气，使清气得升、浊气得降，通过调理脾胃而取得效果。

治疗50例冲任失调血滞经闭观察中，取任脉的中极、足三阴经交会之三阴交、肝经的太冲、大肠经的合谷，收到活血通经的作用。

治疗小儿急惊风疾患中，取督脉经的水沟、大椎及络通督脉的肾经之涌泉治疗，获得显效。

针灸各经之腧穴，主要是通调经气、补虚泻实、扶正祛邪、调和阴阳以达到治病作用的，所以司徒铃教授认为探讨经气活动的功能联系及其物质基础，是研究经络学说不可缺少的一个方面。

二、从针灸试验观察探讨经络学说

司徒铃教授在上述针灸治疗各种疾病有显著疗效的基础上，重点选择了一些病案，进行针灸与经络活动现象和一些试验研究。

（一）对针灸感传的观察

司徒铃教授在对针灸痢疾患者的感应放散的观察中，见到针右足三里穴后，导气循本经向下放散至足趾，继而感觉有气沿大腿外侧胃经上达腹部及胸部，并循胃经放散至头面部，头面有热感，显示了循胃经本经放散的经络活动现象。又一例针刺右足三里穴，在得气循本经传导至腹部后，转而放散到左侧足三里穴处，继针天枢穴时觉有气循本经下达足趾，上达小腹，并从侧腹部通过少阳经放散至背部，沿背部足太阳经上达于肩胛部，转循臂外侧手三阳经之径路、由手背下达手指。显示了循卫气所行之行道，循足三阳和手三阳经络径路放散的表现。又一例针刺左足三里穴，在得到气至循本经向下放散至第三足趾部的同时，觉有气转循同侧足内侧和大腿内侧脾经放散，上至脐部左侧大横穴处，显示了循营气所行之行道，循胃经交于脾经之径路放散的现象。

在针刺足三里、天枢、阴陵泉，87穴次的针刺感传观察中，得气而循本经放散者，有65穴次；循本经放散，并内连脏腑者，有10穴次；循本经并向他经放散者，有12穴次。针刺循经感传之径路，与古代医经所述之经脉循行径路，基本是一致的。

（二）对十二经原穴导电度的观察

司徒铃教授在20例痢疾患者中，进行了针刺补脾胃二经之合穴后，所有十二经原穴的导电度，均有不同程度的增高，但在针刺心经和小肠经二经之合穴后，就得不到同样反应，从这里体会到《内经》所说："五脏六腑十二经十五络皆受气于胃"和"脾为后天之本"，是有一定根据的。同时在这里见到各经各有不同的经气活动表现，从而见各经各具不同的真气本能，也就可见到各种独特的治疗作用，是有一定理论根据的。

司徒铃教授在临床上曾用经络测定仪，对114例癫狂症（精神分裂症）患者，探测十二经原穴的皮肤电阻，其中平均值较高者为肝经（平均值56Ω），较低者为肺与大肠经（平均值28Ω），心包经（平均值35Ω），膀胱经（平均值36Ω），脾经表现有不平衡现象（左39Ω、右59Ω），与《内经》指出狂症之忧伤肺、喜伤心、恐伤肾、饥伤脾等内容是基本符合。狂者得之忧饥和狂者有苦怒和妄动，所以一般见到肝经的偏高、脾经的不平衡及心包经、膀胱经偏低等经络活动的异常现象。

又从205例传染性肝炎的十二经原穴导电度的表现情况中，见到肝经和脾经的导电度较高，肾经的导电度较低，基本反映了这类患者多数见有肝肿（或有肝脾肿大）、胁痛（肝区痛）、胃纳不佳、四肢倦怠无力等肝脾二经同病的情况，并反映了慢性传染性肝炎、病久损及肾气有脾肾两虚的情况。

由此看来，《内经》所说"五脏有病也，应出十二原"之论点也为今天实验所证实。司徒铃教授曾经按照子午流注纳支法，一日内，某经何时经气盛，何时经气衰之推定，用经络测定仪，按时探测各该经的所有俞之导电度作对比，实验结果见到在正时辰（经气当旺之时辰）所测的平均值较高于负时辰的平均值。

司徒铃教授按照《内经·顺气一日分为四时》篇，以人体各经五输穴相应于自然界的“一日五时”（相当于春夏秋冬长夏）的论据，在51人的十二经五输穴，1天5个不同时间内进行皮肤电阻的测定。实验结果是朝早平均值比日中较低，日入比朝午均较高，夜半则比日入低。说明朝则人气始生，日中则人气长，日入则人气由盛极而转入始衰，夜半则人气入藏所致。

初步观察到经气是存在的，各经之经气均按其流注的规律由盛至衰之别，人体经络之经气的活动，又与外界的阴阳盛衰、光热强盛有密切关系。从而体会到《灵枢·官针》篇指出“故用针者，不知年之所加，气之盛衰，虚实之所起，不可以为工”的论点，是富有指导针灸临床实践意义的。

司徒铃教授用X线钡餐透视胃的活动来观察针刺脾胃二经对胃活动的影响，通过用补法刺胃经足三里穴后，见到胃蠕动波速加速，波深加深，波频率加快，胃排空时间加速的实验结果，体会到针刺肢体的胃经经穴可明显促进胃运动功能的增强，具体显示了经络内连脏腑的表现。《灵枢·海论》说“十二经脉者，内属于脏腑，外络于肢节”的论点，也为今天实验所证实。

在针刺治疗细菌性痢疾的机制研究中，观察到针刺脾胃经穴（阴陵泉、足三里、天枢）后，白细胞总数增高及吞噬能力增强，红细胞谷胱甘肽含量及血浆蛋白含量增高。又在针刺四缝治疗小儿营养障碍症的机制研究中，除观察到与上述相一致的血象和生化指标的变化外，还见到葡萄糖耐受量曲线的改善和血清蛋白结合碘剂测定均有增加。这种促进机体代谢和使机体防御功能增强的现象，说明针刺一定的经穴能调整经络的生理功能，起到扶正祛邪的治疗作用。

他曾试图从生物电活动现象方面，来研究针灸补、泻手法施于经络的一定腧穴，究竟会引起哪些不同的反应。因此，在补泻手法各有不同疗效的治疗经验基础上，司徒铃教授曾与广州市精神病防治院合作，用脑电波检查器，测知使用补泻不同手法对十二经原穴针刺过程中的脑电波变化情况，做了8例测知结果的观察。在一例试验中，针刺胆经原穴，用泻法针刺过程中，电压降低一半左右，同一例在针刺心经之原穴神门，用补法针刺过程中，电压较泻时增高。在另一例试验中，针刺胆经之腧穴足临泣穴时，有3次开始泻时电压有降低，从此可看到运用或补或泻的不同手法施于人体的经穴，能引起大脑的不同活动，从而在临床上就可产生不同的治疗效果。

（三）研究经络实质的意见

从上述临床治疗与实验研究的材料看来，古人总结出来的经络学说，在解剖形态、生理功能、病理、诊断以及治疗方面的主要论点，都在司徒铃教授的工作中得到了验证。并且从针灸所引起的感觉情况中，看到了经络的活动现象，从而可以验证经络是客观存在的。可惜这些材料，还只限于验证经络学说的理论，有些材料甚至还不够充分。

但是，他从临床治疗的事实来看，针灸治疗主要是通过补虚泻实，调整经络之气而达到治疗目的，《内经》中亦指出“刺之而气不至，无问其数，刺之而气至，乃去之，勿复针……为刺之要，气至而有效”。又云“刺实须其虚者。留针阴气隆至，乃去针也，刺虚须其实者，阳气隆至，针下热乃去针也”。在临床上也常常见到，通过一定的手法，针刺一定的经穴，患者会感到“一股气的感觉”（不是酸、麻、胀、重的感觉）循着一定的经脉做有规律的传导，不少顽疾也因此很快被治愈或得到好转。以上这些不容置疑的事实，说明了经气活动对针灸治疗效果起着重要的作用。要彻底弄清经络的实质问题，除了继续对经络和腧穴的组织形态做进一步的研究以外，还应从经气活动方面来研究经络的实质。也就是说，要研究经气活动的物质基础是什么。关于针刺引起的感传现象和针刺引起的内脏活动反应的问题，目前国内已有不少的研究资料显示不能离开神经系统的作用和神经—体液调节的作用。因此，既要从组织形态学上研究，又要从经气活动（即生理功能、治疗机制）方面去进行研究，经络本质问题才会得到较彻底地解决。

第七节　腧穴特异性的临床研究

背俞穴是内脏与体表相联系的部位，具有反映内脏疾病和治疗相应内脏疾病的相对特异性。背俞穴是脏腑经络之气所输注的穴位，当脏腑患病时，在相应的背俞穴处可出现阳性反应区、点和阳性反应物。肺俞、心俞、膈俞、肝俞、脾俞、肾俞都是分布于夹脊的位置，夹脊穴就是在应用背俞穴治疗实践的基础上发展起来的。

一、从临床观察分析背俞穴的特异性

《灵枢·背腧》在两千多年前已经总结了五脏背俞能够治疗相应内脏的疾病，并指出：用艾灸背俞穴则可以取得治疗相应内脏病证的效应。司徒铃教授认为运用背俞穴治疗的方法，是不断发展的，永远不会停止在只灸背俞则有效的水平上。因而开展了灸背俞、穴位注射背俞、挑刺背俞、点刺背俞穴区皮部为主的治疗方法。治疗支气管哮喘，慢性喉炎，以刺灸肺俞穴为主；治疗虚劳心悸、心气不足，以刺灸心俞穴为主；治疗肾气不足、遗尿、腰肌劳损、腰痛，以刺灸肾俞穴为主；治疗肝病、胁痛、眼疾，以刺灸肝俞为主；治疗脾虚泄泻、脾胃虚寒、胃脘痛，以灸脾俞穴为主，均获得显著的疗效。

二、运用背俞穴治疗处方原则

临床上必须按照辨证施治的原则，运用经络脏腑八纲辨证，明确其病位属于哪一脏腑，哪一经脉，区分其属于寒热虚实哪一类型，以作出临床诊断，确定治则和治法，在病位近部选取对所治的病证有相应主治作用的背俞穴、点，以组成配穴处方。并适当确定治疗时是用针还是用灸，当用补法，还是用泻法，共同组成刺灸背俞穴为主的治疗处方。

三、病案选介

【病案一】

陈某，女，32岁，炊事员。1975年9月10日初诊。

8岁时患麻疹后，偶因不慎跌落河水里，湿身受寒，反复发作哮喘20多年，每因感冒受寒后诱发，每年发喘很多次。10天前感冒后哮喘发作。现感冒诸症已减退，哮喘持续发作，每晚发喘时气促不能平卧，咳出白痰甚多，两肺有哮鸣音，舌淡红苔白腻，脉弦细滑。

诊断：哮症（肺失宣降，痰阻气逆）。

治则：宣肺平喘，化痰降气。

治疗经过：挑刺肺俞、大椎、百劳，并用梅花针点刺颈背腰骶部的背俞穴及颈前天突区皮部，每周2次，治疗8次后症状已基本控制，再巩固治疗2周后停止治疗，2年后随访，经针挑治疗治愈后未有复发。

【病案二】

李某，男，19岁，工人。1979年1月18日初诊。

应征体检时发现“色盲”，自觉视物时疲倦不舒适，伴有畏光等症。舌质淡，苔薄白，脉缓尺弱。

诊断：先天性辨色力缺陷（肝肾不足）。

治则：柔肝养血。

治疗经过：肝俞、膈俞、足三里左右交替，用维生素$B_1$100mg与患者静脉血3mL混合分注于选定的穴位内。每穴1.5 ~ 2.5mL，每周2次，治疗20次后，色觉检查已恢复正常。同年秋季应征体检合格，翌年3月已参军。

【病案三】

陈某，女，50岁，医务人员。1976年3月8日初诊。

近1年来有心前区不适，胸闷、心悸不宁，有时睡眠不好，胃纳尚可，二便常，面色无华，舌淡红苔少，脉沉缓而结，血压126/82mmHg，曾在某医院做心电图检查诊为早期冠心病（冠状动脉供血不足）。

辨证：心气不足，虚劳心悸。

取穴：心俞，膏肓俞，足三里，内关。

治疗经过：绿豆样大小的艾炷用补法交替灸心俞与膏肓俞，配合灸足三里，隔天1次，10次为1个疗程。病员在第一次灸心俞后立即感觉心胸舒适，有明显效应，灸背俞穴6次后，心前区不适等诸证明显减退，胃纳增，精神好，脉平稳，第二个疗程结束乃告临床治愈，重返单位恢复正常工作。

【病案四】

谢某，男，45岁，干部。1977年4月7日初诊。

反复头痛十余年，伴有泄泻，频率1个月几次至几个月1次不等，发作时头顶部及两颞区都剧烈胀痛，有搏动样痛，持续十几分钟或持续几天不等，甚则几个月内反复发作不能上班，严重影响工作。近1周来，头痛剧烈，伴有间歇性腹痛，大便溏泄，每天泄泻4～5次，口淡，吃些东西就想呕吐，不能吃饭，胃纳差，伴有手部多汗，面色黄而暗淡，舌质淡苔白润，脉缓弱而弦，曾在某医院神经科诊断为：①自主神经功能紊乱；②血管性头痛。

诊断：厥阴头痛（脾虚泄泻）。

治则：调理脾胃，活血止痛。

治疗经过：用艾炷直接灸脾俞（双）、膈俞（双）、足三里（双，左右交替），并挑刺颞区阿是穴、颈椎夹脊穴，交替点刺背腰部背俞区及头项颞区皮部。隔2天刺灸1次。经上述方法治疗3次后，腹泻头痛已显著减退，上法共治疗6次后告临床治愈而恢复正常工作。1978年8月随访，1年多来未见复发。

【病案五】

邝某，男，49岁，工人。1977年2月10日初诊。

腰痛甚剧，活动受限1周。自诉弯腰下俯困难，起床站立不稳并举步困难，行动时腰痛增剧。1周前因劳动时过度用力而突然腰痛，左侧肾俞穴区有明显压痛，患者伴有胃脘痛史，舌淡红，苔白，脉弦。

诊断：急性腰痛（瘀血痹阻，筋脉拘挛）。

治则：通络活血，舒筋缓痛。

治疗经过：用泻法艾炷灸肾俞并挑刺双侧肾俞、委中二穴后，患者即觉腰痛大减，同时刺灸脾俞，并用泻法针刺阴陵泉、足三里用以消除其胃脘痛，也作为辅助配穴治疗的方法。经上述方法治疗3次后腰痛及胃脘痛症状完全消失，恢复正常工作，4个月后随访未见复发。

四、结语

背俞穴是内脏与体表联系的部位，具有反映内脏疾病和治疗相应内脏疾病的性能。

运用背俞穴治疗处方的原则：临床上必须根据辨证施治的原则，对症选用具有主治相应内脏疾病的背俞穴为主，并适当确定治疗时是用针，还是用灸，当用补法还是用泻法，以共同组成治疗处方。

临床上能充分运用艾灸背俞穴为主、挑刺背俞穴为主、水针穴注背俞穴为主、综合点刺背俞穴为主的治疗方法，可以提高针灸的疗效。

第八节　皇甫谧与子午流注针法

晋代皇甫谧1700多年前把古代著名的三部经典著作——《素问》《灵枢》《明堂孔穴针灸治要》做了一番整理，再结合他本人的临床经验编写成《针灸甲乙经》一书，原名《黄帝三部针灸甲乙经》，它是一部理论联系实际、有重大价值的针灸专书，一向被列为学医必读的古典医书之一。此书问世后，唐代医署就开始设立针灸科，并把它作为医生必修的教材。

公元701年在日本法令《大宝律令》中，明确规定用《针灸甲乙经》等医书作为学习医学和针灸学的必修课目。公元1136年，当时的朝鲜王朝正式规定以中国医书《针灸甲乙经》等作为学习医学针灸的必修课程。现在，国际针灸学会也把《针灸甲乙经》列为必读的参考书之一。足见皇甫谧的《针灸甲乙经》影响甚为深远，受到各国的重视。

在《针灸甲乙经》卷之一"精神五脏论第一"，就指出了用针治病时，应观察患者精神活动和脏气虚实的发病情况的重要性（"凡刺之法，必先本于神"）。

在卷之一"五脏变腧第二"就指出："人有五脏，五脏有五变，五变有五腧，故五五二十五腧，以应五时。"并指出应时辨证取相应五输穴治疗的方法。

在卷之一"气息周身五十营四时日分漏刻第九"，就论述了发省十二月，日省十二辰，子午为经，卯酉为纬，天一面七篇，周天四七二十八宿。房昴为纬，张虚为经，是故房至毕为阳，昴至心为阴，阳主昼，阴主夜，故卫气之行一日一夜五十周于身，昼日行于阳二十五周，夜行于阴亦二十五周，周于五脏。再说明卫气之在身世，上下往来无已，刺实者，刺其来也，刺虚者，刺其去也。谨候气之所在而刺之，是谓逢时，病在于三阳，必先候其气之加在于阳分的时机而刺之；病在于三阴，必先候其气之加在于阴分的时机而刺之。谨候其时，病可与期；关时反候，百病不除。这就着重指出辨证择时选穴治疗的重要性。

《灵枢》把卫气行的内容，编入卷之十一“卫气行第七十六”。而《针灸甲乙经》则把《灵枢》阐述卫气行的内容，编排在卷之一，因而突出说明病在于三阳，必先候其气之加在于阳分的时机而刺之；病在于三阴，必先候其气之在于阴分的时机而刺之。由此可见，皇甫谧是“子午流注针法”的倡导者，是值得我们好好学习的。

癸亥年季夏戊申之日戌时，我们在急诊室诊治一名学生，李某，男，22岁，因当天参加宴会，喝酒过多而出现胸腹满闷，呕吐食物，烦躁不宁。诊见面赤、唇舌红，神志欠清，呈急性面容，脉洪数。治则：平调胃气，泻火苏厥。治疗经过及结果：经我们运用子午流注纳甲法，取开穴“束骨”，开返本还原开穴“冲阳”，双侧用泻法刺之。进行针刺治疗时，患者大声暴躁地呼叫，施行泻法操作15min后，上述症状已消失，继续行针15min，脉象已转为平缓，乃出针，完全没有其他药物，患者便应针而愈。

按：本病因伤食醉酒而出现神志暴躁之阳证。病邪在于三阳之阳分，时逢癸亥年季夏戊申日戌时，属阳日阳时，开足太阳经之输穴束骨，并当天返本还原足阳明胃经之原穴冲阳。所以我们认为“病与穴相宜”，便选取上述逢时的开穴，用泻法刺之。在针刺的实践中，通过针下辨气，迎其经气来盛之时机，运用疾入徐出，得气动而伸之的泻法以泻其盛之阳邪，以平为期。因而获得满意的疗效，从而体会皇甫谧重视人与自然统一的整体观。对《针经》天人相应的理论有所发挥，强调辨证逢时循经选取相应的五输穴针灸治疗的观点。所以，认为皇甫谧这一观点对于子午流注针法理论基础的形成，起了最古老的倡导作用。希望进一步通过实践、认识、再实践、再认识和提高，向继承与发扬中医学的道路大踏步前进。

第六章 司徒铃教授学术传承和发展

第一节　岭南传统天灸的传承和发展

岭南传统天灸是广东省和广州市非物质文化遗产，是广东省最具群众基础的中医传统疗法。它的传承应用与发扬和司徒铃教授的指导是分不开的。

岭南传统天灸溯源于晋代。晋代葛洪（公元284—363或344）、鲍姑（公元309—363）夫妇，是当时岭南的著名医学家，葛洪是岭南天灸的早期开拓者，与妻子鲍姑一道为岭南灸法的发展奠定了基础。葛洪的著作《肘后备急方》对以药物贴敷穴位使之发泡以治病的验方记载很多，书中所提到的天灸药物“水茛（治疟疾、喘症）”，也被明代长期在岭南地区行医的李时珍所确证。《肘后备急方》中记载以药物贴敷穴位使之发泡以治病的验方10余种，分别使用了肉桂、姜、巴豆、蜈蚣、牡蛎、矾石、附子、灶中黄土、菰子 、鳖甲、乌头、皂角、苦参、半夏、水茛（即毛茛）等10余种中药材，治疗中风、霍乱、寒热诸疟等疾病。该书卷三“治寒热诸疟方第十六”中就有“临发时，捣大附子下筛，以苦酒和之，涂背上”等关于发泡截疟的记载。

岭南针灸学传承于唐宋时期，唐宋时期是封建文化发展的鼎盛时期，针灸学在当时社会有了一定的发展，出现了针灸学专著。唐代崔知悌《骨蒸病灸方》是最早的灸法专著；南宋刘昉《幼幼新书》，其中卷二十“骨蒸第三”引用该书灸治骨蒸方法，与《外台秘要》所辑内容相似，但更为全面详尽，有“取穴图”“用尺寸取穴法”“艾炷大小法”等内容，保存了古代灸法资料，有重要文献价值。

岭南针灸学发展于明清，明代丘浚对针灸学在岭南的传播起到一定作用。丘浚，字仲深，号琼台，明代琼山人。少孤，七八岁能赋诗，敏捷惊人。景泰五年（1454年）进士，授翰林院编修，历官掌詹尚书、文渊阁大学士。弘治八年（1495年）卒于官年76岁，赠太傅，谥文庄，《明史》有传。丘浚一生嗜学，博览群书，旁通医术，遇良方辄录之，著有《群书抄方》《重刻明堂经络前图》《重刻明堂经络后图》和《本草格式》等医著。

清代岭南新兴（今广东新兴县）人叶茶山，其父叶广祚、祖父叶澄泉，得高人传授灸法，著《采艾编》《采艾编翼》二书，为岭南的灸法专著，其中部分内容介绍与天灸相关。清代何梦瑶《针灸吹云集》、易良山《男女小儿针灸》、胡天铭《金针撮要》、孔继溶《经穴异同考》、朱珩《针灸秘诀辨证》等为岭南针灸发展做出一定的贡献。

岭南针灸学形成于民国，民国时期岭南针灸学派不断发展，中医教育在这一时期得到长足的发展，培养孕育了大批岭南针灸人才。受到中西汇通的影响，医家注重用解剖学、生理学、病理学和药物学等现代医学知识研究针灸学。代表人物为周仲房、曾天治。周仲房（1881—1942），早年任职广东黄埔海军学校，官至少将，后辞官归隐，钻研中医针灸，以针疗疾，饮誉粤港；为司徒铃之师，参与创办广东中医药专门学校、广东光汉中医专门学校、广州汉兴国医学校等近代最早期中医学校，先后任广东中医药专门学校教务主任、代校长，为民国时期岭南著名针灸家。其代表性著作有1927年编撰的广东中医药专门学校教材《针灸学讲义》二册。曾天治，广东五华人，1933年因家人受疾病重创辞去教师职务，遂一边学习针灸一边临床实践，不到一年时间，已名震国内外。结合现代医学知识来研究针灸学，他提出针灸有兴奋、镇静、诱导等作用，对腧穴的主治特性、选穴数量及主次配合、针刺深度、刺激强度、留针时间、疗程长短、针刺消毒等均做了研究。7年多的时间里共治疗数万名患者，涉及200多种病症，将临床观察的结果汇成《科学针灸治疗学》一书，是当时重要的针灸文献。曾氏还发表有关针灸学方面的论文数十篇，出版有《针灸医学大纲》等著作，20世纪30年代中期在广东光汉中医专门学校、广州汉兴国医学校任针灸教师，毕生为岭南针灸人才的培养做出巨大贡献。

始建于1933年的广东省中医院是中国近代史上最早的中医院之一，享有“南粤杏林第一家”的美誉，一直是天灸疗法的传承者和发扬者。20世纪上半叶，岭南著名针灸大家司徒铃教授继承了周仲房教授的学术思想，在不断总结前人经验的基础上，对天灸进行了深入的探索和继承，并将其宝贵的经验传授给了徒弟。广东省中医院刘炳权、陈全新、林文仰等教授从20世纪80

年代开始继承与整理中医针灸、子午流注等与时间医学的关系，使广东省中医院天灸疗法进一步得到了传承和发展，司徒铃教授的真传弟子符文彬教授更是主持了岭南传统天灸的临床研究和拓展，从而探索出了一套适合岭南地区的传统天灸疗法的优化治疗方案，不断促进岭南天灸疗法的应用和推广。陈全新教授现在已是满头银发的耄耋老人，刘炳权教授、林文仰教授已过世，广东省中医院现任的大针灸科主任符文彬是天灸第三代传人，如今天灸的传承接力棒已经交到了第五代的“徒子徒孙”手上。

广东省中医院自1984年开始大规模开展三伏天岭南天灸疗法，至2010年累计接受治疗的患者近200万人次，近几年来每年均有近30万人接受天灸疗法的治疗。该院主持的“天灸治疗支气管哮喘的规范化研究”被国家中医药管理局（国中医药发〔2005〕001号）作为2005年科技成果推广的重点建设九个项目之一，面向全国推广应用，2005年获“中华中医药学会科学技术奖二等奖”。

广东省中医院一直致力于岭南传统天灸的传承和发展，无论是在药方的配置上还是剂型的改革上，都进行了一系列的研究。在制剂方面将以往的粉状改良为现在的膏状，使岭南天灸变得更方便、更易推广。同时，为了更好地掌握天灸的理论依据和改进天灸，以适应现代社会更多的疾病，并达到更好的疗效，广东省中医院还加强了对天灸的科学研究，并成立了相关的实验室和研究中心，承担了多项天灸课题，如广州中医药大学科学研究基金课题“天灸对‘阳虚’模型免疫功能的影响”（1999—2000年）、国家中医药管理局临床诊疗技术管理与研究项目课题“天灸治疗支气管哮喘的规范化研究”（2000—2003年）、广东省中医药管理局“穴位贴敷治疗慢性颈痛的临床研究”（2006—2008年）、广东省中医药管理局“天灸疗法治疗变应性鼻炎的规范化研究”（2007年）、广东省中医院中医特色与优势临床研究专项（重点课题）“天灸治疗变应性鼻炎疗效、时效规律研究及免疫机制的探讨”（2010年）、广州市非物质文化遗产项目岭南传统天灸2号方治疗失眠的临床研究（2014年）、广东省中医院中医药科学技术研究专项“岭南传统天灸病种拓展及评价研究”（2014年）。30年来通过大规模开展“岭南传统天灸疗法”的临床研究与推广应用，该疗法适应证有：肺系相关病症如变应性鼻炎、慢性咳喘（如哮喘、慢性支气管炎、过敏性咳嗽、慢性肺气肿等）、慢性咽炎、虚人感冒等病症防治，痛症如颈肩腰腿痛、膝骨性关节炎、风湿性关节炎、网球肘、胃痛、痛经等慢性疼痛疾病，其他类如失眠、慢性肠炎、消化不良、慢性盆腔炎、夜尿症、遗尿等。

由于岭南传统天灸疗法的推广，为四川、海南、新疆、山东、河北、广西、湖南、青海、宁夏、广东、香港及东南亚国家等各级医疗机构培训了大批学员，使岭南传统天灸这一传统的民间医学遗产得以更好地传承和发展。

根据太阳历的节气理论中有“冬至一阳生，夏至一阴生”，在一年的气候中，“冬至”和“夏至”是阴阳转化、寒热交替的两个转折点。从冬至开始，阳气开始复生，阴气开始消退，到了夏至，阳气的胜复达到了顶点，阴气的消退也趋于尽头。从夏至开始，阴气开始复生，阳气开始潜藏，到了冬至，阴气的胜复达到了顶点，同时阳气的潜藏于内。《灵枢·岁露论》曰“人与天地相参也，与日月相应也”，《素问·宝命全形论》说“人以天地之气生，四时之法成”，人类作为宇宙万物之一，与天地万物有着共同的生成本原，“天地之间，六合之内，其气九州、九窍、五脏、十二节，皆通乎天气”，同样有着阳升阴降、阴阳转化的过程。《素问·生气通天论》中还强调：“阴平阳秘，精神乃治，阴阳离决，精气乃绝。”阴者藏精而起极，阳者卫外而为固，阴阳平衡协调是人体生存的前提。广东省中医院继承前人经验的同时，根据人体阴阳消长规律，顺应四时气候变化的规律，“法于四时”，与自然环境保持协调统一，遵四时变化而预培人体之阴阳，即“冬病夏治”“夏病冬治”。在一年中之长夏与冬季里选取两个节令进行岭南传统天灸，促进人体阴阳转化的过程，以改善体质、防治疾病，即所谓的“夏养三伏，冬补三九”，顺应天时，进一步提高了天灸疗法的临床疗效。

由于岭南独特的地理环境及先贤的影响，天灸在岭南地区盛行并广泛发展起来，目前广东省各大医院包括享有“南粤杏林第一家”美誉的广东省中医院及社区卫生服务中心都将天灸疗法这项传统中医技艺保存下来了，并结合岭南民间天灸和气候条件，发展出“三伏”和“三九”天灸疗法体系，推动了天灸疗法的传承与发展。

2011年6月，广东省中医院的“岭南传统天灸疗法”成功入选广州市第三批市级非物质文化遗产名录，成为名录里唯一一个传统医药类项目。2012年2月入选广东省非物质文化遗产名录。今天，岭南传统天灸已经成为备受老百姓追捧的防治疾病的传统疗法之一，是治未病的明星疗法。

第二节　司徒铃教授治疗眼肌型重症肌无力

眼肌型重症肌无力，属于中医的“上胞下垂”。司徒铃教授治疗本病效果显著，经验独特。

一、注重脾胃

司徒铃教授认为重症肌无力主要由脾胃气血虚弱所致。症见上胞缓慢下垂，逐渐加重，半掩瞳神，伴有体倦、纳呆、舌淡，脉沉细。盖脾胃乃后天之本，气血生化之源。又眼胞为脾所主，故脾胃虚弱，气血化源不足，筋脉胞络失养，中气下陷，则上胞下垂。正如《诸病源候论・目疾》所言：“目是脏腑血气之精华，肝之外候，然五脏六腑之血气，皆上荣于目也。若血气虚则肤腠开而受风，风客于睑肤之间，所以其皮缓纵，垂重于目则目不能开，世呼为雎目，亦名侵风。”故其治疗胞下垂尤注重调理脾胃为主，常用足三里、商丘、脾俞等穴，随证轻重夹杂加减，或配局部梅花针点刺，针灸并用，取效迅速。

【病案】

朱某，男，34岁，干部。

患者一月前因感冒治疗好转后，继渐见左眼下垂，半遮瞳神，难睁，无咳嗽、气促等症状，曾用加兰他敏、维生素B_1、肌苷等治疗未见好转，诊时伴有疲倦乏力、纳呆，时有胁肋不适，舌淡红边有齿痕，苔白，脉虚弦。

诊断：上胞下垂（中气不足伴肝郁）。

治则：补中益气，佐以疏肝解郁。

治疗经过：取足三里（双），商丘（双），各灸7壮以补中益气、调理脾胃，配合针泻太冲（双）以疏肝解郁，局部梅花针轻轻点刺，并嘱回家每天悬灸足三里（双）各10min，第三天复诊，自觉眼睑张开稍有力能微动，但不能上提，无胁肋不适，胃纳好转，疲倦，按上方去太冲治疗26天后，眼睑开合自如。以补中益气汤善后巩固。

二、善用背俞

背俞是脏腑之气输注于背部的地方，位于足太阳经的第一侧线上，而“足太阳膀胱之脉起于目内眦”“足太阳之筋，其支者为目之上纲”。故用背俞穴调理脏腑亦可治疗眼睑下垂，当患者迁延难治，黑睛几乎全遮，垂目难睁，形寒肢冷，舌淡黯或有瘀点，脉沉细等证见脾阳不足，气滞血瘀时，可用脾俞、胃俞、膈俞等调动脾阳，活血化瘀，以达升阳举陷的目的。

【病案】

何某，女，42岁，工人。

自述左上睑下垂盖过瞳孔5个月，视物时需用手指提起上睑方见。起因不明，曾针刺足三里、阳白、鱼腰等，服用补中益气汤加减治疗无效，乃求治于我师，诊时面色皖白无华，四肢冰凉，舌黯，脉沉。

诊断：上胞下垂（脾阳不足，气滞血瘀）。

治则：温中升阳，行气活血。

治疗经过：采用温针大椎，直接灸膈俞（双）、脾俞（双）各7壮，眼及颈背腰骶皮部磁圆针点叩，从上而下。针灸后当晚精神爽朗。10月22日复诊继守原方治疗，23日早上眼能睁开约到瞳孔中间，但下午又恢复原状。24日上午再诊，上眼睑能张开如昨天，四肢较前温暖，面色好转。灸脾俞（双）、膈俞（双）各5壮，阳陵泉（双）温针。当天下午眼睑能保持上午原状，继守原方治疗35天而愈。

按：上胞下垂，世人多责中气下陷或风邪入络所致。但气虚血瘀者也不少见。盖本病虽以气（阳）虚为本，然气为血帅，血为气母，气虚运行无力，血液通行不畅，久病必瘀，故对于久病不愈的病案，在辨证求因的基础上，加上活血行血方能捷效。

三、妙用井穴

《灵枢·本输》云："所出为井""病在脏者取之井"（《灵枢·顺气一日分为四时》）。又井穴是十二经之根。说明井穴具有调和脏腑功能、维系根结作用。司徒铃教授巧取至阴、隐白灸治脾虚胃阳不固而致的眼睑下垂、容易感冒，有桴鼓之效。

【病案】

黄某，女，45岁，干部。

右眼睑下垂2个月余，伴咬肌无力，服新斯的明，1h后方能吃粥。病者反复感冒多次。用中西药治疗无效。诊时伴有嗜睡、纳差，舌淡红苔薄白、脉濡。有胸腺瘤手术史。

中医诊断：右眼睑下垂（脾阳虚，卫阳不固型）。

西医诊断：重症肌无力。

治则：补中益气升阳。

治疗经过：麦粒灸至阴（双）、隐白（双），每穴各15壮，并嘱病者回家每天早晚自悬灸上穴各5min。7月11日复诊，精神较好，不服用新斯的明也能吃饭，眼睑能上提3mm。共治1个半月而愈。

四、调补奇经

奇经八脉对十二经脉之气血起着蓄溢、调节作用。当十二经脉气血满盈时，则流注于奇经八脉。当十二经脉气血不足，则奇经八脉气血亦流到十二经脉中去。其中督脉、任脉、阴跷脉、阳跷脉于目系关系密切。督脉为阳脉之海，有统督诸阳的作用，又与"足太阳起于目内眦"（《素问·骨空论》）。任脉为阴脉之海，其"上颐循面入目"。阴阳跷脉分别循行交于目内眦，共同调节眼睑开合功能。可见奇经八脉功能失调，亦可引起眼睑下垂。本病脾胃虚弱，气滞血瘀，风邪侵袭不明显时，可用大椎、百会、申脉、照海、关元、气海等奇经八脉腧穴治疗，可谓经验独特，与众不同。

【病案】

梁某，女，2岁。

家属代诉，患儿左眼睑下垂已1月。初起病时，头颈向右倾斜。2周后继见眼睑下垂，经治疗1月颈已偏正，而眼睑下垂久治不愈，下午为甚。服用多种中西药治疗无效，左眼不能正视物，需仰头方见，胃纳精神一般，舌淡红苔薄白，指纹淡红。

诊断：上胞下垂（督脉虚弱，阴阳跷脉失和）。

治则：调补奇经。

治疗经过：悬灸百会、大椎各7min，温针阳陵泉、申脉，平补照海，左右交替。隔天1次，治疗3次后症状好转，能平视物，继用原方法治疗42次而愈。

按：《灵枢·经脉》说："督脉之别，名曰长强……虚则头痛。"故本病头重颈斜、眼睑下垂不能开合，证属督脉虚弱、阴阳跷脉失和。大椎、百会为督脉经腧穴，照海、申脉分别交通阴阳跷脉。阳陵泉为足少阳经合穴，"足少阳之正……系目系，合于少阳于外眦也。"又筋会阳陵，《灵枢·九针十二原》云："疾高而外者取之阳陵也。"故用大椎、百会温补督脉而开阳，照海、申脉调和阴阳跷脉而司眼睑开合，配以阳陵系上纲，共达治病目的。

司徒铃教授治疗眼睑下垂，审证求因，注重脾胃，结合经络辨证，善用背俞，妙用井穴，调补奇经，经验独特，效果显著，值得学习。

第三节　百会压灸治疗痰浊中阻型眩晕

眩晕是常见临床症状之一，可见于西医的多种疾病。司徒铃教授运用压灸百会治疗痰浊中阻型眩晕63例取得了良好的效果。

一、临床资料

病例选择：具有典型中医眩晕症状且符合中医辨证为痰浊中阻型的患者（中医诊断分型标准参照全国高等医药院校教材《中医内科学》）。

63例中，男性21例，女性42例；年龄最小18岁，最大69岁，平均年龄45岁；病程最长2年，最短6h，平均22天。治疗最少1次，最多9次。其中颈椎病26例，低血压4例，梅尼埃病5例，脑动脉硬化5例，经期眩晕5例，神经衰弱4例，鼻咽癌放疗后3例，外伤性颈性眩晕2例，脑震荡后遗症4例，不明原因5例。

二、排除标准

颅内占位性病变、感染性疾病及眼病等引起者；年龄在16岁以下或70岁以上者；妊娠者；合并有心血管、肝、肾和造血系统等严重原发疾病，精神病者；未按时治疗，无法判断疗效者。

三、治疗方法

患者正坐或平卧，医者将患者百会头发向两侧分开（也可将局部一小撮头发剪掉），局部涂上万花油，置艾炷（约麦粒大）于穴位上并点燃之，待局部有灼热感时，医者用右手拇指将艾火压灭并停留片刻，使热力向内传。每次压灸3～5壮，每3～5天1次。每次治疗完后要注意保护灸疮清洁。

四、疗效标准

痊愈：眩晕等症状消失。

显效：眩晕等症状明显减轻，头微有昏沉，或头晕目眩轻微但不伴有自身及景物的旋转、晃动感，可正常生活及工作。

有效：头晕或目眩减轻，仅伴有轻微的自身或景物的旋转、晃动感，虽能坚持工作，但生活和工作受到影响。

无效：头昏沉及眩晕等症状无改善或加重。

五、治疗结果

治疗结果见表6-1。

表6-1 百会压灸治疗痰浊中阻型眩晕63例的疗效观察

病名	例数	痊愈	显效	有效	无效
颈椎病性眩晕	26	9	8	6	3
低血压	4	1	1	1	1
梅尼埃病	5	1	1	2	1
脑动脉硬化	5	—	2	2	1
经期眩晕	5	3	1	1	—
神经衰弱	4	1	2	1	—
鼻咽癌放疗后	3	1	1	—	1
外伤性颈性眩晕	2	2	—	—	—
脑震荡后遗症	4	—	2	1	1
不明原因	5	2	1	1	1
合计	63	20	19	15	9

六、病案选介

【病案一】

叶女士，47岁，教师。1992年9月24日初诊。

眩晕伴颈项疼痛2个月。患者于1992年7月始出现眩晕，伴颈项疼痛，头部转侧加剧，双手麻痹，胸翳，恶心，经多种方法治疗未见好转。检查：颈3—颈7两侧均有压痛，血压正常，舌淡黯，苔白润，脉滑。X线示“颈3—颈6

均骨质增生”。

中医诊断：眩晕、痹证（痰浊中阻）。

西医诊断：颈椎综合征。

治则：化痰降浊，通络止痛。

治疗经过：取风池（双）、丰隆（双）、新设（双）、百会（双）。开始针刺风池、新设、丰隆，行泻法，治疗3次后，颈项疼痛及手麻基本消失，但眩晕、胸翳、恶心未减。9月28日改用百会压灸，每次5壮，隔3天1次，共治疗3次，诸症消失，随访半年无复发。

【病案二】

黄女士，65岁，退休工人。1992年12月12日初诊。

病者因鼻咽癌，经化疗病情控制，时有耳鸣。6天前突然眩晕，天旋地转，恶心，痰多而白，经某医院静注维生素B_6、ATP等及服中药半夏白术天麻汤治疗无效。检查：血压127.5/75mmHg，血常规正常，舌淡苔白，脉滑。

中医诊断：眩晕（痰浊中阻）。

西医诊断：鼻咽癌放疗后。

治则：豁痰降浊。

治疗经过：取百会。当天压灸百会5壮后，眩晕即刻减轻，无天旋地转。12月14日复诊时，眩晕明显好转，耳鸣、恶心消失，守原方治疗2次，眩晕消失，随访8个月未复发。

七、讨论

眩晕一症，历代医家多有论述。其中金元四大家之一朱丹溪，力倡“无痰不作眩”之说，对临床治疗眩晕，颇具指导意义。痰浊中阻，阻遏经络，致清阳不升，清空之窍失其所养，故见头目眩晕。百会为手足三阳、督脉和足厥阴经之交会穴，具有升阳豁痰、降浊开窍之作用，是治疗眩晕的要穴。现代临床和实验研究，更为认识艾灸百会治疗眩晕等病的治病机制提供了依据。如张登部等对艾灸百会、天窗治疗中风偏瘫患者前后脑血流图分析发现，脑血流的若干指标均有显著变化，提示灸法有扩张脑血管、改善脑血管弹性、增加脑血流量的作用。周静玉等对艾灸百会治疗眩晕症的临床实验研究表明：艾灸百会能够扩张血管，增加脑部血流量，改善大脑的血液循环，从而眩晕症状得以解除。通过63例百会压灸治疗眩晕的临床观察，初步证实了艾灸百会确有治疗眩晕的作用。

第四节　司徒铃针刺补泻手法治疗急症验案

一般资料：3例急诊患者，均在附属医院急诊室诊治，是随机选择的患者，其中属急性痛症者2例（包括腹痛、睾丸痛各1例），感冒发热1例。

疗效观察：痛症患者，经针治后数分钟至十余分钟，全部获迅速止痛效果，感冒发热经针治后十余分钟，汗出热减。

脉象及脉图观察：根据《灵枢·九针十二原》指出："凡将用针，必先诊脉，视气之剧易，乃可以治也。"《灵枢·终始》指出："刺之……气至而有效者，泻则益虚，虚者脉大如其故而不坚也……补则益实，实者脉大如其故而益坚也。"由此可见，脉象是中医针灸诊疗的特色之一。司徒铃老师坚持用"脉证合参"以观察针刺补泻的效应，是基本符合中医传统理论的。脉象进展，近来已进入脉象图研究阶段，我们对本组病案选用BYS-14型脉象仪描记脉图作为客观指标，采取自身对照方式，观察针前出针后脉象图变化的结果，以验证针刺补泻的效应。

【病案一】

曹某，男，38岁，干部。1982年8月16日急诊。

左侧睾丸疼痛数小时。患者今晨起无明显诱因出现左侧睾丸疼痛，渐渐加剧，牵扯样，痛连腰脊，伴头晕及全身乏力。舌质淡红，有瘀点，苔薄白，脉右关虚弦，左弦细。查体见其面色无华，痛苦面容，腰背、睾丸、阴中、阴茎、会阴未见异常。

诊断：睾丸痛（气虚肝郁）。

治则：益气疏肝，行气止痛。

治疗经过：针泻太冲（左），胀感传至曲泉，针补足三里（右），胀感向上传，5min后，心胸至全身发热，感轻松舒服，睾丸及腰脊疼痛渐止，按《灵枢·经脉》说：肝足厥阴之脉，循股阴，入毛中，过阴器，是动则病，腰痛不可仰卧……是主肝所生病者……狐疝。现患者因肝失疏泄，经气不行而引发睾丸痛牵连腰部痛，故用泻法针刺肝经之原穴太冲以止痛，患者右关脉虚，主胃气虚，故针补胃经合穴足三里，以补气而巩固其疗效。

脉象图特征变化：针刺后主波幅显著增高，由9.5mm增加为17mm，重搏波，降中峡与主波幅比值分别由0.63减为0.47、0.35，重搏波变得较为明显。

按：疼痛使机体处于应激状态，交感神经亢奋，血管痉挛收缩，故脉弦细。针刺能扩张血管，改善血流灌注，消除引起疼痛的缺血状态，起到止痛的作用。“通其经脉调其气血”“通则不痛”。针刺治疗，能松弛痉挛状态下的血管，心搏和血流增加，降支斜率增加，重搏波和降中波下降，降中波变得较明显。

【病案二】

陈某，男，45岁，干部。1982年8月18日急诊。

脐周及上腹绞痛15min。近几天来风雨交加，工作四处奔波，睡眠不足，劳倦内伤中气，饮食不定时，食物而冷热不择。脾胃运化失职，稍受寒邪，气不宣通而至腹痛。于10min前起病，突感上腹部及脐周剧烈绞痛，伴头晕，乏力，冷汗出，恶心，口淡流涎。查体：体温、血压正常，急性痛苦面容，精神疲乏，面色苍白，头额布小滴汗珠，全身皮肤湿冷，心肺未见异常体征，脐周及上腹部轻度压痛，喜按，肠鸣音活跃，肝脾未触及，肝浊音界存在。舌嫩红略胖，苔灰略厚腻。脉沉细无力。

中医诊断：腹痛（气虚寒湿证）。

西医诊断：肠痉挛。

治则：益气温化寒湿，取足太阴、阳明经穴，补泻兼施。

治疗经过：经针刺补足三里（左）、泻公孙（右），在针的周围发胀传至足背并向上传。腹痛及诸症顿感缓解，全身舒适，面色由苍白渐转红润，脉转和缓有力而趋平。

脉图特征变化：主波幅由17mm降至13mm，波顶由圆钝变为较尖，重搏波及降中峡消失，其与主波幅比值由0.6及0.6变为不可测得。

按：腹痛时，机体处于应激状态，副交感神经亢奋，胃肠平滑肌痉挛收缩而出现腹痛、恶心、口淡、流涎等症状，交感神经亢奋，出现冷汗出，末梢血管痉挛收缩，出现面色苍白、肤冷、头晕、乏力及脉沉细无力等表现。据有关研究表明，针足三里及公孙穴有调整胃肠功能作用，使痉挛收缩之平滑肌松弛。从该例针刺疗效分析，具全身性的调整作用。解除自主神经系统的兴奋状态，痉挛的末梢血管得以舒张，皮肤外周血循环及汗腺功能恢复正常。外周末梢血管阻力降低，血流从动脉迅速灌注入末梢血管，对动脉壁的压力减少，故主波幅下降，尤其是重搏波及降中峡已消失。

【病案三】

梁某，男，45岁，工人。1982年8月18日急诊。

全身发热头项痛，恶风寒已4h余。患者10h前因淋雨受凉后，渐感发热，恶风，颈项痛，周身酸痛，无汗，口渴，不思饮。查体：体温39.3℃，全身面部、双眼、口唇发红；舌质红，苔黄白稍腻；脉浮洪数。

诊断：感冒（外感风寒）。

治则：疏通太阳经气，解表散热。

治疗经过：取足太阳经五输穴，针刺用泻法。经用泻法针刺足太阳经之井穴至阴和合穴委中，针感传及整双下肢，伴有触电般感觉传至全身。20min后，背部微有汗出之后，头痛恶寒及身热感均减退，后转为头目清快，全身舒松感，而脉浮数较甚，体温下降为39℃。此乃疏通太阳经气使邪从汗解，身热渐减，全身轻松。

按：发热，面红，脉浮洪数，见到患者体温已上升，而无汗，恶风，身痛，说明上升的体温尚未达到病理性核温阈值。故仍继续增加产热，肌肉紧张收缩故身痛，继续减少放散热量以保温，故无汗出，皮肤血管未完全扩张故恶风。针刺治疗增加机体应激能力，加速产热，使体温迅速上升，达到核温阈值后产热减少，肌肉松弛故身不痛，增加了散热故汗出，恶风症状消失，皮肤血管扩张，心搏血量及外周循环增加，故脉波主波幅增加；末梢动脉阻力减少，故脉搏降支斜率增加，降中波及降中峡下降。脉象图因而出现有相应明显的变化。

司徒铃教授根据《灵枢·终始》："刺之……气至而有效者，泻则益虚，虚者脉大如其故而不坚也……补则益实，实者脉大如其故而益坚也。"本研究坚持用"脉证合参"以观察用《内经》针刺补泻手法治疗的效应，是基本符合中医针灸诊疗的特色方法。上述3例病案通过结合脉象仪描记针前与针后脉象图变化的结果，以验证用《内经》补泻手法治疗的效应。临床"脉证合参"所见，急性痛症用相应针刺补泻手法治疗后均获迅速止痛的疗效，同时病脉均获显著好转而趋平。脉象图亦完全显示病变的脉象图转为正常范围的脉象图，从客观指标角度验证了针刺补泻手法的治疗效应。

第五节 灸法的传承与发展——精灸技术

精灸技术是采用小米粒大小的艾炷于穴位上燃烧以此来治疗全身疾病的灸类技术。因其热力集中、透热迅速、刺激量大，一壮可达到普通麦粒灸多壮之效，取其精而效验称其为“精灸”。

精灸是符文彬教授在传承司徒氏灸技术的基础上，深刻挖掘中医理论精髓，不断改良、发展和完善的艾炷灸类技术。该技术强调“辨证精、取穴准、艾炷小、壮数少”的原则，根据病证的需要，可合理地控制灸量及灸度。在临床推广应用中得到医务工作者和患者欢迎。

一、理论基础

灸量是指以艾绒等灸材燃烧时产生的温热及生成物对机体产生的刺激量，包括灸材燃烧产生热量的高低、穿透力的大小、生成物的刺激程度，是影响灸效的关键因素。

艾炷底的大小是灸量控制的重要方面，底面积可以影响刺激面积的大小及整个艾炷的重量。如《小品方》《扁鹊心书》中认为“灸不三分，是谓徒劳”“此为作炷，欲令根下广三分为适也”。一些医家认为艾炷的底面积不能太小，否则影响热力的传入而疗效不佳。“减此，不覆空穴，不中经络，火气不能远达”。但同时也有医家提出应根据情况灵活使用，不可拘泥于“三分”这个范围，《外台秘要》中详述理由：“小品方云黄帝曰灸不过三分是为从穴，此言作艾炷欲令根下广三分也，若减此，则不覆空穴，不中经络，火气不行，不能除病，若江东、岭南，寒气即少，当二分为准。”唐代孙思邈指出了“艾炷务大”的同时，也提出需要根据患者个体情况决定艾炷大小：“小弱，炷乃小作之，以意商量。”同样日本的针灸学者也注意到这一问题，透热灸派强调用高质量的灸材制作半个米粒大小的艾炷，在压痛点、硬结处、经穴部施灸，使皮肤出现发红或出现水泡来治疗疾病。

艾灸壮数没有统一的标准量，甚至《千金方》中有灸治300壮的案例。壮数的多少往往受到病情的轻重、疾病的性质、患者的耐受性、地域等多方面的影响。病情轻重是一个重要的参考因素，如《扁鹊心书》中“大病灸百壮，小病不过三五七壮”。病位在卫分、上焦、经络等位置轻浅者，不需要太多壮数的灸治。而随着疾病的深入，涉及血分、中下焦等位置较深者，则需要增加艾灸的壮数。另外选穴部位不同，艾灸量也有较大区别。《医学入门》中“针灸穴治大同，但头面诸阳之会，胸膈二火之地，不宜多灸，背腹阴虚有火者，亦不宜多灸，维四肢穴最妙，凡上肢及当骨处，针入浅而灸易少，下肢及肉厚处，针可入深，灸多无尽”。另外天气地域对此也有明显影响，《素问》中：“北方者，天地所闭藏之域也，其地高陵居，风寒冰冽，其民乐野处而乳食，藏寒而生满病，其治宜灸焫，故灸焫者，亦从北方来。”可知北方寒冷地区，艾灸壮数可多，南方湿热地区，壮数宜少。因此，灸量、灸度的量化是针灸临床需要探究的问题。

传统麦粒灸因施灸壮数多、燃烧时烟雾多、灸量灸度不易控制等原因，临床上易偏废。精灸技术在传承司徒氏灸的基础上发展演化而来，型小的艾炷由于与皮肤的接触面积小，其燃烧时对皮肤产生的灼痛感较小，患者较容易耐受深度燃烧，而使得小艾炷易燃烧完全，耗时短，产生的灸效更具穿透性。因此，精灸有灸材消耗少、治疗时间短、灸量灸度易控制、临床疗效好、便于推广等诸多优势。目前，精灸在临床上已广泛应用于痛症、失眠及抑郁相关病症等，取得了良好的治疗效果。

二、灸材选用

精灸强调灸料的选用。如《本草纲目》载：“至柔烂如棉为度。”《和剂局方》中指出新鲜艾叶经过反复捣筛，候其细黄熟为度。《针灸聚英》中认为高质量艾绒具有“灸有力，火易燃”之特征。所以，精灸强调选用如下特点的高质量精细艾绒：①便于搓捻为精灸要求的小规格艾炷；②燃烧时火力更均匀；③燃烧时温度温和；④燃烧时气味芬芳、热度易窜透达深部。

三、精灸技术操作规范（图6–1）

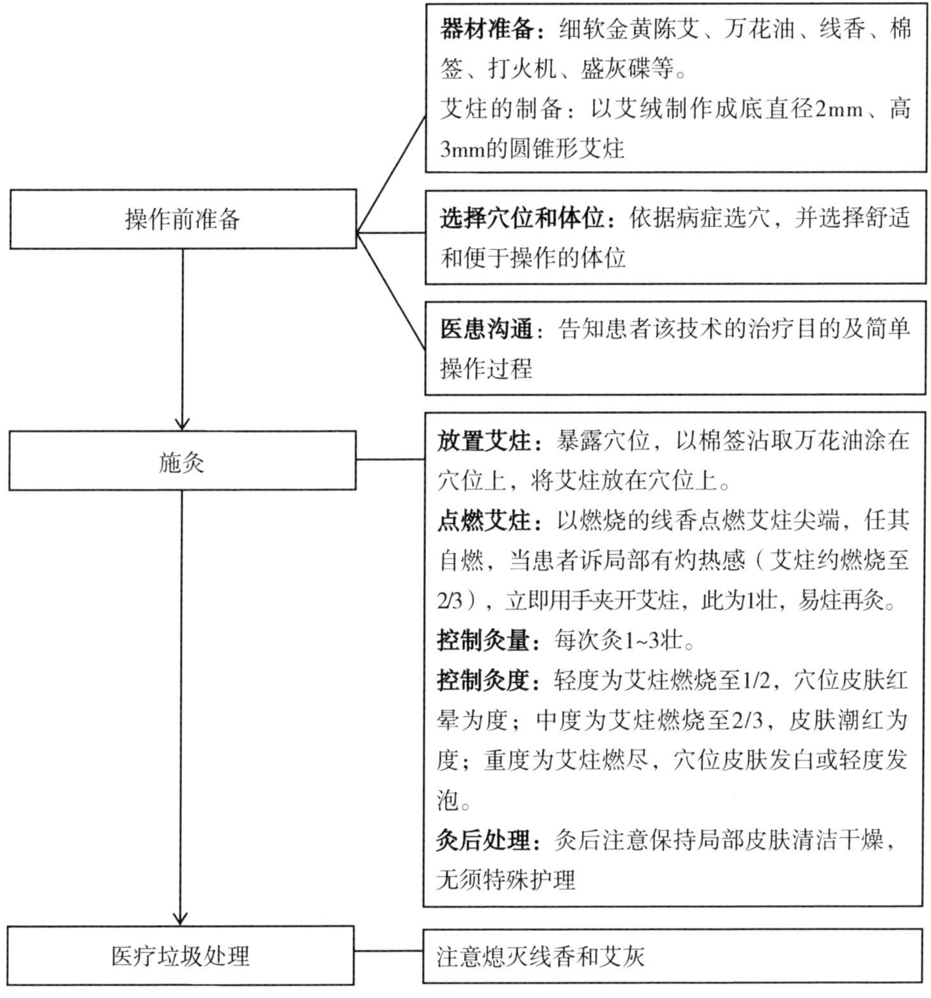

图6–1　精灸技术操作步骤图

四、适应证

（1）退行性骨关节炎、类风湿关节炎、带状疱疹后遗疼痛等急慢性痛症。

（2）失眠、抑郁、焦虑等情志障碍性疾患。

（3）哮喘、变应性鼻炎、荨麻疹等过敏性疾患。

五、临床应用举例

1. 颈痛

适应证：颈椎病、筋膜炎等以慢性颈痛为主者。

主　穴：百劳，肩中俞，肩井，胆俞。

配　穴：足少阳经型配阳陵泉、足临泣，督脉型配大椎，风寒湿证配风池、天柱，气滞血瘀证配膈俞，痰湿阻络证配中脘，肝肾不足证配肾俞，气血亏虚证配足三里。

操作方法：穴位先以万花油标记，将底直径2mm、高3mm大小的圆锥形艾炷置于穴位上以线香点燃，待其自行烧尽，再施灸第二壮，以发泡为度。

2. 膝关节骨性关节炎

适应证：膝关节骨性关节炎慢性疼痛反复发作。

主　穴：膝眼，阴陵泉，脾俞，膀胱俞，阿是穴。

配　穴：行痹配膈俞，痛痹配肾俞，着痹配水分，痰瘀痹阻证配脾俞、膈俞，肝肾不足证配肾俞、气海，半月板损伤加肺俞，髌骨软化症加肾俞、胆俞。

操作方法：穴位先以万花油标记，将底直径2mm、高3mm大小的圆锥形艾炷置于穴位上以线香点燃，待患者诉灼痛难忍即夹走艾炷，再施灸第二壮，以皮肤潮红为度。

3. 肩周炎

适应证：肩周炎慢性迁延期或粘连期。

主　穴：肩髃，肩贞，肩前，百劳，肺俞。

配　穴：阳明经型配厉兑，少阳经型足临泣，太阳经型配束骨，阳维脉型配外关，风寒湿证加大椎、风门，气血瘀滞证配膈俞、胆俞，气血不足证配关元、足三里。

操作方法：同上重度灸。

4. 慢性胃炎

适应证：反复胃痛消化不良者。

主　穴：足三里，上脘，中脘，脾俞。

配　穴：寒邪犯胃证配胃俞、风门，肝胃气滞证配膈俞、胆俞，胃热炽盛证配内庭，脾胃虚寒证配关元、胃俞，胃阴不足证配太溪、内庭。

操作方法：同上中度灸。

六、禁忌证

（1）糖尿病血糖控制欠佳者慎用。

（2）脑出血急性期慎用。

（3）高热炎性疾病或局部疮疡者禁用。

七、注意事项

（1）颜面及大动脉处慎用发泡法。

（2）关节部位不易施用瘢痕灸。

（3）发泡后局部灸疮当日勿沾水，如有化脓渗液，予局部消毒换药。

第六节　疏肝调神针灸技术

疏肝调神针灸技术是以“从肝论治、调气为先”为治疗原则，选取肝经或与肝经相关的穴位及督脉穴位以治疗疾病的一种特色针灸技术。《读医随笔》云：“医者善于调肝，乃善治百病。”针灸治病亦如此，善于调肝才能随手见功，应针取效。

疏肝调神针灸技术是符文彬教授继承司徒铃教授、石学敏院士的学术思想，针刺上重视调气，溯源中医针灸古典理论，形成以“疏肝气、调心神”为核心治疗原则的一种治疗气郁为主的抑郁相关疾病的针法。其核心技术包括针刺四关配百会、印堂，艾灸四花穴膈俞、胆俞，埋皮内针心俞、肝俞等。

一、理论基础

（一）肝与其他脏腑的关系

中医认为，人体脏腑经络的功能活动，如肺气的宣发与肃降，肝气的升发与疏泄，脾气之升清和胃气之降浊，心火下降与肾水上升等，都是脏腑气机升降运行的具体表现。人体脏腑、经络功能的发挥及其互相之间的联系，以及物质的受纳、精微的输布、糟粕的排泄等，无不赖气机升降出入活动来完成，从而使气化作用得以顺利进行，以维持人体正常生命活动。因此，气机升降失调，可波及脏腑，表里内外，四肢九窍，而产生各种疾病。而气机升降方面，肝的升发与疏泄起了重要作用。因肝处中焦，其气疏畅发泄，能上通下达，旁调中州，疏畅内外，无所不至，为三焦诸脏气机升降出入之枢纽。唐容川说：“三焦之源，上连肝气胆气。”这是因为肝（胆）对三焦气机运行起重要的枢调作用。肺之宣降，心之主血，脾主运化，膀胱和肾之气化，胃气之通降，小肠之分清别浊，大肠之传导，胆汁的分泌，无不赖以肝气之枢转，气机的通畅。所以，《读医随笔》说：“故凡脏腑十二经之气化，皆必藉肝胆之气化以鼓舞之，始能调畅而不病。凡病之气结、血凝、痰饮、浮肿、臌胀、痉厥、癫狂、积聚、痞满、眩晕、呕吐、哕呃、咳嗽、哮喘、血痹、虚损，皆肝气之不能舒畅所致也。”

1. 肝与肺的关系

肺居上焦而主气司呼吸，宣发和肃降，所主之气借肝之疏调而得以正常宣降。若肝气郁滞，气枢不和，则肺必宣降失调，咳喘、胸满等症发生，正如《素问·咳论》所云：“肝咳之状，咳则胸胁下痛。”《素问·经脉别论》亦云：“有所坠恐，喘出于肝。”均揭示了肝气犯肺所致咳喘之机制。

2. 肝与心的关系

心位上焦，主血而藏神。血之运行赖气之推动，气之正常宣达有赖于肝之调畅。若肝郁气机失和，则宗气不畅，心血为之瘀阻，常致胸痹心痛等症；如大怒伤肝，气机悖逆，上乘于心，则惊悸、怔忡，甚至昏迷。《难经·十八难》云：“假令心脉急甚者，肝邪干也。”《灵枢·厥病》亦云：“厥心痛，色苍苍如死状，终日不得息，肝心痛也，取行间、太冲。”均说明肝之气枢失常，上病及心，取肝经腧穴治之。诚如《靖盦说医》所言：“惟心家之病，可以责肝，如心烦、心悸等，则专理肝气亦可愈。”

3. 肝与脾胃的关系

脾胃处中焦，主运化水谷精微，但必赖肝之疏调才能正常运行。只有肝气和顺，气机疏调如常，脾胃升降方得调和不病。正如《血证论》所言：“盖肝木之气，主于疏泄脾土，而少阳春生之气，又寄在胃中，以升清降浊，为荣卫之转枢。”若肝失疏泄，乘犯脾胃而为病，故《素问·举痛论》有“怒则气逆，甚则呕血及飧泄”之说。《未刻本叶氏医案》也说：“肝气不疏，脘痛呕恶。”

4. 肝与肾、膀胱的关系

肾居下焦，主水。水虽赖肾阳温蒸，但与肝之枢转无不相关，诚如《医话拾零》所云：“肝气能下达，故能助肾气之疏泄。肾主闭藏，有肝气疏泄之，二便始能通顺。”若肝气不畅，势必波及肾与膀胱的气化，致水液停蓄而为癃闭或水液泛滥之病。《素问·大奇论》云：“肝壅，不得小便。”《难经·十六难》也说：“假令得肝脉……其病……闭淋、溲便难。”《灵枢·热病》也说：“癃，取之阴跷及三毛上（大敦），及血络出血。”《千金方》载："小便失禁，灸大敦七壮，又行间七壮。"以上均说明，肝失调畅将影响肾与膀胱气化，取肝经腧穴亦能利小便。

5. 肝与小肠的关系

小肠主化食，但亦赖于肝之枢气调畅，才能分清别浊，发挥正常生理功能。若肝失枢调，小肠泌别失职，清浊不分，发为腹泻，故陈无择《三因极一病证方论》认为，外邪可导致腹泻，情志失调亦可引起腹泻，如"喜则散，怒则激，忧则聚，惊则动，脏气隔绝，精神奇散，以致溏泄"。

6. 肝与大肠的关系

大肠为传导之官，亦赖于肝之枢调才能排除糟粕。明朝医家李梴《医学入门·脏腑》曰："心与胆相通，肝与大肠相通……此合一之妙也。"若肝气失调，影响到大肠传导功能而产生便秘、泄泻等症。如《症因脉治·大便秘结论》所言："诸气怫郁，则气壅大肠，而大便乃结。"

7. 肝与胆的关系

胆为中精之腑，内藏胆汁，为肝之余气所成。由于肝的疏泄作用，使胆汁得以排泄而助脾胃以化物，是为木能疏土的枢转之一。如果肝失调畅，使胆汁不循常道而外溢于肌肤则发为黄疸，所以钱镜湖《辨证奇闻》的"肝疸"一节中，明确指出肝疸的病因是由于"肝气之郁"所致。

以上可知，肝与其他脏腑关系密切。肝的升发、疏泄正常，五脏和安，否则百病丛生。故《知医必辨》云："惟肝一病即延他脏""治病能治肝气，思过半矣"，说明调肝治病的重要性。

（二）肝与经络的关系

肝脏是通过经络与其他脏腑联系的，所以肝与经络有密切关联。

1. 经络与肝的关系

（1）足厥阴肝经："挟胃，属肝，络胆""上注肺""与督脉会于巅"。

（2）足少阴肾经："其直者，从肾上贯肝"。

（3）足少阳胆经："其支者，络肝，属胆"。另外，足少阳经别"散之上肝"。

从以上可知，肝通过经络与肺、肾、胃、胆以及督脉直接相连。

2. 肝经与形身的关系

（1）肝经与头面五官的关系：足厥阴肝经“与督脉会于巅”“连目系”“下颊里，环唇内”，络于舌本，“循喉咙之后，上入颃颡（咽喉上部）”。

（2）肝经与躯体下肢关系：足厥阴肝经“布胁肋”“抵小腹”，络于膻中，行于下肢内侧。

（三）四关穴的临床应用

四关穴因以合谷、太冲两对穴在临床上相互配伍使用而得名。“四关”一词首见于《灵枢·九针十二原》，其言云：“十二原出于四关，四关主治五脏。”张介宾在《类经》注解时说：“四关者，即两肘、两膝，乃周身骨节之大关也。故凡井、荥、输、原、经、合穴，皆手不过肘，足不过膝，而此十二原者，故可以治五脏疾也。”又张志聪注：“四关者，两肘、两腋、两髀、两腘。”均指明四关为部位名。而窦氏《标幽赋》载有“寒热痛痹，开四关而已之”的临床实例。杨继洲在《针灸大成》中说：“四关者，五脏有六腑，六腑有十二原，出于四关太冲、合谷是也。”进一步明确了四关为合谷、太冲相配而得名。《经穴性赋·气门》说：“合谷泄肺气之郁结。”《医学入门》称：“合谷主中风，痹风，筋急疼痛，诸般头痛、水肿。”《循经》云：“合谷主狂邪癫厥。”《铜人腧穴针灸图经》亦云：“合谷主寒热症，鼻衄不止，耳聋，目视不明，唇吻不收，不能言，口噤不开。”太冲为足厥阴肝经输穴、原穴，肝经为多血少气之经。肝为脏为阴，肝藏血，主疏泄。《经穴性赋·血门》谓太冲有“通经行瘀，尤有清血、凉血、固血”之功。《马丹阳天星十二穴治杂病歌》载：太冲“能除惊痫风，咽喉肿心胀，两足不能行，七疝偏坠胀，眼目似云朦，亦能疗腰痛，针下有神功”。由此可见，合谷属阳主气，轻清升散；太冲属阴主血，重浊下行。二穴相合，一阳一阴，一气一血，一升一降，相互制约，相互为用，调和气血，调整机体，相得益彰。它们的配伍如同中医方剂一样，辅佐为用。由于合谷、太冲相配具有调整气机的功能，又是阳经、阴经代表性原穴，故根据《难经·六十六难》中“五脏六腑有病，皆取其原”之说，四关穴可以治疗因五脏六腑气血失和、气机升降失常而致疾病。《针灸集成》云：“关格针合谷、太冲。”《席弘赋》载：“手连肩背痛难忍，合谷针时要太冲。”《杂病穴法歌》说：“鼻塞鼻痔及鼻渊，合谷、太冲随手取……手指连肩相引痛，合谷、太冲能救苦。”这是古人运用四关穴治病的例子。临床上四关穴可单独使用或配伍其他穴位应用。单独使用可治疗高血压病、癫痫、头痛、奔豚气、呃逆、月经不调、闭经、痛经、更年期综合征、梅核气、感冒、鼻炎、手背痛等病症。四关穴配百会穴或运动区可治疗中风偏瘫，配翳风或牵正治面瘫，配中脘治胃脘痛，配关元治阳痿，配安眠穴治失眠，配扶突治瘿气，配三阴交治肾绞痛，配太渊治哮喘，配天枢治腹泻。四关穴如同方剂逍遥散一样可以治疗肝郁气滞为主的疾病，它的临床应用体现了中医异病同治的观点。

二、疏肝调神针灸技术操作规范（图6–2）

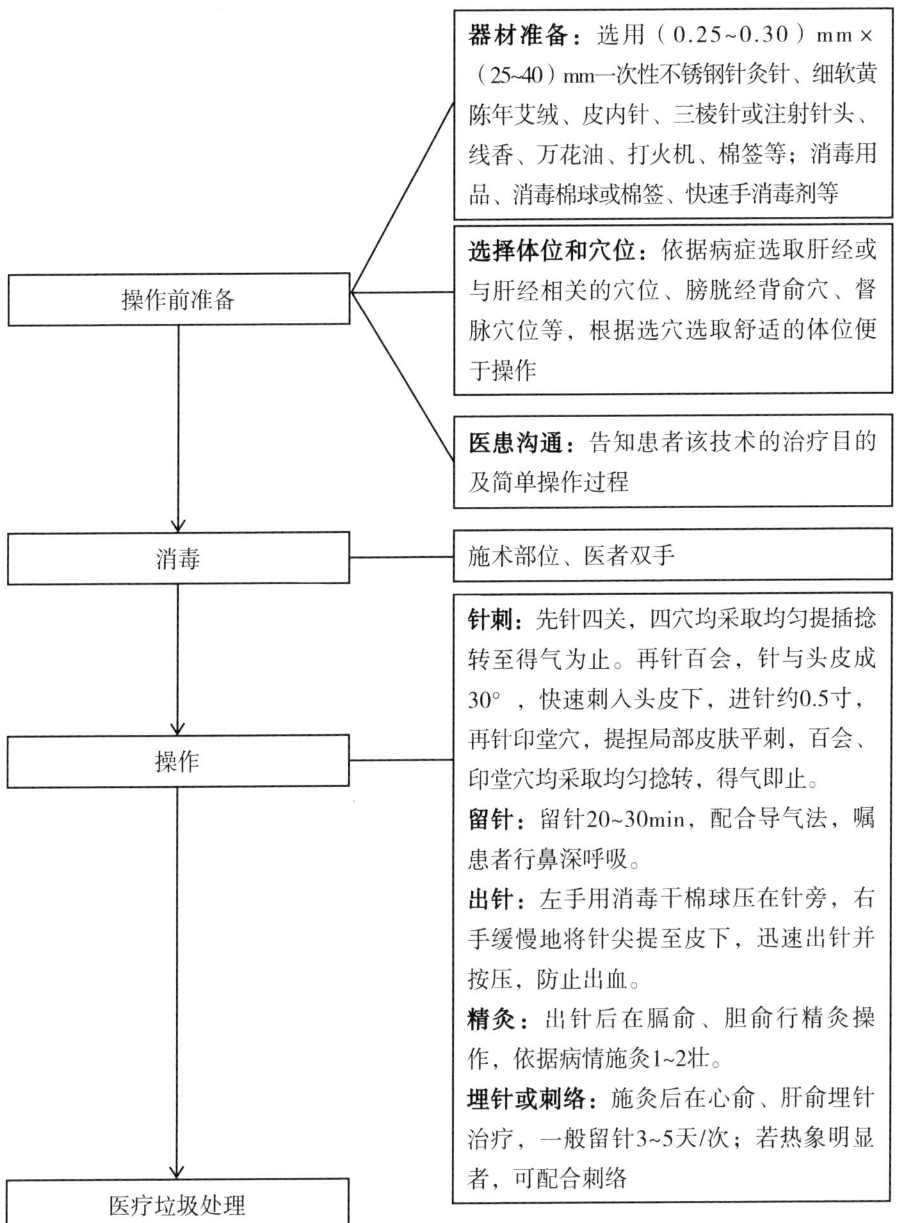

图6–2　疏肝调神针灸技术操作步骤图

三、适应证

1. 情志类疾患

焦虑症、抑郁症、失眠等。

2. 疼痛类疾患

头痛、颈腰痛、胃脘痛、胁痛、心痛等。

3. 神经系统疾患

颤证、中风等。

四、临床应用举例

（一）抑郁症

适应证：适用于轻中度抑郁症。

主　穴：百会，印堂，合谷，太冲。

操作方法：针刺四关穴行均匀提插捻转手法，以得气为度。百会、印堂均采取均匀捻转，得气即止，留针期间配合导气法。可配合艾灸：四花穴（双侧膈俞、胆俞）进行艾炷直接灸，心俞、肝俞以锨针埋针。

（二）缺血中风

适应证：适用于中风中经络。

主　穴：百会、印堂，水沟，太冲，合谷。

操作方法：先刺水沟，向鼻中隔方向，行雀啄手法，以眼球湿润为度；再刺百会、印堂，均用泻法；后刺四关穴行均匀提插捻转手法，以得气为度。

（三）帕金森病

适应证：适用于帕金森病各期。

主　穴：百会，印堂，风池，合谷，太冲。

操作方法：先坐位针刺双侧风池穴，捻转至得气后即出针。再以平卧位针刺四关穴，行均匀提插捻转手法，以得气为度。百会、印堂均采取均匀捻转，得气即止。留针期间配合导气法，百会、风池可用艾炷灸。

（四）睡眠障碍

适应证：轻中度原发性失眠者。

主　穴：百会，印堂，四关，三阴交，照海。

操作方法：平卧位，以毫针针刺百会、印堂、四关、三阴交、照海，均采取均匀捻转，得气即止，留针期间配合导气法，可配合心俞、肝俞三棱针点刺放血，心俞、胆俞锨针埋针。

（五）癫痫

适应证：发作期、间歇期。

1. 发作期

主穴：百会，印堂，水沟，长强，鸠尾，内关，合谷，太冲。

操作方法：以毫针强刺激长强后即出针，余穴毫针针刺，用泻法，水沟向鼻中隔方向深刺、强刺激，可用雀啄手法，以眼球湿润为度。

2. 间歇期

主穴：百会，印堂，风池，鸠尾，筋缩，丰隆，太冲。

操作方法：毫针针刺，平补平泻法，风池、鸠尾、筋缩、丰隆可用灸法。

五、禁忌证

（1）皮肤感染、凝血障碍及出血倾向者禁针。

（2）孕妇的腹部、腰骶部以及合谷、三阴交等穴禁针。

（3）精神病患者不能配合者禁针。

六、注意事项

（1）针刺过程注意调气。

（2）注意防止晕针，防止损伤内脏及神经。

（3）埋针应严格消毒，注意针刺方向，勿影响运动，注意留针时间。

（4）颜面及大动脉、关节部位注意控制灸度。

（5）热象明显者只灸1壮。

第七节 心胆论治针灸技术

符文彬教授继承司徒铃教授和石学敏院士的学术思想，并根据《黄帝内经》《医学入门》的理论，为了解决疾病的难点，通过多年临床实践总结形成的针灸技术——心胆论治针灸术。

心胆论治针灸技术是选用心经、心包经、胆经相关的腧穴或心、胆、心包的背俞穴配合，并运用整合针灸思维，即“一针二灸三巩固”的模式治疗疾病的针灸技术。其理论基础是根据明朝著名医家李梃《医学入门·脏腑》中《五脏穿凿论》：“心与胆相通，肝与大肠相通、脾与小肠相通，肺与膀胱相通，肾与三焦相通，肾与命门相通。此合一之妙也。”其特点是临证针灸注重从调理心胆入手，配合八脉交会穴、背俞穴、原穴、井穴等特定穴，针法注重毫针刺合并艾炷灸和埋皮内针的治疗手段（即“一针二灸三巩固”的阶梯疗法），治疗临床各科多种疾病。

一、理论基础

足少阳胆经经别“循胸里，属胆，散之上肝，贯心”，足少阳胆经“是动则病，口苦，善太息，心胁痛”，而手少阴心经，“是主心所生病者，目黄，胁痛，臑臂内后廉痛厥，掌中热痛”，说明心胆有经络相通的物质基础。

1. 心胆论治痹

《灵枢·经脉》胆经“主骨所生病者”；明代张景岳《类经·十二经之厥》有“少阳厥逆，机关不利，机关不利者，腰不可以行，项不可以顾。足之少阳，胆经也；机关者，筋骨要会之所也；胆者筋其应，少阳厥逆则筋不利，故为此机关腰项之病”。说明少阳胆经有调节骨关节筋脉功能。《素问·至真要大论》中病机十九条指出“诸痛痒疮，皆属于心”，《素问·五常政大论》又有“其发痛，其脏心”，王冰注解时指出“痛由心所生”，疼痛是情志活动的一种，是神不安的表现，由于心藏神，故痛由心生。

2. 心胆论治神

心为“五脏六腑之大主”，通过驾驭调控各脏腑的功能活动；同时心主神明，主宰精神意识思维及情志活动，如《灵枢·本神》有“所以任物者心”，《素问·灵兰秘典论篇》有“心者，君主之官，神明出焉”。由于心主神明，主明则下安，主不明则十二官危，诸症丛生；胆为中正之官，主决断，其气通于心，正如《素问·六节藏象论》撰述“凡十一藏，取决于胆也”，若胆气不和，则五脏难安，故在神志方面，心胆二者往往相辅相成，相互为用。《灵枢·邪气脏腑病形》指出“胆病者，善太息，口苦，呕宿汁，心下澹澹，恐人将捕之”。就是胆病及心的最好例证。一方面胆主决断功能的正常发挥是在心主神明的统率下进行的，否则会出现“主不明则十二官危”的病变；另一方面，胆属木，心属火，木火相生，故心的任物功能又需要胆的决断作用才能正常行使，由此可见心胆统一于神智。

3. 心胆论治风

哮喘、变应性鼻炎、荨麻疹、湿疹等过敏性疾病，发病机制较为复杂，但均存在过敏原及先天禀赋不足两方面因素，过敏原通常具有明显的季节性和地域性，发作前常有鼻、咽、肺、肌肤瘙痒等症状，具有急性发作与缓解交替进行的发病过程，与中医所谓“风”之表现相类似。中医认为治风先治血、血行风自灭，又有“诸痛痒疮，皆属于心”，故选与心相关的穴位有行血祛风之功。另过敏性疾病之所以反复发作，每每是由于痰饮瘀血内停所致，归根结底则是气机运行不畅引起，故疏调气机为根本治法之一。因肝主疏泄，肝胆相表里，且少阳主枢，针灸与胆相关的穴位可疏调气机。

二、取穴原则

1. 心及心包经腧穴

神门、少海、内关、郄门等。

2. 胆经腧穴

阳陵泉、悬钟、丘墟、足临泣、足窍阴等。

3. 背俞穴

心俞、胆俞、厥阴俞、阳纲。

4. **募穴**

日月、巨阙、膻中。

三、心胆论治针灸技术操作规范

心胆论治针灸技术操作步骤见图6–3。

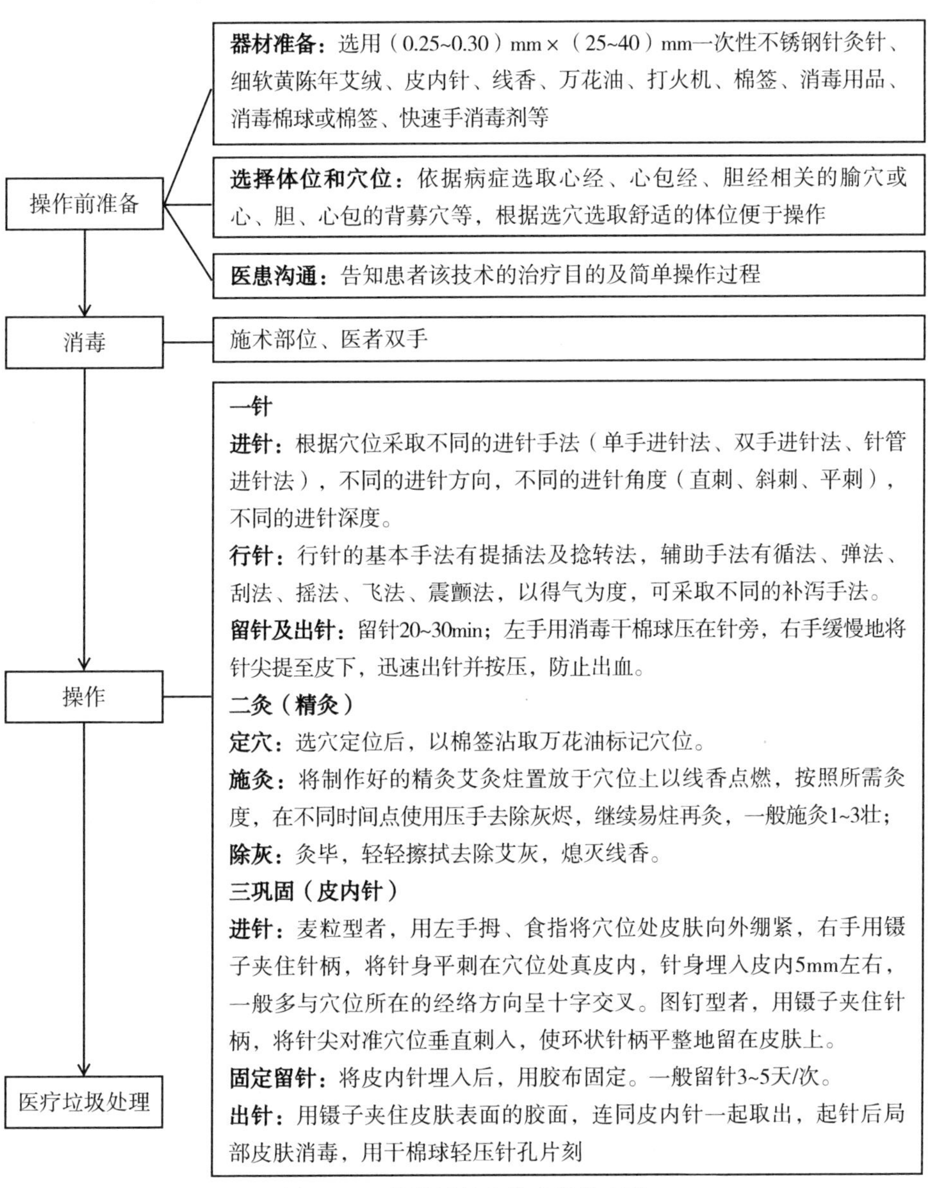

图6–3 心胆论治针灸技术操作步骤

四、适应证

1. 痛症

颈椎病、腰椎间盘突出症、膝骨性关节炎、痛风性关节炎、类风湿性关节炎等关节痛症。

2. 心脑疾病

抑郁症、强迫症、焦虑症、中风、帕金森病、面瘫等。

3. 过敏性疾病

哮喘、变应性鼻炎、荨麻疹、过敏性湿疹等。

4. 耳疾

耳鸣、突发性耳聋、中耳炎等。

五、临床应用举例

1. 类风湿关节炎

主穴：内关，阳陵泉。

配穴：水分，中脘，膈俞，胆俞，心俞。

操作方法：先针刺内关、阳陵泉均取双侧，行捻转泻法1min，留针30min；出针后再直接灸水分、中脘、膈俞、胆俞，每穴5壮；灸完后在心俞、胆俞埋皮内针。

2. 颈椎病（颈肩综合征）

主穴：内关，阳陵泉，百会，承浆。

配穴：百劳，肩中俞，肩井，心俞，胆俞。

操作方法：先针阳陵泉（健侧），得气后行捻转提插泻法，同时嘱患者缓慢活动患侧肩关节；次针内关（患侧），针尖朝上，得气后行捻转泻法1min，再针百会、承浆，行平补平泻，留针30min。针完后直接灸百劳、肩中俞、肩井双各5壮。接着在心俞、胆俞埋皮内针。

3. 焦虑症

主穴：神门，丘墟。

配穴：百会，印堂，心俞，胆俞，肾俞，足窍阴。

操作方法：毫针针刺百会、印堂、神门、丘墟，用调气法，操作时快速进针后行小幅度捻转、平补平泻手法，留针30min。针完后直接灸肾俞、胆俞、足窍阴均双侧各3～5壮；继而在心俞、胆俞埋皮内针。

4. 慢性荨麻疹

主穴：内关，阳陵泉。

配穴：大椎，心俞，胆俞，肺俞，膈俞。

操作方法：毫针针刺内关、阳陵泉均双侧，行平补平泄手法，留针30min；接着三棱针刺络拔罐大椎、心俞、肺俞均双侧；继而在胆俞、膈俞埋针。

5. 帕金森病

主穴：内关，阳陵泉，心俞，胆俞，悬钟，百会，印堂。

配穴：膈俞，中脘，关元，大椎，命门。

操作方法：毫针针刺百会、印堂、内关、阳陵泉，调气法，留针30min；出针后直接灸心俞、胆俞、悬钟、膈俞、中脘、关元、大椎、命门各3～5壮；灸完后在心俞、胆俞埋皮内针。

六、禁忌证

（1）中重度精神疾患无法配合针灸治疗者。

（2）有出血倾向者。

（3）孕妇的腹部、腰骶部。

七、注意事项

（1）防止晕针，防止损伤内脏及神经。

（2）埋针应严格消毒，注意针刺方向，勿影响运动，注意留针时间。

（3）颜面及大动脉处、关节部位注意控制灸度。

（4）阴虚内热或阴虚阳亢者只灸1壮，选穴应尽量少。

（5）糖尿病血糖控制欠佳者应避免灸井穴。

第八节　成果专利

为了传承司徒铃教授学术衣钵，符文彬老师根据老师传下的针挑工具，改良并研发针挑针，申请了两个专利（图6–4、图6–5）。

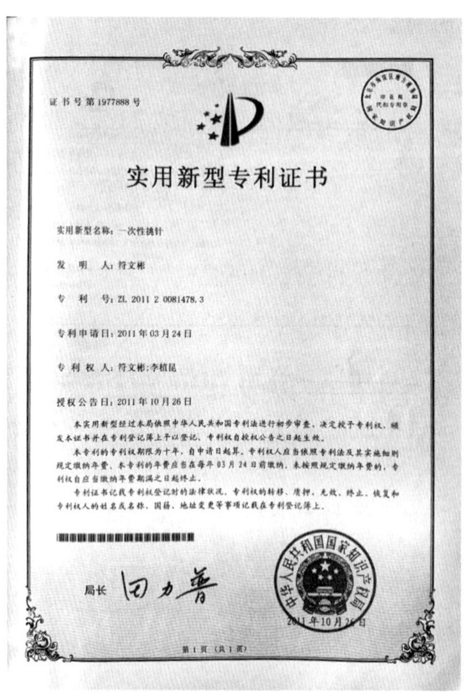

证书号第1977888号

实用新型专利证书

实用新型名称：一次性挑针

发　明　人：符文彬

专　利　号：ZL 2011 2 0081478.3

专利申请日：2011年03月24日

专利权人：符文彬;李植昆

授权公告日：2011年10月26日

本实用新型经过本局依照中华人民共和国专利法进行初步审查，决定授予专利权，颁发本证书并在专利登记簿上予以登记。专利权自授权公告之日起生效。

本专利的专利权期限为十年，自申请日起算。专利权人应当依照专利法及其实施细则规定缴纳年费。本专利的年费应当在每年03月24日前缴纳。未按照规定缴纳年费的，专利权自应当缴纳年费期满之日起终止。

专利证书记载专利权登记时的法律状况。专利权的转移、质押、无效、终止、恢复和专利权人的姓名或名称、国籍、地址变更等事项记载在专利登记簿上。

局长　田力普

中华人民共和国国家知识产权局

2011年10月26日

第1页（共1页）

图6–4　一次性挑针专利图

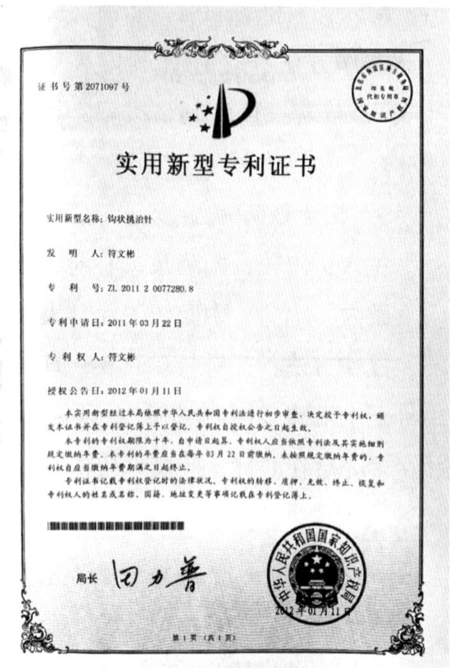

证书号第2071097号

实用新型专利证书

实用新型名称：钩状挑治针

发　明　人：符文彬

专　利　号：ZL 2011 2 0077280.8

专利申请日：2011年03月22日

专利权人：符文彬

授权公告日：2012年01月11日

本实用新型经过本局依照中华人民共和国专利法进行初步审查，决定授予专利权，颁发本证书并在专利登记簿上予以登记。专利权自授权公告之日起生效。

本专利的专利权期限为十年，自申请日起算。专利权人应当依照专利法及其实施细则规定缴纳年费。本专利的年费应当在每年03月22日前缴纳。未按照规定缴纳年费的，专利权自应当缴纳年费期满之日起终止。

专利证书记载专利权登记时的法律状况。专利权的转移、质押、无效、终止、恢复和专利权人的姓名或名称、国籍、地址变更等事项记载在专利登记簿上。

局长　田力普

中华人民共和国国家知识产权局

2012年01月11日

第1页（共1页）

图6–5　钩状挑治针专利图